Cirugía de la mano

Aspectos esenciales de la práctica clínica

Roberto Meléndez E., MD
Especialista en Cirugía de La Mano
Miembro de la Sociedad Colombiana de Cirugía de la Mano
Miembro de la Sociedad Colombiana de
Cirugía Ortopédica y Traumatología

DISTRIBUNA
Editorial
Colombia
www.libreriamedica.com

Bogotá · Caracas · Lima · Madrid · Panamá · Pittsburgh

CIRUGÍA DE LA MANO.
ASPECTOS ESENCIALES DE LA PRÁCTICA CLÍNICA

Tercera impresión, Julio 2016
ISBN: 978-958-8813-18-9

Autor:
Roberto Meléndez E., MD

Corrección de estilo:
María José Díaz Granados
Catalina Meléndez
Ilustración:
Gonzálo Martínez, MD
Diseño y diagramación:
Marcela Torres Caballero
diseno@libreriamedica.com

Impreso por:
Xpress Estudio gráfico y digital
Bogotá - Colombia

Impreso en Colombia
Printed in Colombia

DISTRIBUNA EDITORIAL MÉDICA
Carrera 9 B 117A-05
Bogotá - Colombia
Tel.: (57-1) 6202294 - 2132379 - 2158335
Apartado Aéreo: 265006
gerencia@libreriamedica.com
www.libreriamedica.com

HECHO DEPÓSITO LEGAL

Meléndez Escobar, Roberto
Cirugía de la mano. Aspectos esenciales de la práctica clínica / Roberto Meléndez Escobar ; ilustrador Gonzalo Martínez ; prologuista Jochen Gerstner. -- Bogotá : Editorial Distribuna, 2014.
316 páginas : gráficas ; 22 cm.
Incluye índice de contenido.
ISBN 978-958-8813-18-9
1. Mano - Heridas, lesiones, etc. 2. Mano - Anormalidades 3. Mano - Enfermedades 4. Mano - Cirugía I. Martínez, Gonzalo, ilustrador II. Gerstner, Jochen, prologuista III. Tít.
617.95 cd 21 ed.
A1454636

CEP-Banco de la República-Biblioteca Luis Ángel Arango

Dedicatoria

A mis padres Cecilia y Roberto,

a mi esposa Marie Jeanne,

a mis hijas Caro, Tili, Cati y Cami,

a mis yernos y a mis nietos

Agradecimientos

Hecho realidad este libro, tomo conciencia del gran trabajo que requirió. Su realización hubiera sido imposible sin la participación de muchas personas, a quienes presento aquí mis agradecimientos:

A todos los colegas cirujanos de mano y amigos, quienes me dieron la oportunidad de concretar mis observaciones a través del diálogo.

A la Asociación Colombiana de Cirugía de la Mano y a la Sociedad Colombiana de Cirugía Ortopédica y Traumatología por proveer espacios de discusión y análisis.

Al doctor Jochen Gerstner por asumir el arduo trabajo de revisar el borrador y por sus valiosos comentarios, observaciones y sugerencias y, además, por habernos transmitido con su espíritu docente y con la publicación de varios libros de cirugía de mano y de ortopedia, sus conocimientos y experiencias.

Al doctor Pablo Rosselli por su constante apoyo y estímulo y también por el ejemplo que nos ha dado con la publicación de sus libros de ortopedia infantil.

Al doctor Gonzalo Martínez, quien además de permitirme compartir durante muchos años su espíritu analítico y creativo como cirujano de mano, asumió la tarea de hacer los dibujos.

Al doctor Jairo Muñoz, anestesiólogo en la Clínica Reina Sofía de Bogotá, por su aporte artístico, por su interés permanente y por transmitirme sus experiencias como autor del libro *Conceptos básicos en anestesiología pediátrica*.

A los doctores Sara García, Ana María Quintero, Jorge Fuentes, Jaime Martínez y César Archila, radiólogos de la Clínica Reina Sofía de Bogotá, no solo por su valiosa ayuda en la interpretación de imágenes, sino por el interés y el entusiasmo permanentes que siempre demostraron por los temas aquí tratados.

A los doctores Juan Carlos Morales, Oscar Gómez y Francisco Aguilar por su valiosa ayuda en la búsqueda de documentación.

A la Dras. Ana María Monzón y María Cristina Rodríguez y al doctor Fabián Gómez por su contribución en la obtención de muchas de las imágenes.

A las instrumentadoras que con paciencia me ayudaron en cirugía, y a los auxiliares de quirófano David Orjuela, Elsa Caicedo, Adriana Urquijo, Laura Alvarado, Myriam Ortiz, Nubia León y Neyla Nieto por haber sido los fotógrafos en el transcurso de las intervenciones quirúrgicas, trabajo que llevaron a cabo con un admirable sentido de participación.

A los anestesiólogos de las clínicas Cecimin, La Sabana y Reina Sofía de Bogotá por la paciente colaboración y el interés siempre manifestado.

A María José Díaz Granados y a mi hija Catalina Meléndez por su ayuda entusiasta en la corrección de estilo.

A todas aquellas personas que contribuyeron con su interés y su apoyo, y que no he mencionado dadas las limitaciones de espacio.

A mi esposa Marie Jeanne y a mis hijas por su apoyo y compañía permanentes.

Y finalmente a mis profesores, los doctores Heitor Ulson, Edmur Isidoro Lopes y José Soares Hungria Filho, quienes además de iniciarme en la cirugía de la mano, me inculcaron el sentido de la reflexión.

Roberto Meléndez E.

"VERBA VOLANT,
SCRIPTA MANENT"

"lo escrito, escrito está;
las palabras se las lleva el viento".

Discurso de Cayo Tito
al Senado romano

Contenido

Prólogo

Es para mí un inmenso honor escribir el prólogo del libro *Cirugía de la mano: aspectos esenciales de la práctica clínica,* del profesor Roberto Meléndez, médico ortopedista bogotano, egresado de la Universidad Nacional de Colombia. El doctor Meléndez se formó como especialista en Ortopedia y Traumatología en São Paulo, Brasil, y allí mismo cursó una subespecialización en cirugía de la mano. Regresó al país en 1980 para convertirse en motor y pionero de la Asociación Colombiana de Cirugía de la Mano, cuya contribución principal ha sido la divulgación de los secretos de esta subespecialidad. Ha sido desde entonces un renombrado conferencista, organizador de cursos, maestro en la docencia universitaria y en la educación médica continuada.

Luchó como nadie para presentar ante la Asociación Colombiana de Facultades de Medicina (ASCOFAME) su proyecto "Programa mínimo de especialización en cirugía de la mano" aprobado por nuestra Asociación, y para defenderlo durante la reunión del Consejo General de Educación Médica en 1992. El resultado de esta gestión fue la creación de la Cirugía de la Mano como una subespecialidad en Colombia.

En agosto de 2012 tuvo lugar el lanzamiento de su libro más conocido, *Historia breve de la cirugía de la mano en Colombia y el mundo*. Ahora, después de la experiencia acumulada en su intenso y largo trajinar en todas las facetas de la cirugía de la mano, nos entrega un libro, valiosísimo en mi concepto, en el cual presenta un análisis muy práctico y personal de los aspectos clínicos más relevantes de la cirugía de la mano. Está profusamente ilustrado con un verdadero atlas de preciosas fotografías clínicas y quirúrgicas pacientemente recopiladas de los casos por él tratados.

Su vasta experiencia se ha traducido entonces en una guía, paso a paso, para el examen clínico, el diagnóstico y la realización del procedimiento quirúrgico en una amplia variedad de patologías que se presentan en el libro de la siguiente manera:

La sección inicial, admirablemente documentada, incluye el análisis clínico para llegar al diagnóstico y al tratamiento de casi todas las variedades posibles de gangliones. El segundo capítulo está dedicado a los atrapamientos de los nervios periféricos en la mano y el miembro superior, su diagnóstico y etiopatogenia. En la sección subsecuente, el capítulo tercero, se plantean consideraciones clínicas y quirúrgicas alrededor del síndrome del túnel carpiano, tan importantes en la práctica diaria. El cuarto capítulo, muy novedoso y original, corresponde a los atrapamientos tendinosos en la mano y el miembro superior. En el quinto se abordan magistralmente las tendinopatías, su etiología y patogenia. El sexto y último capítulo trata de la biomecánica aplicada a la rehabilitación de estas lesiones. Cada capítulo incluye referencias bibliográficas clásicas y recientes.

Espero que los lectores, al igual que yo, encuentren este libro atractivo para la consulta y la docencia, y se deleiten de una experiencia enriquecedora.

Jochen Gerstner, MD
Profesor titular de Ortopedia de la Universidad del Valle.
Director de la Clínica de Miembro Superior
del Hospital Universitario del Valle.

Prefacio

A lo largo de mis años de ejercicio profesional como especialista en Cirugía de la Mano he tenido la suerte de compartir con muchos amigos relatos y anécdotas sobre casos de especial interés, sobre casos extraños, sobre aspectos insólitos que no se encuentran registrados en los textos y las publicaciones de consulta habituales.

Estos diálogos, de ocurrencia casi cotidiana, se han dado la mayoría de las veces en los clásicos ambientes informales en que se constituyen los corredores y las salas de descanso de los quirófanos, y en encuentros fortuitos en la calle. Y siempre se han caracterizado por ser una comunicación alegre, motivada por la sorpresa y la incredulidad, planteada con emoción y con la expectativa de tener en la respuesta alguna explicación o un respaldo. También se han dado de manera formal o informal en foros y congresos, en donde con frecuencia se continúan después en forma desprevenida en los vestíbulos. Estos diálogos sin prevención alguna me remiten a la conversación sostenida por Jorge Luis Borges con el escritor Osvaldo Ferrari sobre el diálogo (1), en la cual anota: "Las polémicas son inútiles, estar de antemano de un lado o del otro es un error, sobre todo si se oye la conversación como una polémica, si se la ve como un juego en el cual alguien gana o alguien pierde. El diálogo tiene que ser una investigación".

Por alguna extraña razón, por simple curiosidad o impulsado por el sentido del juego que describe Johan Huizinga en su libro *El homo ludens* (2), me di a la tarea de recolectar las observaciones y aquellos casos clínicos que podía caracterizar como fuera de lo común. Con el paso del tiempo estos se fueron acumulando y me llevaron a ordenarlos, analizarlos y clasificarlos, de tal manera que tomó forma este libro que les ofrezco a todos los colegas cirujanos de mano, ortopedistas, plásticos, rehabilitadores, terapeutas, a los residentes de dichas especialidades, a los médicos generales y a los estudiantes, con la emoción natural del diálogo inusitado y con la sensación de que, como anota Borges (1), "con el correr de la conversación he advertido que el diálogo es un género literario, una forma indirecta de escribir".

El Autor

REFERENCIAS

1. Borges JL, Ferrari O. En diálogo. México: Siglo XXI; 2005.
2. Huizinga J. Homo Ludens. Madrid: Alianza Editorial; 1984.

1

Ganglionesde localización excéntrica en la mano y la muñeca

1. INTRODUCCIÓN

La palabra ganglión procede del latín *ganglion*, con el mismo significado, y este del griego *γάγγλιον*: tumor, bulto, ganglio.

Aunque los gangliones son los tumores más frecuentes de la mano (1-4), no hay un consenso en cuanto a su etiología, su patogenia, su clasificación, ni su forma de tratamiento (2, 3, 5). Sin embargo, algunas teorías fundamentan su comprensión, incluyendo aquellas de una hernia sinovial que da origen al quiste (1, 2) y, la más aceptada, de que este se origina en un proceso degenerativo mixoide del tejido conectivo (1, 2, 6, 7), como fue propuesto por primera vez en 1876 por Hoeftman (1).

En cuanto al punto de origen existen conceptos difusos como el de que "estos quistes rellenos de mucina suelen estar unidos a la cápsula articular subyacente, al tendón o a la vaina tendinosa" (1), o el de que "el pedículo se extiende a la articulación radiocarpiana" (2). Sin embargo, los trabajos de Angelides, publicados en 1976 (8), nos ilustran con esquemas muy claros la existencia de un pedículo y de un punto de origen en el ligamento escafolunar dorsal con referencia al ganglión dorso-lateral. Los gangliones, también llamados quistes ganglionares, no son considerados quistes verdaderos porque no están revestidos en su interior por un epitelio celular (6).

En cuanto a su clasificación, tradicionalmente los diferentes autores se refieren al área en la cual se encuentra el quiste sin hacer referencia específica al punto de origen, aunque para el ganglión "volar" se mencionan un punto de origen radio-carpiano y otro escafo-trapecial (1, 2). En su análisis anatómico de 124 casos, Dermon *et al.* (9), del grupo de gangliones dorsales, reportaron el origen en el ligamento escafo-lunar en 94, 10 en el ligamento capito-lunar

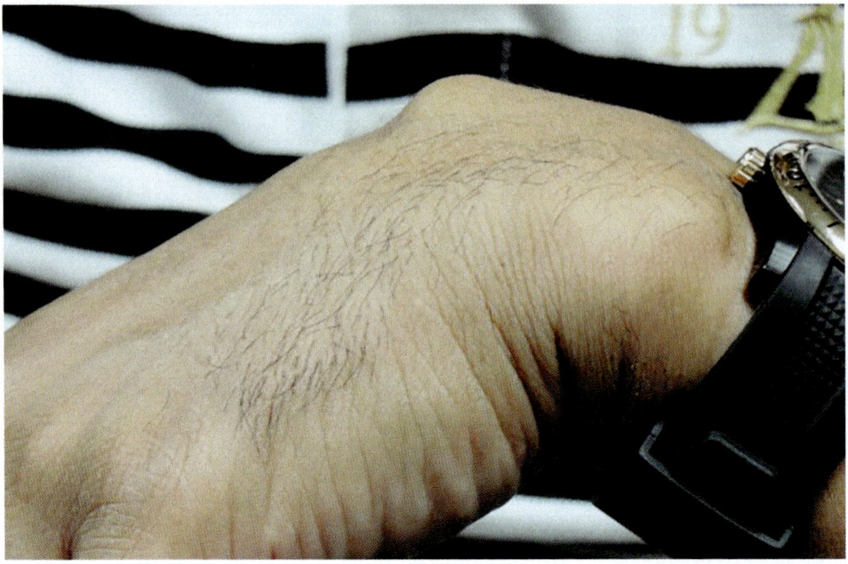

Figura 1.1. Ganglión dorsal de la muñeca.

y 9 en el radio-lunar; del grupo de gangliones ulnares, 9 en el piso-triquetral, y del grupo de gangliones anteriores, 7 de origen en el ligamento radio-carpiano y algunos en la articulación escafo-trapecial. Para los gangliones localizados alrededor de la muñeca, algunos hacen la diferencia únicamente entre dorsales y palmares (4, 10), y otros los presentan por cuadrantes: dorso-lateral, dorso-medial, antero-lateral y antero-medial. Sin embargo, con base en observaciones clínicas hemos establecido que no siempre el punto de origen del ganglión se halla en una estructura que se encuentra en el área de localización del quiste, sino que puede estar en otro lugar alejado del mismo. Basados en estos hallazgos, se presentan y describen una serie de casos que denominamos *gangliones de localización excéntrica,* en contraposición al grupo que se caracteriza por presentar el punto de origen vecino del quiste llamado *gangliones de localización focal,* y se propone una clasificación dual: según la localización del quiste y según el punto de origen de este.

En general se considera que los gangliones son lesiones de fácil diagnóstico y manejo, lo cual constituye un concepto equívoco muy peligroso ya que, como veremos a lo largo del presente trabajo, el problema es de gran complejidad. De la misma manera, es recomendable revisar y completar las clasificaciones presentadas hasta el momento.

En el presente capítulo mostramos los hallazgos hechos en torno al problema de los gangliones en la mano y la muñeca, basados en observaciones recopiladas durante treinta años. Consideramos que estas observaciones, hechas sobre la forma de elaborar la historia clínica, la utilización de los medios de ayuda diagnóstica —en especial sobre la ecografía y la resonancia magnética (RM)—, y sobre diversos aspectos quirúrgicos, nos han permitido elaborar una serie de conceptos que creemos útiles para el manejo de esta patología que está muy lejos de ser un problema sencillo, como podría pensarse a partir del aspecto ingenuo del ganglión dorsal de la muñeca que induce a una subvaloración clínica y que sugiere ser una patología de fácil tratamiento (figura 1.1).

2. OBJETIVOS

Los objetivos de este trabajo son presentar una propuesta de clasificación y una serie de casos de gangliones que no se ajustan a las descripciones clásicas como el presentado en el ejemplo a continuación, que se localiza en el dorso de la articulación interfalángica proximal (figura 1.2), pero que se origina en el dorso de la articulación interfalángica distal (figura 1.3). Es un ejemplo de ganglión de localización excéntrica.

3. DENOMINACIÓN

Por sus características hemos querido agrupar estos gangliones bajo la denominación de *gangliones de localización excéntrica,* haciendo alusión a que su punto de origen se encuentra distante de la localización del quiste (Excéntrico: raro, extravagante, fuera de lo normal; que está fuera del centro o que tiene un centro diferente) (11). La escogencia de esta expresión no fue fácil. En un principio quisimos adoptar la de *gangliones bizarros,* aludiendo a sus características no habituales o atípicas (Bizarro: insólito, extraño, anormal, atípico), o la de *gangliones de presentación exótica* para resaltar su aspecto inusual y extraño (Exótico: extraño, chocante, extravagante) (11).

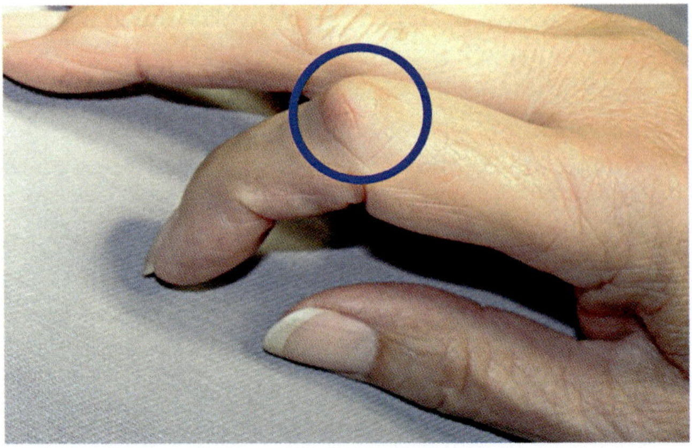

Figura 1.2. Ganglión del dorso de la articulación interfalángica proximal.

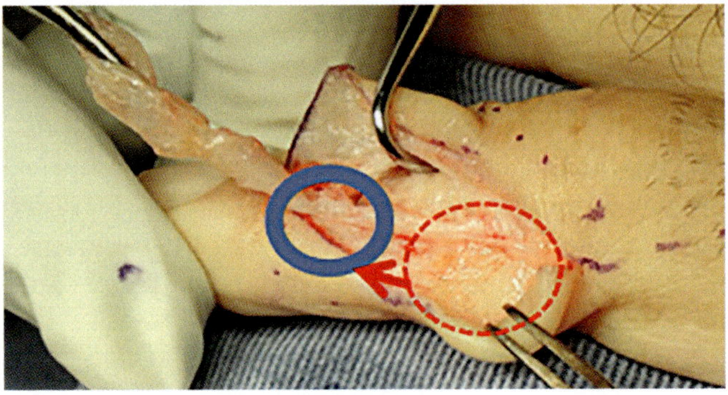

Figura 1.3. El mismo, con origen en el dorso de la articulación interfalángica distal.

4. JUSTIFICACIONES

1. Cuando el punto de origen se encuentra distante del quiste es suficiente con identificar quirúrgicamente dicho punto y eliminarlo.
2. No es necesario resecar el quiste, procedimiento que en ocasiones requiere una vía de acceso diferente y extensa, además de una disección exigente no exenta de complicaciones.
3. El aspecto crucial del tratamiento está en la eliminación del punto de origen y no en la resección del quiste. Esto puede equivaler al tratamiento que se le da a la gotera en el techo de la casa: se debe sellar el orificio en

el techo, sin ser necesario hacer algo con el agua acumulada en el piso. Algunos autores recomiendan hacer una "pequeña ventana" de tejido en el área de origen (1, 6, 10). La preferencia nuestra, como se muestra a lo largo de toda la presentación, es resecar el pedículo por su base y hacer un curetaje y un punto de electro-coagulación en el sitio de origen del pedículo, estando en este último aspecto de acuerdo con Nahra (6). En ningún caso reparamos el defecto capsular (9).

4. La resección quirúrgica de los gangliones se caracteriza por tener un alto porcentaje de recidiva (5, 12) reportado en un espectro variable desde un 1% por Angelides y Wallace en 1976 (8), hasta un 42% por Días y Buch (13). En la serie de 117 casos presentada por Lidder, la recurrencia es de 41,8%, dividida en 32,5% para los dorsales y para los anteriores de 46,8% (5). Este hecho puede estar relacionado con una imprecisa identificación del pedículo y de su punto de origen, opinión también expresada por Lidder, quien agrega que la mayor recurrencia de los palmares puede ser debida a la mayor complejidad anatómica del área (5).

5. PRESENTACIÓN

Se deben entonces considerar dos categorías: por una parte, los gangliones de localización focal y, por otra, los gangliones de localización excéntrica (tabla 1).

Tabla 1. Categorías de los gangliones en la mano y la muñeca.

Categorías
Gangliones de localización focal
Gangliones de localización excéntrica

5.1. Gangliones de localización focal

Entre los gangliones de localización focal se pueden tener en cuenta como los más frecuentes el dorso-lateral que generalmente se origina en el ligamento escafo-lunar dorsal (figura 1.4), el ganglión retinacular del canal de los tendones flexores por lo general originado en forma sésil en la polea A1 (figura 1.5), y el quiste mucoide lateral (figura 1.6). Sobre estos gangliones no haremos comentarios en este momento, ya que se analizarán dentro del contexto de la siguiente categoría.

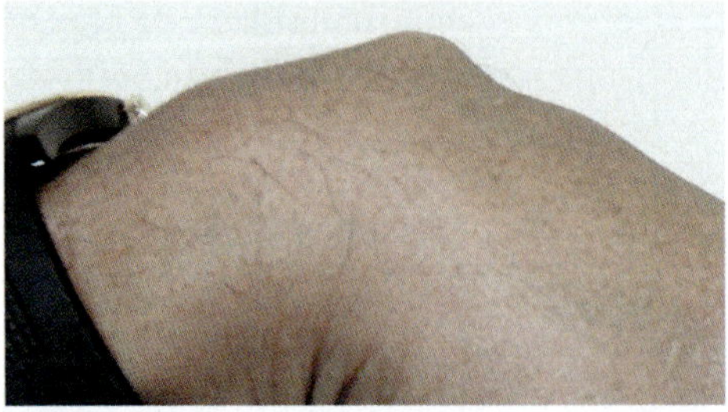

Figura 1.4. Ganglión dorso-lateral de la muñeca.

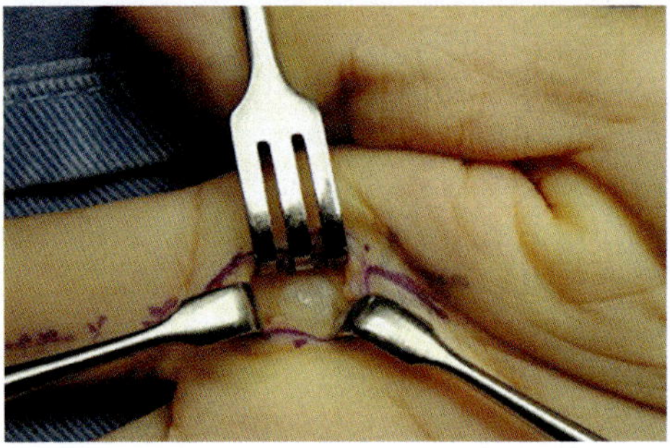

Figura 1.5. Ganglión retinacular del canal flexor.

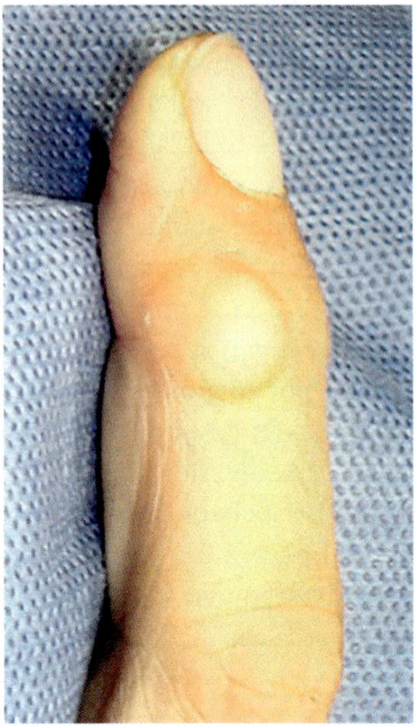

Figura 1.6. Quiste mucoide lateral de la articulación interfalángica distal.

5.2. Gangliones de localización excéntrica en la mano y la muñeca

En esta categoría presentaremos a continuación una clasificación en dos grupos, el primero, *según la localización del quiste* (tabla 2) en el que se definen nueve grupos, y el segundo, *según el punto de origen del quiste,* en el que se describen varios subgrupos (tabla 3) en cada uno de los grupos enumerados en la tabla 2:

6. CLASIFICACIÓN

Veamos a continuación la descripción sucesiva de cada uno de los subgrupos:

6.1. Clasificación según la localización del quiste

En la tabla 2 se presentan nueve grupos diferentes según la localización del quiste, lo cual constituye una clasificación topográfica; no nos detendremos aquí en su análisis, ya que nuestro interés principal va dirigido a identificar el punto de origen del ganglión.

Tabla 2. Gangliones de localización excéntrica. Clasificación según la localización del quiste.

Gangliones dorso-laterales de la muñeca (60-70%) (3, 6)
Gangliones dorso-mediales de la muñeca (13-20%) (3, 6)
Gangliones de la tabaquera
Gangliones antero-laterales de la muñeca (20%) (14)
Gangliones antero-mediales de la muñeca
Gangliones de la palma de la mano
Gangliones del dorso de la mano
Gangliones de los dedos
Gangliones de la articulación radio-cubital distal

Tabla 3. Gangliones de localización excéntrica. Clasificación según el punto de origen del quiste.

1. Gangliones dorso-laterales de la muñeca
Origen en el ligamento escafo-lunar dorsal.
Variantes: 1. Central. 2. Lateral. 3. Lateral distal. 4. Central distal. 5. Medial.
Origen en el ligamento escafo-lunar dorsal asociado a un quiste óseo del semilunar.
Origen en el ligamento escafo-lunar dorsal. Ganglión oculto
2. Gangliones dorso-mediales de la muñeca
Origen en el ligamento escafo-lunar dorsal
Origen en el ligamento luno-triquetral
Origen en el ligamento hamato-triquetral
Origen en DRUJ
3. Gangliones de la tabaquera
Origen en el ligamento escafo-lunar dorsal
Origen en el ligamento radio-escafo-capitato
Origen en el retináculo del primer compartimento extensor
4. Gangliones antero-laterales
Origen en el ligamento escafo-trapecial lateral
Origen en el ligamento escafo-trapecial medial (a)
Origen en el ligamento escafo-trapecial medial (b)
Origen en el ligamento trapecio-metacarpiano
Origen en el ligamento escafo-lunar palmar
Origen en el ligamento escafo-lunar palmar asociado a quiste óseo en el escafoides
Origen en el ligamento escafo-lunar dorsal
Origen en el ligamento escafo-lunar dorsal asociado a quiste óseo en el semilunar
Origen en la cápsula luno-capitato
Origen retinacular en el canal del flexor carpi radialis (FCR)
Origen en el tendón del FCR

Tabla 3. Ganglíones de localización excéntrica. Clasificación según el punto de origen del quiste. *(Continuación).*

5. Gangliones antero-mediales

Origen en el ligamento piso-piramidal lateral
Origen en el ligamento piso-piramidal medial

6. Gangliones de la palma de la mano

Origen en el ligamento escafo-trapecial medial. Variedad tenar
Origen en el ligamento escafo-trapecial medial. Variedad palmar

7. Gangliones del dorso de la mano

Origen en el ligamento trapecio-metacarpiano medial
Origen en el ligamento capitato-metacarpiano. Asociado a una bosa metacarpiana
Origen en los tendones extensores

8. Gangliones de los dedos

Metacarpo-falángica: origen en el canal flexor
Metacarpo-falángica: origen en la placa palmar
Metacarpo-falángica: origen en el ligamento colateral

Articulación interfalángica proximal: origen en tendón extensor
Articulación interfalángica proximal: origen en el ligamento colateral de la articulación IFP
Articulación interfalángica proximal: origen en el ligamento colateral de la articulación IFD

Articulación interfalángica distal: origen en la placa palmar IFD
Articulación interfalángica distal: origen en el ligamento colateral de la articulación IFD

a. Variedad supraungueal lateral
b. Variedad supraungueal central
c. Variedad supraungueal dorso-medial-palmar
d. Variedad infraungueal

9. Gangliones de la articulación radio-cubital distal

6.2. Clasificación según el punto de origen del quiste

6.2.1. Gangliones dorso-laterales de la muñeca

6.2.1.1. Origen en el ligamento escafo-lunar dorsal

El primer subgrupo en este grupo es el que podríamos calificar como habitual (figura 1.7) dada su alta frecuencia (60-70%) (1, 2) y su aparente simplicidad, encontrándose su punto de origen por lo general en el dorso del ligamento escafo-lunar dorsal (1, 3).

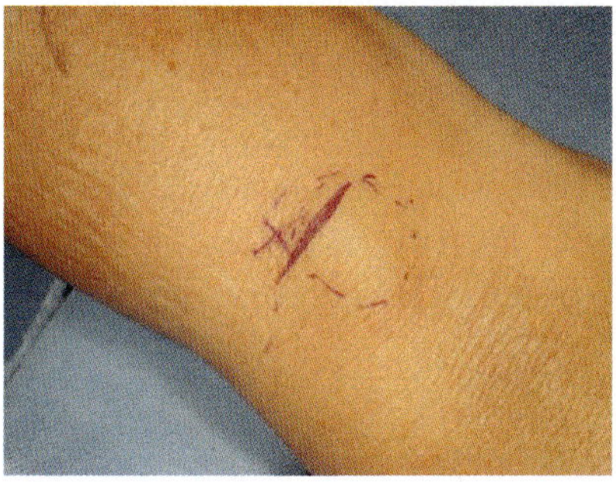

Figura 1.7. Ganglión dorso-lateral de la muñeca.

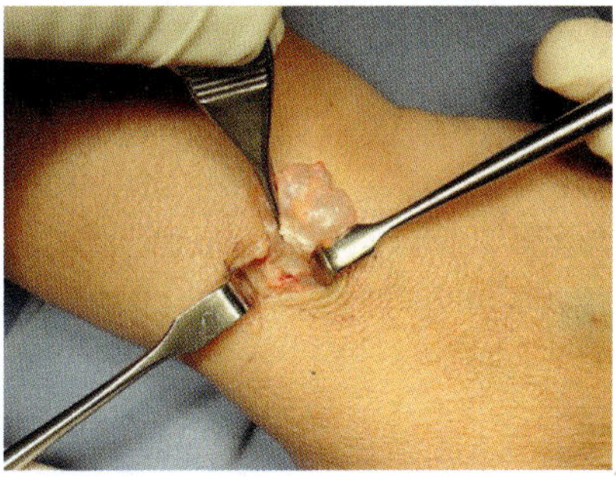

Figura 1.8. Origen en el dorso del ligamento escafo-lunar.

El procedimiento quirúrgico habitual es realizar: 1) una exposición, 2) una disección (figura 1.8), 3) una identificación del punto de origen en el dorso del ligamento escafo-lunar, 4) finalmente un curetaje y coagulación de dicho punto de origen (figura 1.9). Sin embargo, si nos detenemos en las características clínicas de localización podemos diferenciar cinco variantes (figura 1.10):

Variantes: 1. Central. 2. Lateral. 3. Lateral distal. 4. Central distal. 5. Medial.

Todas estas "variantes" son similares en su presentación clínica y se aproximan a la variedad central, pero su planeamiento preoperatorio plantea diferencias en cuanto a cómo diseñar la incisión quirúrgica y en qué dirección buscar el origen del ganglión. Sin embargo, todos se pueden extirpar por la incisión señalada (centrada en el dorso del ligamento escafo-lunar), aprovechando la movilidad de la piel y dándole prioridad a exponer el ligamento mediante una pequeña capsulotomía radio-carpiana, lo cual puede confirmar

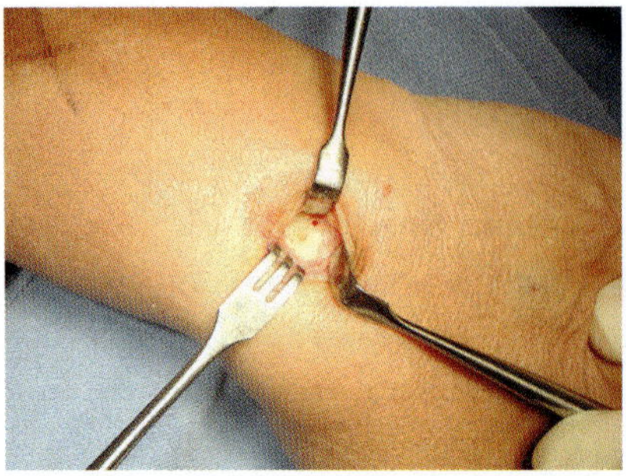

Figura 1.9. Curetaje y coagulación del punto de origen.

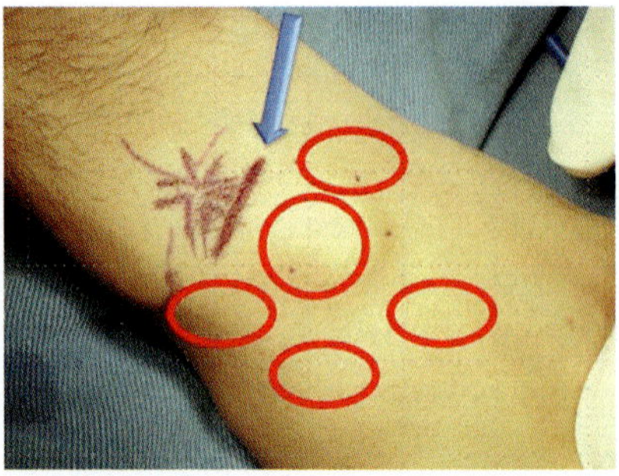

Figura 1.10. Variantes de localización del ganglión dorso-lateral de la muñeca.

el origen del ganglión y realizar el tratamiento local del punto de origen, evitando de esta manera tener que realizar una disección mayor. En estos casos, la recomendación de Thornburg es realizar dos incisiones, una sobre la masa y otra sobre el ligamento escafo-lunar (3).

6.2.1.2. Origen en el Ligamento Escafo-Lunar dorsal asociado a un quiste óseo del semilunar

Hemos encontrado la asociación de gangliones dorso-laterales con un quiste óseo del semilunar (figura 1.11). En este caso realizamos el mismo procedimiento de resección del ganglión, agregando un curetaje del quiste óseo y, según el criterio del cirujano, colocando injerto de hueso esponjoso que se puede tomar del extremo distal del radio.

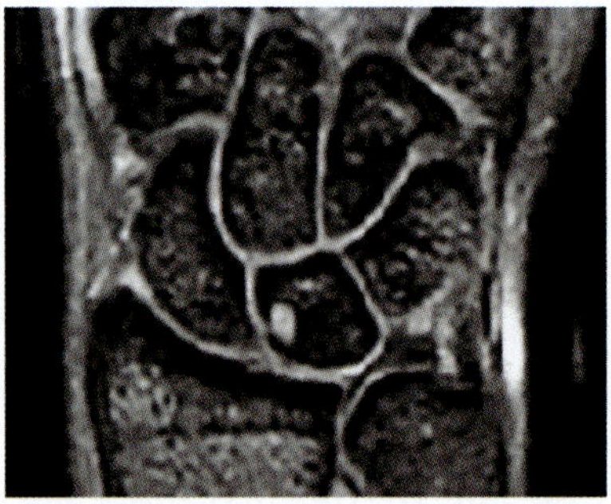

Figura 1.11. Quiste óseo del semilunar.

6.2.1.3. Origen en el ligamento escafo-lunar dorsal. Ganglión oculto

El *ganglión oculto* (figura 1.12) conforma un cuadro clínico en el que los signos, los síntomas y las maniobras semiológicas que llevan a su diagnóstico lo hacen bastante peculiar y sobre lo cual haremos algunas consideraciones al final del capítulo.

El abordaje y el tratamiento quirúrgico es igual al mencionado para la variedad central del ganglión dorso-lateral (figura 1.13).

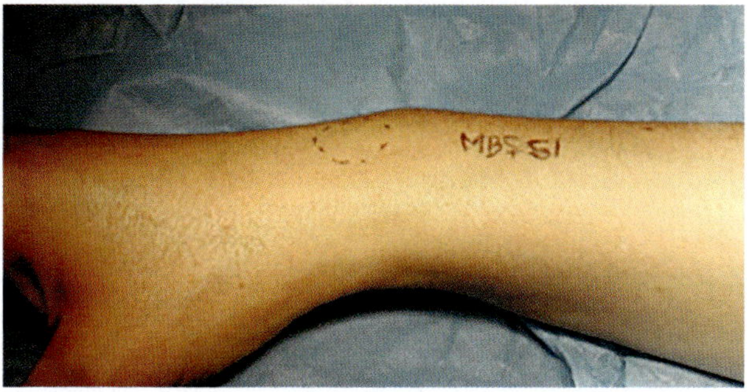

Figura 1.12. Aspecto normal de la muñeca portadora de un ganglión oculto dorso-lateral.

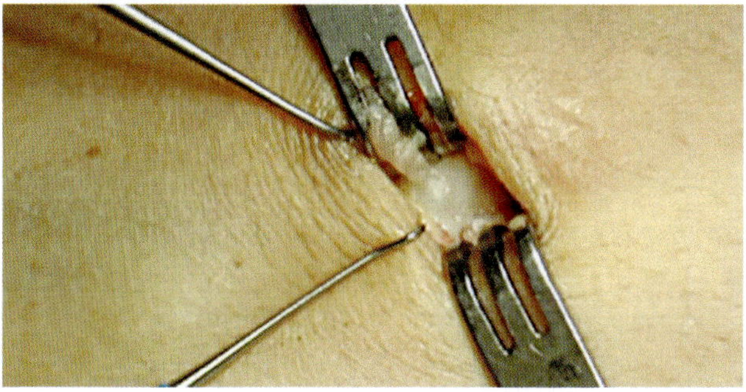

Figura 1.13. Ganglión originado en el ligamento escafo-lunar dorsal

En algunas ocasiones la ecografía comprueba la existencia del ganglión (figura 1.14), aunque no es concluyente en cuanto al punto de origen del mismo.

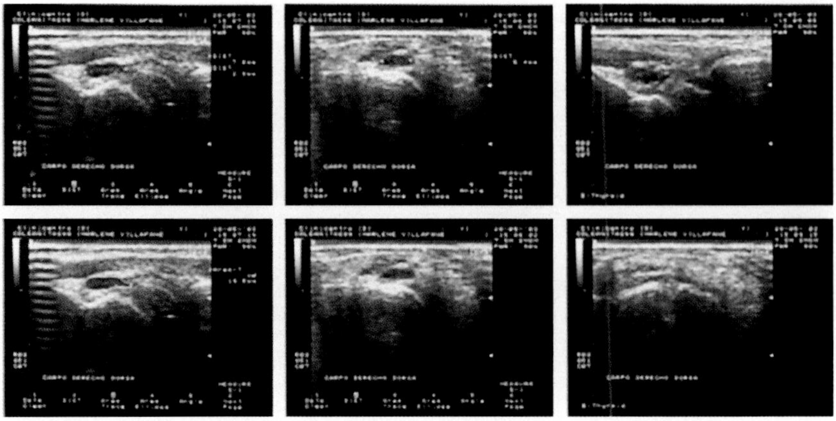

Figura 1.14. Aspecto ecográfico que confirma el diagnóstico de un ganglión oculto dorso-lateral de la muñeca.

Resumen

6.2.1. Gangliones dorso-laterales de la muñeca
- 6.2.1.1. Origen en el ligamento escafo-lunar dorsal.
  Variantes: 1) Central. 2) Lateral. 3) Lateral distal. 4) Central distal. 5) Medial.
- 6.2.1.2. Origen en el ligamento escafo-lunar dorsal asociado a un quiste óseo del semilunar.
- 6.2.1.3. Origen en el ligamento escafo-lunar dorsal. Ganglión oculto.

6.2.2. Gangliones dorso-mediales de la muñeca

6.2.2.1. Origen en el ligamento escafo-lunar dorsal

Caso 1. Localización dorsomedial, origen en el dorso del ligamento escafo-lunar. En esta situación es útil observar la respuesta del quiste a la presión digital. Esta maniobra se llamará en lo sucesivo el *Test de presión digital preoperatorio.* En este caso se pudo observar el desplazamiento del líquido hacia el ligamento escafo-lunar dorsal, y basados en este hecho se hizo la planeación preoperatoria (figura 1.15) y se decidió iniciar el procedimiento quirúrgico mediante una incisión transversa de 1 cm centrada en el dorso del ligamento mencionado (figura 1.16). Una vez hecha la capsulotomía radio-carpiana se pudo identificar el origen del ganglión en el dorso del ligamento (figura 1.17) y proceder a realizar el curetaje y la coagulación de dicho punto (figura 1.18).

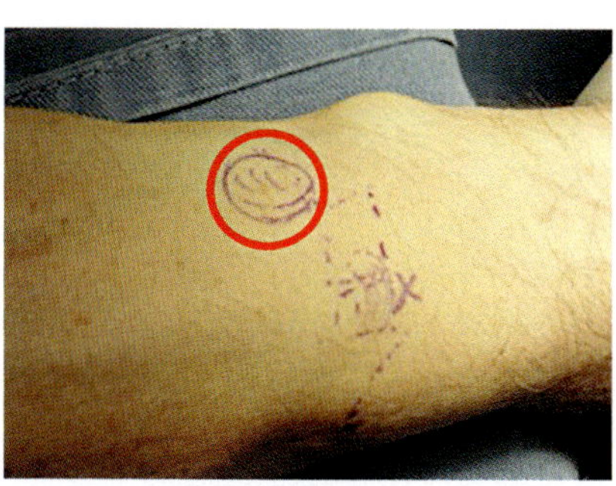

Figura 1.15. Localización dorsomedial. Planeación preoperatoria.

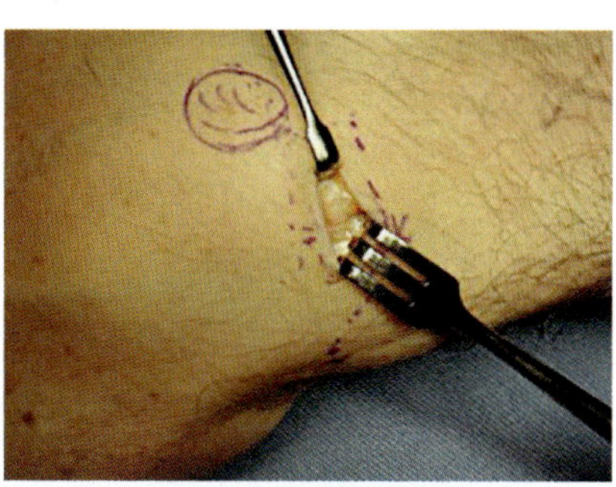

Figura 1.16. Exposición y capsulotomía.

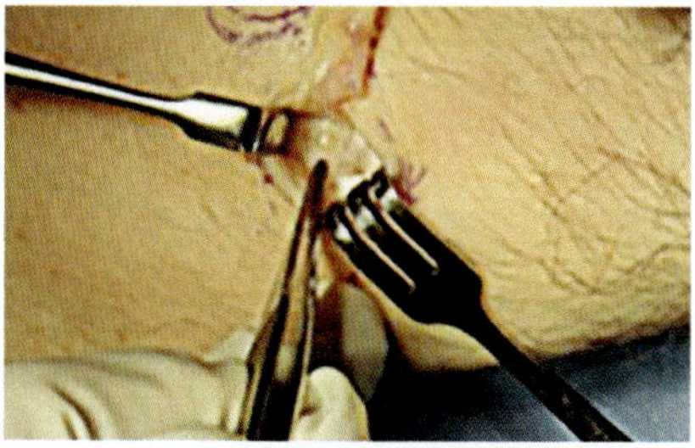

Figura 1.17. Identificación del punto de origen en el dorso del ligamento escafo-lunar.

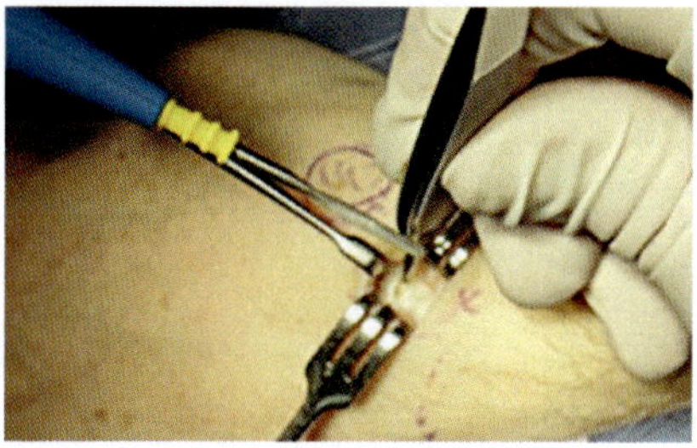

Figura 1.18. Resección del ganglión, curetaje y coagulación del punto de origen.

Caso 2. Este caso es similar al anterior pero con la diferencia de estar localizado el quiste mucho más medialmente. En la figura 1.19 se puede observar la forma de realizar el Test de presión digital preoperatorio y el desplazamiento del líquido hacia el ligamento escafo-lunar dorsal. Hecha la exposición, se comprobó el origen del quiste en el ligamento E-L (figura 1.20). El resto del procedimiento fue igual al del caso 1.

6.2.2.2. Origen en el ligamento luno-triquetral

A continuación veremos un caso muy similar a los anteriores en cuanto a su localización dorso-medial (figura 1.21) pero originado en el ligamento luno-triquetral (figura 1.22).

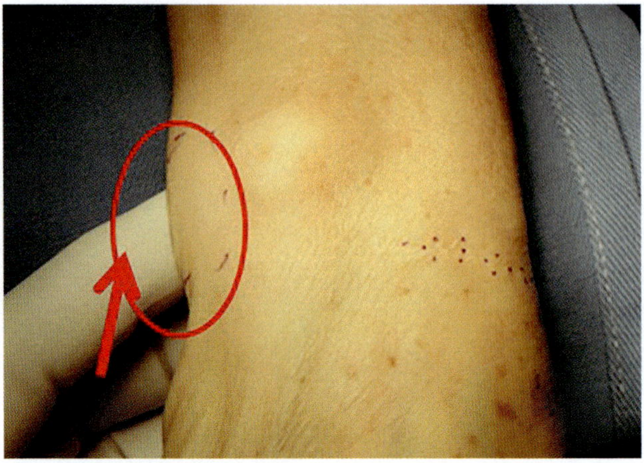

Figura 1.19. Test de presión digital preoperatorio.

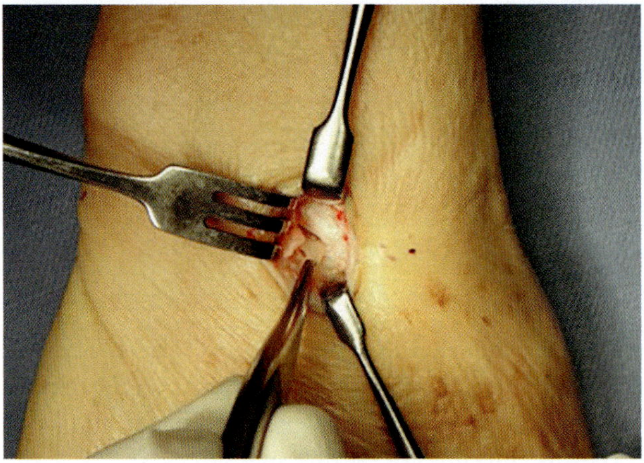

Figura 1.20. Origen del quiste en el ligamento E-L.

Una vez seccionado el retináculo de los extensores, se prosiguió la disección cuidadosa del pedículo hasta un punto en el que fue necesario realizar la capsulotomía para continuar el seguimiento. Después de identificar al Lunato, al Triquetrum y al ligamento Luno-Triquetral, se evidenció el punto de origen en el ligamento mencionado (figura 1.23) y se procedió a terminar el procedimiento realizando la sección del pedículo, y el curetaje y la coagulación de dicho punto de origen (figura 1.24).

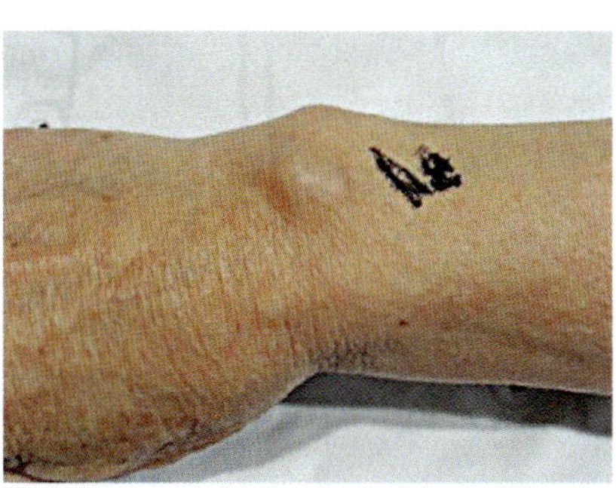

Figura 1.21. Ganglión de localización dorso-medial.

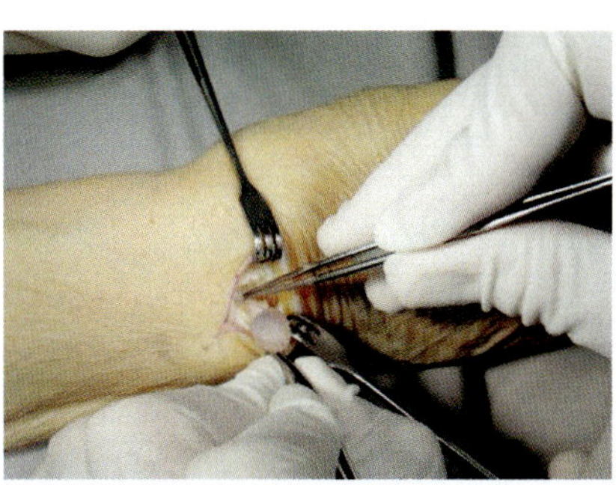

Figura 1.22. El mismo, originado en el ligamento Luno-Triquetral.

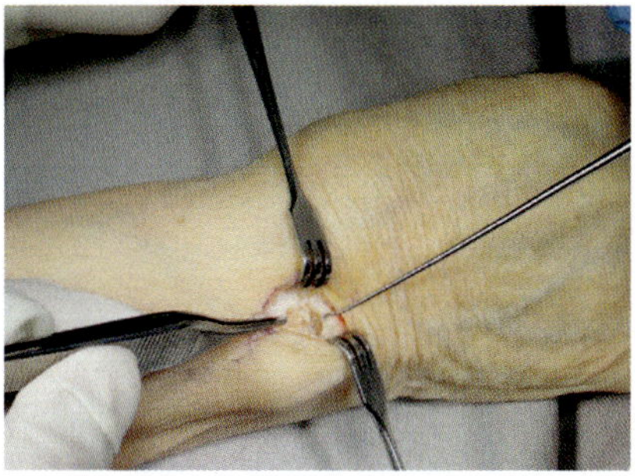

Figura 1.23. Origen del ganglión en el ligamento luno-triquetral.

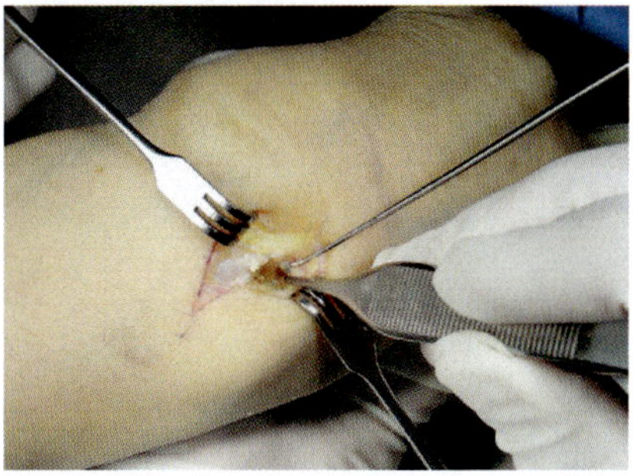

Figura 1.24. Curetaje y coagulación del punto de origen en el ligamento luno-triquetral.

Un segundo caso, similar al anterior, lo podemos observar en la figura 1.25. Una vez iniciada la disección se observó su emergencia a través del retináculo (figura 1.26) y, a diferencia del anterior, una vez seccionado dicho retináculo y rechazados el ECU y el EDQP (figura 1.27), se encontró que el quiste emergía a través de la cápsula dorsal cúbito-carpiana. Una vez seccionada esta, fue necesario identificar claramente los espacios infra y supraligamentarios (con respecto al ligamento triangular) (figura 1.28) para poder acceder al espacio infraligamentario (figura 1.29) y continuar el seguimiento del pedículo hasta llegar a identificar el origen en el ligamento luno-triquetral (figura 1.30) y allí realizar la sección del pedículo y el curetaje, así como la coagulación del punto de origen (figura 1.31).

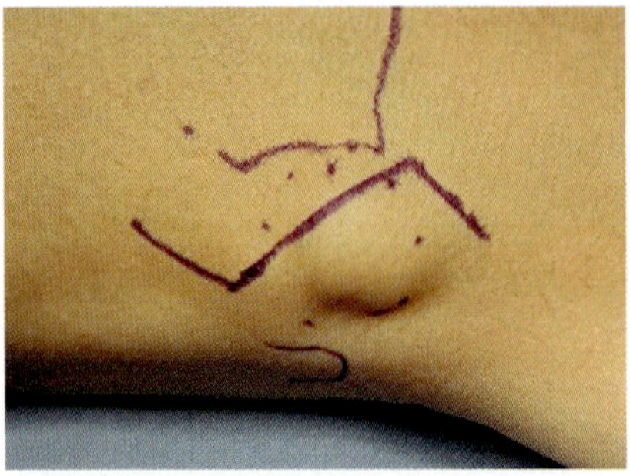

Figura 1.25. Ganglión de localización dorso-medial.

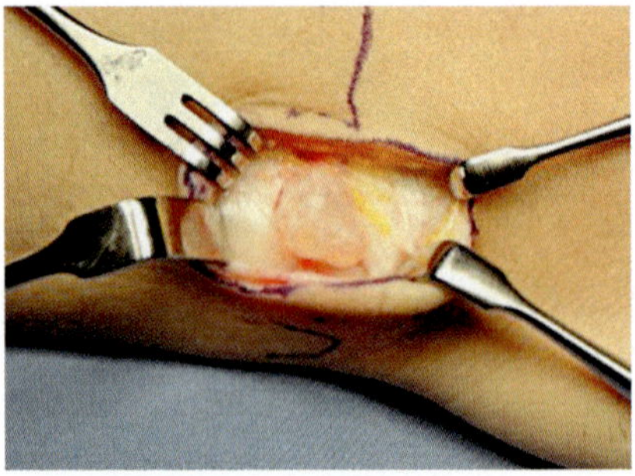

Figura 1.26. Emergencia del mismo a través del retináculo.

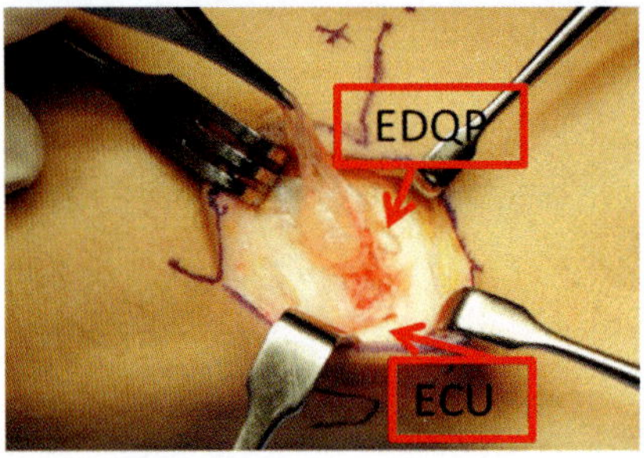

Figura 1.27. Sección del retináculo y rechazo de los tendones del ECU yd el EDQP.

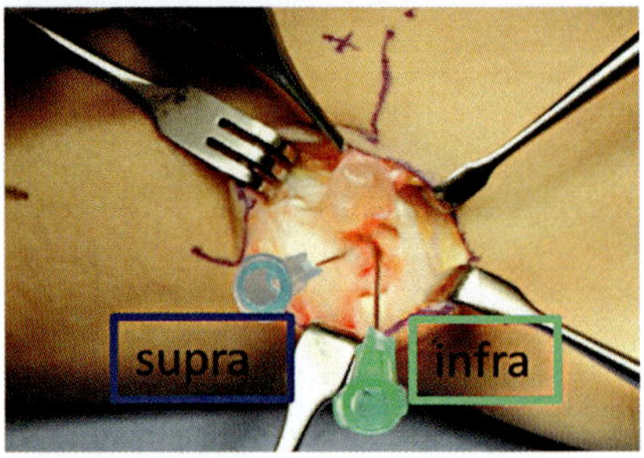

Figura 1.28. Identificación de los espacios infra y supraligamentarios (con respecto al ligamento triangular).

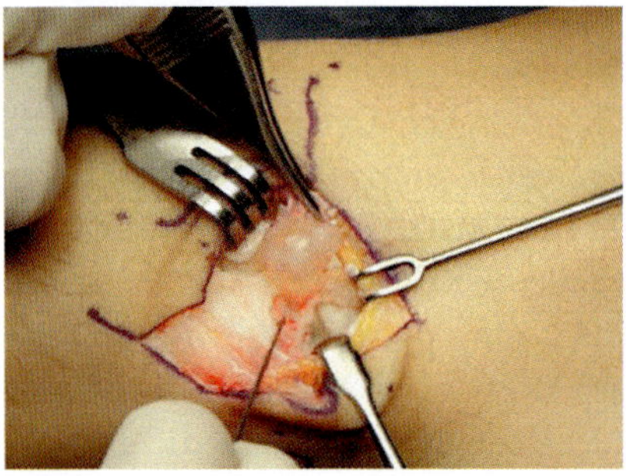

Figura 1.29. Acceso al espacio infraligamentario.

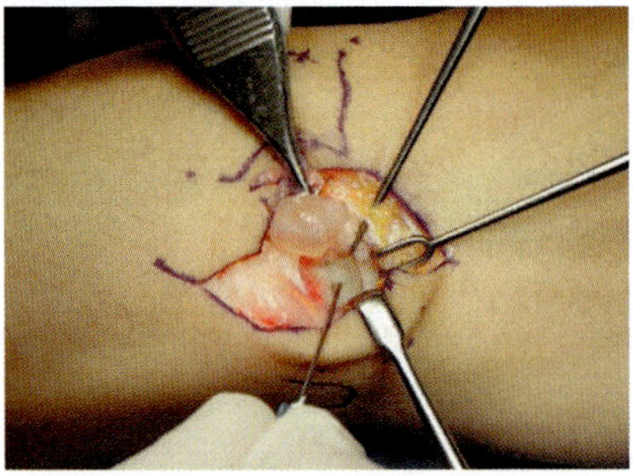

Figura 1.30. Identificación del punto de origen en el ligamento Lu-Tri.

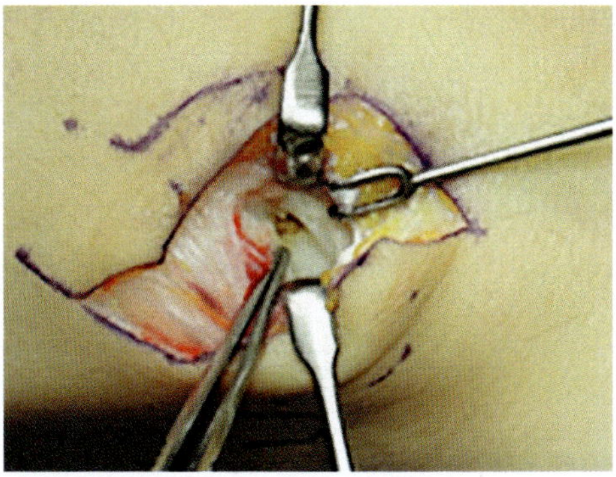

Figura 1.31. Curetaje y coagulación del punto de origen en el ligamento Luno-Triquetral.

Como podemos observar en las figuras 1.32 y 1.33, las imágenes obtenidas en la RM son sugerentes, mas no concluyentes en cuanto a definir con exactitud el punto de origen del quiste.

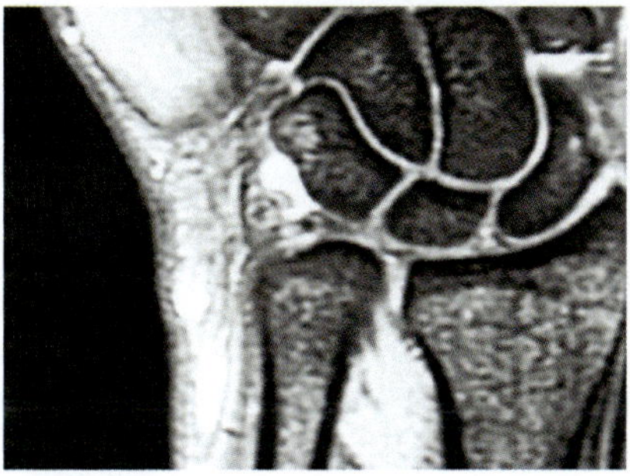

Figura 1.32. RM que pone en evidencia la presencia de un ganglión de localización dorso-medial.

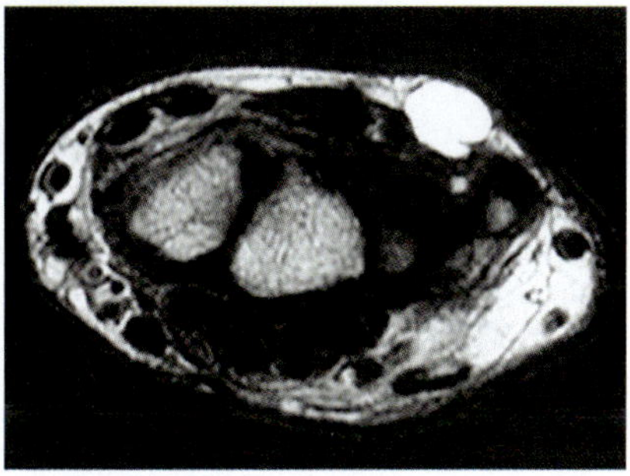

Figura 1.33. En ninguno de los cortes se confirma el punto de origen en el ligamento luno-triquetral.

6.2.2.3. Origen en el ligamento hamato-triquetral

A continuación presentaremos un caso de ganglión de localización muy similar a los anteriores (figura 1.34), pero del que una vez hecho el seguimiento del pedículo (figura 1.35) se encontró su origen en el ligamento hamato-triquetral (figura 1.36).

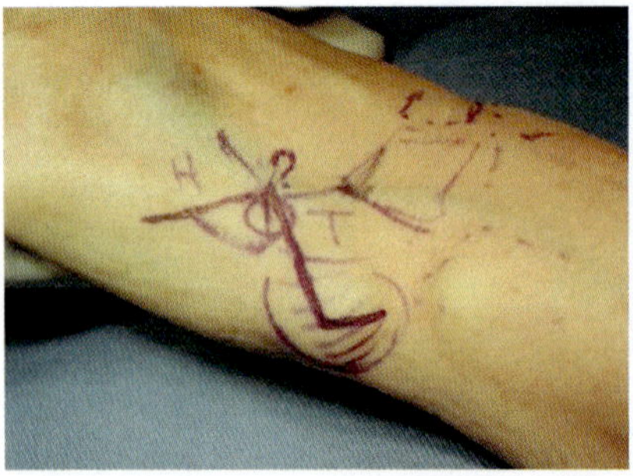

Figura 1.34. Localización dorso-medial del ganglión.

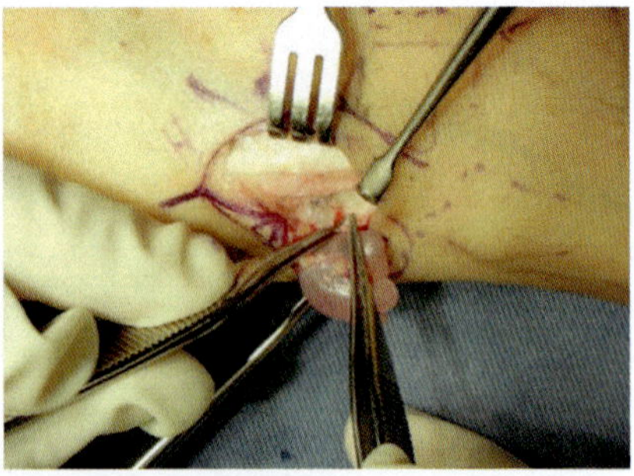

Figura 1.35. Seguimiento del pedículo después de seccionar el retináculo.

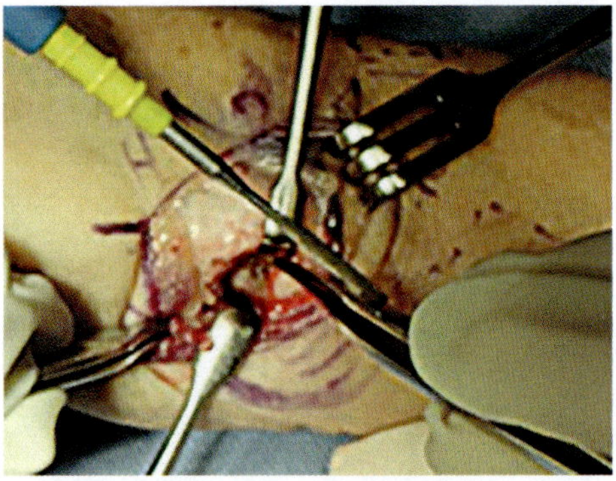

Figura 1.36. Coagulación del punto de origen en el ligamento hamato-triquetral.

Como en el caso anterior, podemos observar que las imágenes obtenidas en la RM son sugerentes, mas no concluyentes (figuras 1.37 y 1.38). Sin embargo, hemos constatado que son una ayuda diagnóstica preoperatoria de gran valor.

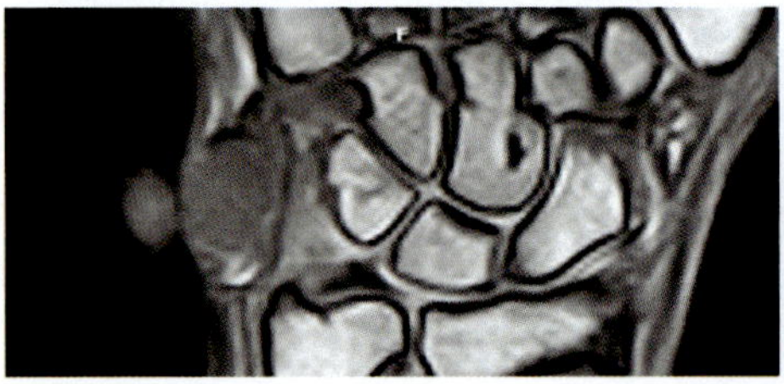

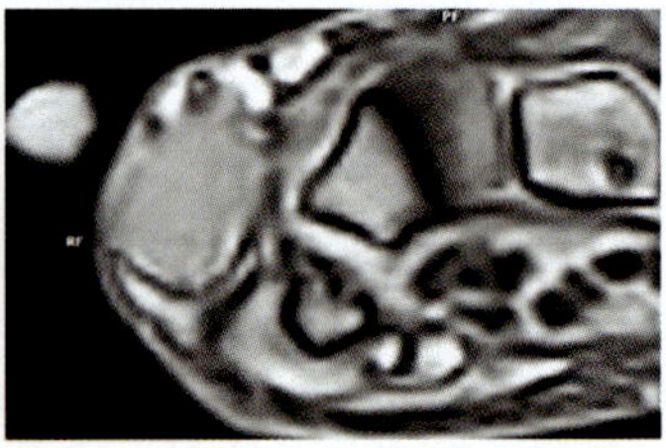

Figuras 1.37 y 1.38. Imágenes de RM de un ganglión dorso-medial, no concluyentes en cuanto al punto de origen hamato-triquetral

6.2.2.4. Origen en la articulación radio-cubital distal
Se considerarán al final del capítulo.

Resumen
6.2.2. Gangliones dorso-mediales de la muñeca 6.2.2.1. Origen en el ligamento escafo-lunar dorsal 6.2.2.2. Origen en el ligamento luno-triquetral 6.2.2.3. Origen en el ligamento hamato-triquetral 6.2.2.4. Origen en la articulación radio-cubital distal

6.2.3. Gangliones de la tabaquera
Los gangliones localizados en la tabaquera anatómica (ver figuras 1.39 y 1.40) plantean por lo general dificultades quirúrgicas. Como hallazgo ocasional Nahra comenta que "se han encontrado algunos gangliones en la tabaquera que tienen un pedículo cuyo origen está en la región del ligamento escafo-lunar dorsal. En este caso la RM puede ser útil para identificar el origen del quiste" (6). En este trabajo, como lo veremos enseguida, también recomendamos la e identificamos otros puntos de origen.

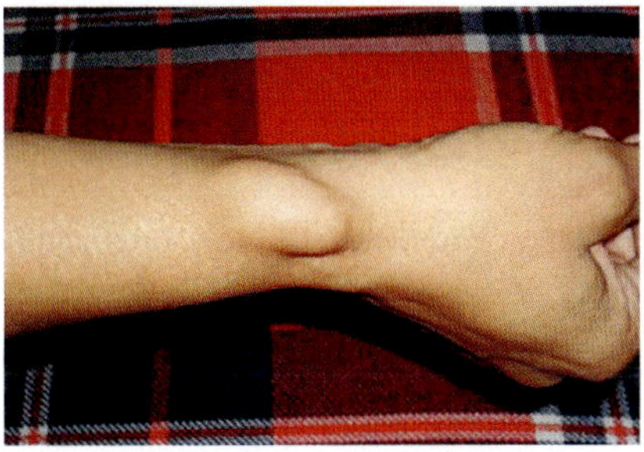

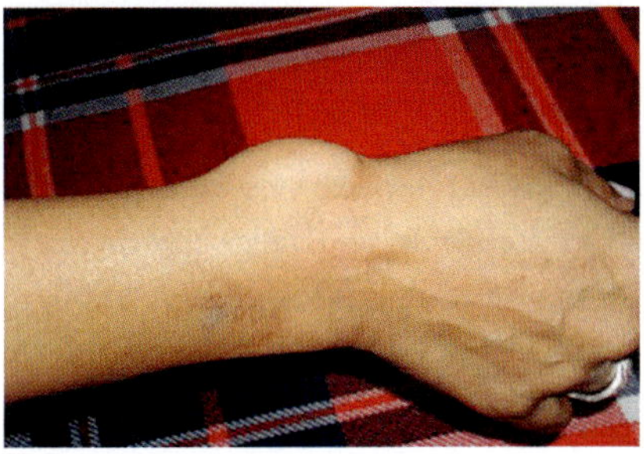

Figuras 1.39 y 1.40. Ganglión de la tabaquera anatómica.

El problema del abordaje quirúrgico plantea la duda de si debe hacerse sobre el quiste o en la cara palmar o en la dorsal, y la solución a esta duda no puede dejarse al azar. Debe estructurarse un criterio de valoración clínica y paraclínica para tomar una decisión sobre bases objetivas y concretas. Una de las herramientas que se puede utilizar es el Test de presión digital preoperatorio. En el caso anterior, dicho test demuestra un desplazamiento del líquido en dirección del ligamento escafo-lunar dorsal, en forma similar al caso que veremos a continuación.

6.2.3.1. Origen en el ligamento escafo-lunar dorsal

En la figura 1.41 se aprecia la evaluación clínica mediante el Test de presión digital preoperatorio que revela el desplazamiento del líquido sinovial en dirección al ligamento escafo-lunar dorsal. Con base en esta prueba, se decide hacer un pequeño abordaje dorsal con una incisión transversa de 1 cm. Una vez hecha la capsulotomía, se pone en evidencia el origen del pedículo en la parte dorsal del ligamento escafo-lunar (figura 1.42).

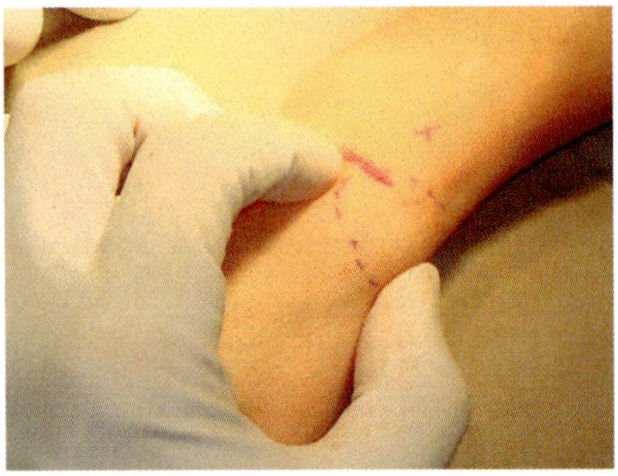

Figura 1.41. Test de presión digital preoperatorio.

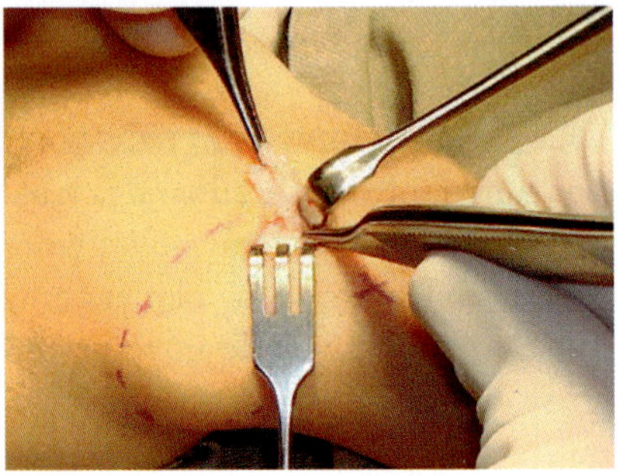

Figura 1.42. Exposición del pedículo dirigiéndose hacia el ligamento escafo-lunar dorsal.

Una vez expuesto el pedículo, se repite el Test de presión digital para verificar su llenado por el desplazamiento de la mucina (figura 1.43). Abierto el pedículo se realiza una vez más la compresión del quiste para verificar la salida de mucina por el mismo (figura 1.44); estas maniobras se llamarán en lo sucesivo Test de presión digital transoperatorio.

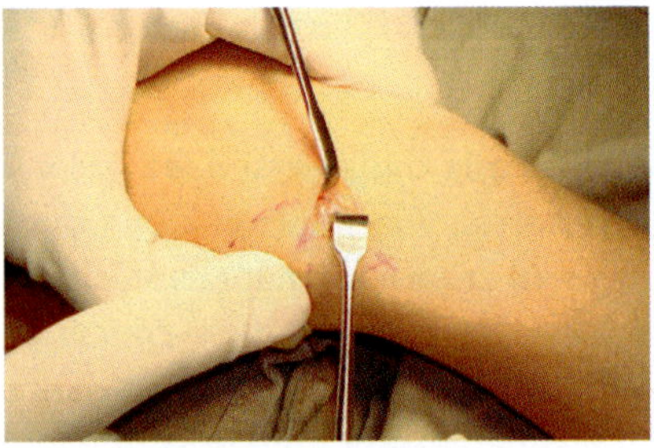

Figura 1.43. Test de presión digital transoperatorio antes de incidir el pedículo o el quiste.

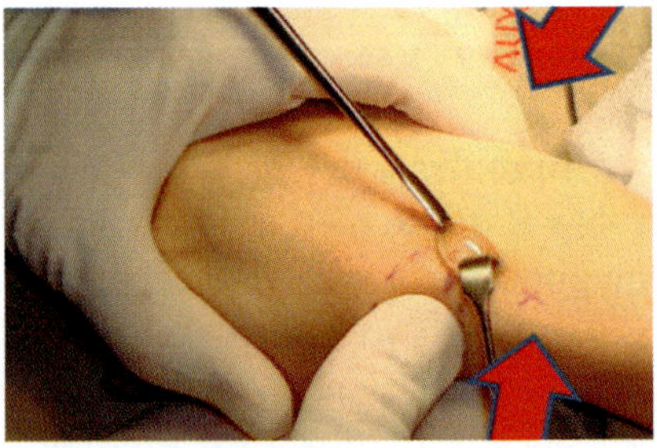

Figura 1.44. El test de presión confirma la salida de mucina después de incidir el pedículo.

Realizada la anterior maniobra se puede estar seguro de terminar el procedimiento llevando a cabo el curetaje (figura 1.45) y la coagulación del punto de origen (figura 1.46). Si se desea, se puede continuar la presión digital con el fin de desocupar el quiste y acelerar su colapso.

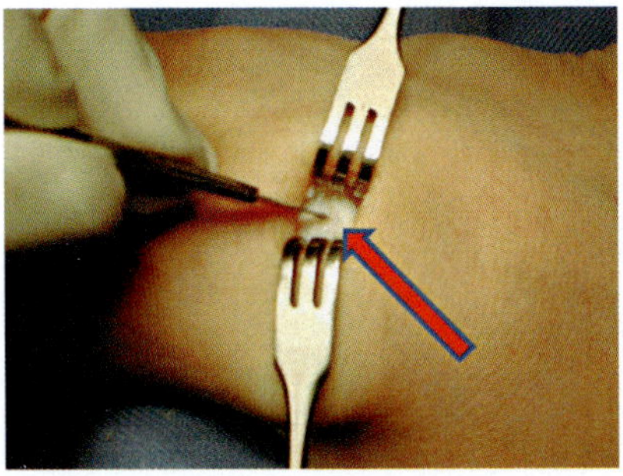

Figura 1.45. Curetaje del punto de origen en el ligamento escafo-lunar.

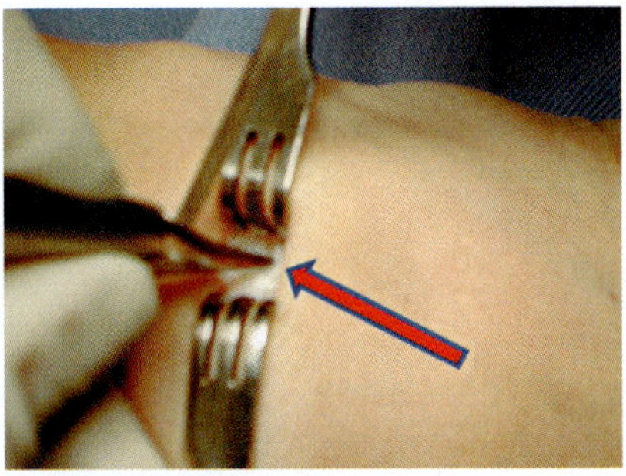

Figura 1.46. Coagulación del punto de origen.

6.2.3.2. Origen en el ligamento radio-escafo-capitato

En este segundo subgrupo incluimos el caso de un ganglión de la tabaquera (figura 1.47) considerado en el preoperatorio como de origen incierto ya que el Test de compresión preoperatoria no daba indicio ninguno y la RM era, como en los casos anteriores, *sugerente mas no concluyente* (figuras 1.48 y 1.49).

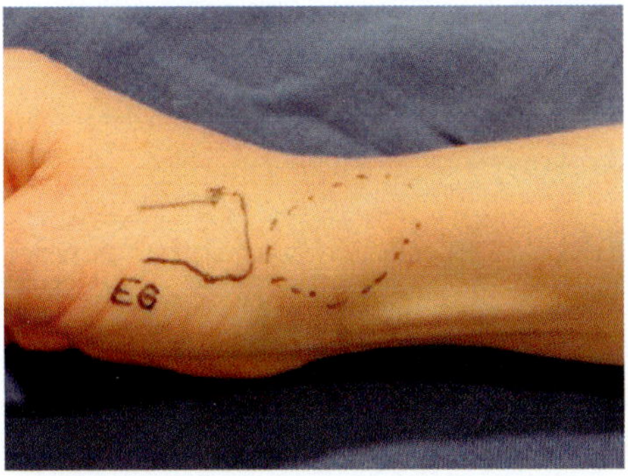

Figura 1.47. Ganglión de la tabaquera.

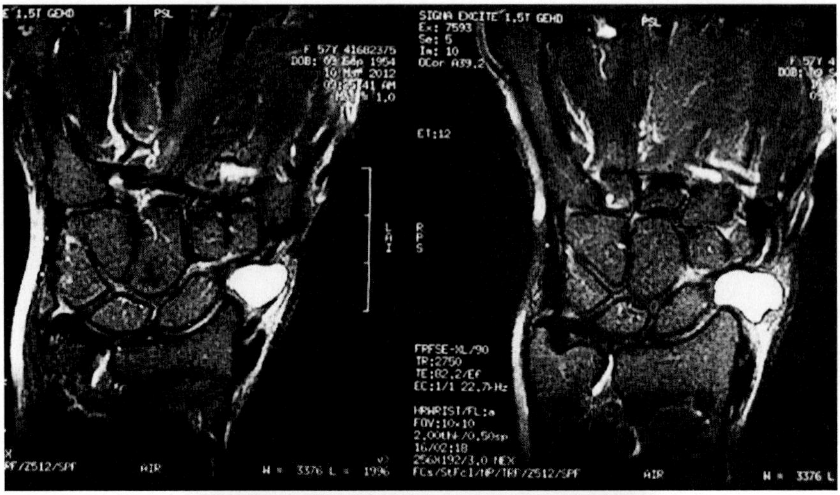

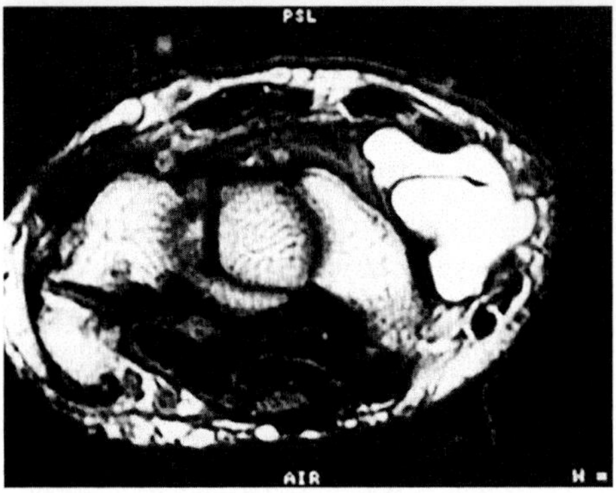

Figuras 1.48 y 1.49. RM que confirma la forma y extensión del ganglión de la tabaquera, sin ser concluyente sobre el punto de origen.

Es importante señalar que en esta RM la interpretación del radiólogo es clara en anotar que no se encuentra "ningún indicio de origen dorsal".

Con esta información se planeó un abordaje con una incisión expansible (figura 1.50), se realizó la disección y se encontró el origen en el ligamento radio-escafo-capitato (figura 1.51), punto en el cual se realizó el curetaje y la coagulación (figura 1.52).

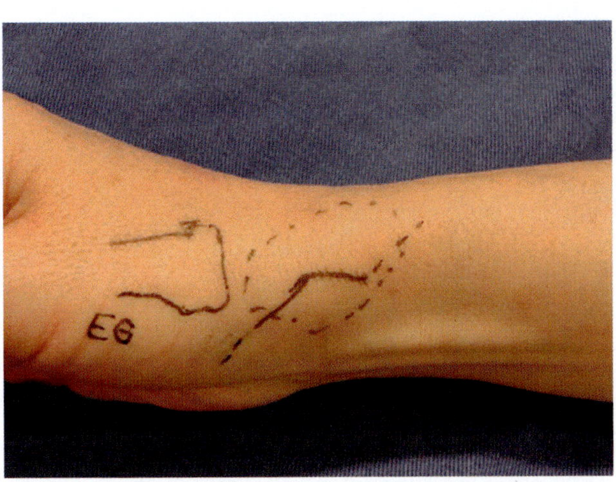

Figura 1.50. Diseño de la incisión.

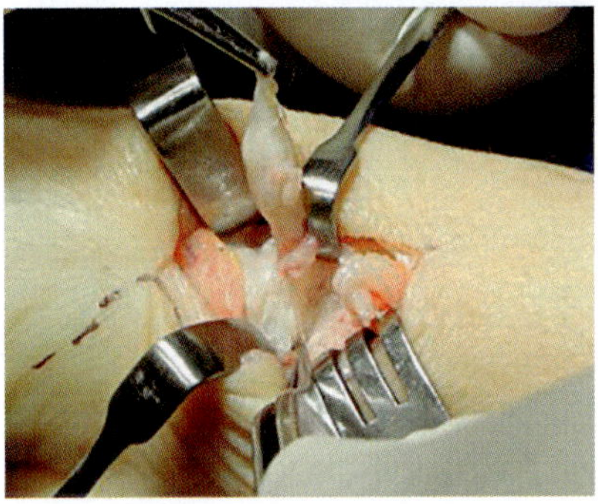

Figura 1.51. Origen del ganglión en el ligamento radio-escafo-capitato.

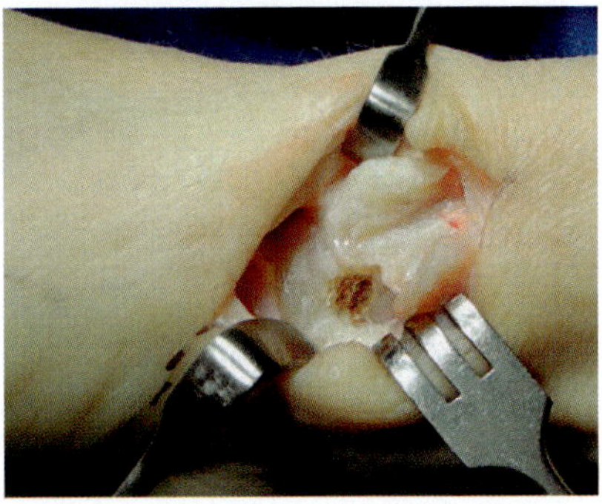

Figura 1.52. Curetaje y coagulación del punto de origen.

6.2.3.3. Origen en el retináculo del primer compartimento extensor

Este es un ganglión de ocurrencia frecuente, asociado en ocasiones a la tenosinovitis estenosante de De Quervain (figura 1.53).

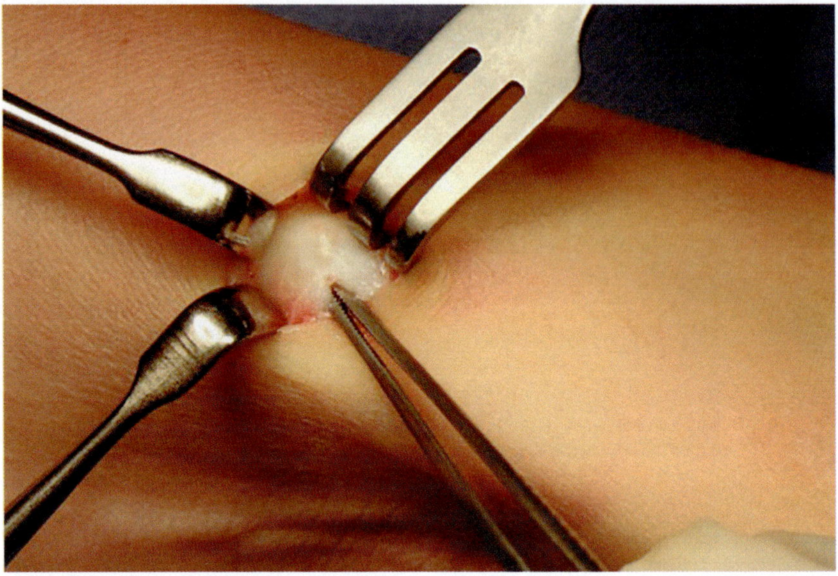

Figura 1.53. Ganglión retinacular del primer compartimento extensor

Resumen
6.2.3. Gangliones de la tabaquera 6.2.3.1. Origen en el ligamento escafo-lunar dorsal 6.2.3.2. Origen en el ligamento radio-escafo-capitato 6.2.3.3. Origen en el retináculo del primer compartimento extensor

6.2.4. Gangliones antero-laterales

Este cuarto grupo de gangliones es tal vez el que reviste una mayor complejidad. En general es temido por estar en relación con la arteria radial. Pero esta no es la única estructura que puede estar englobada por el quiste, también lo está la rama sensitiva tenar del nervio mediano y, en ocasiones, el nervio mismo. En las figuras 1.54 y 1.55 se ilustran dos casos que representan la dificultad que puede darse para la planeación de la vía de acceso.

No obstante, la complejidad mayor no radica en estos hechos sino en la multiplicidad de los posibles puntos de origen y en la dificultad quirúrgica que la disección representa, aunque algunos autores describen únicamente un origen radio-escafoideo (dos tercios de los casos) y uno escafo-trapecial (un tercio de los casos) (2, 3, 6, 14). Greedyke reporta el hallazgo de un caso en una serie de 104 originado en la trapecio-metacarpiana (15). Okada es enfático al afirmar que los gangliones de este grupo presentan un alto grado de recurrencia posoperatoria la cual atribuye a resecciones incompletas, y afirma que la cirugía de estos gangliones requiere de una mayor atención (14, 16).

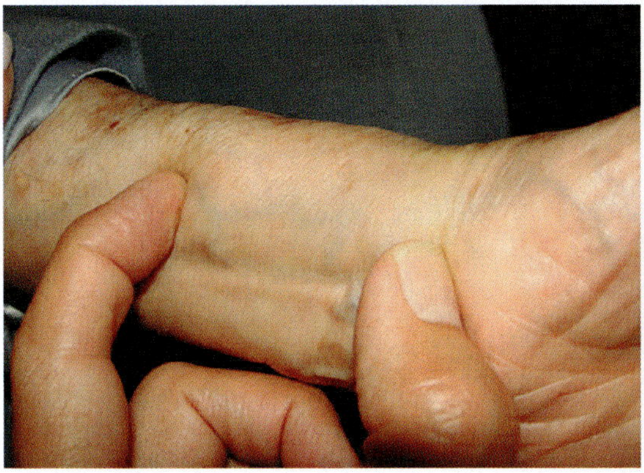

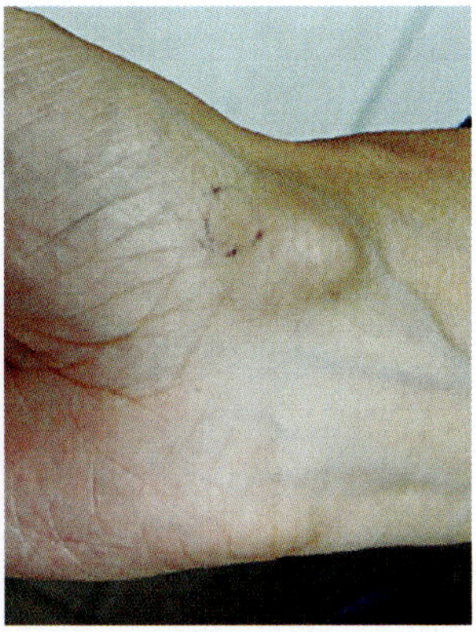

Figuras 1.54 y 1.55. Gangliones antero-laterales de la muñeca.

A continuación veremos sucesivamente los diez subgrupos encontrados.

6.2.4.1. Origen en el ligamento escafo-trapecial lateral

Mediante una incisión en líneas quebradas se expone el quiste teniendo el cuidado de no lesionar la arteria radial (figura 1.56), y se hace el seguimiento del pedículo hasta encontrar su punto de origen en el ligamento escafo-trapecial lateral (figura 1.57).

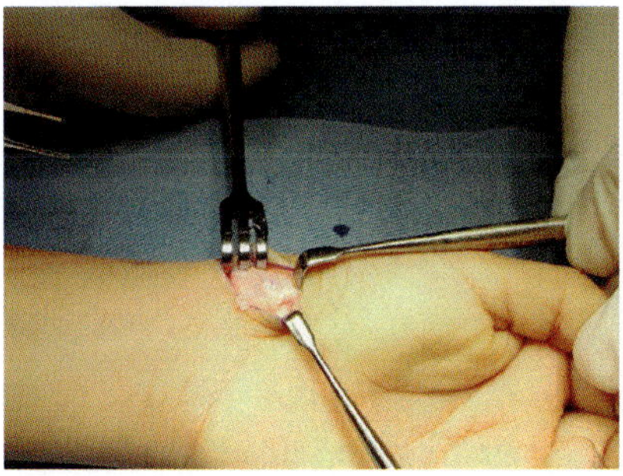

Figura 1.56. Disección de ganglión antero-lateral.

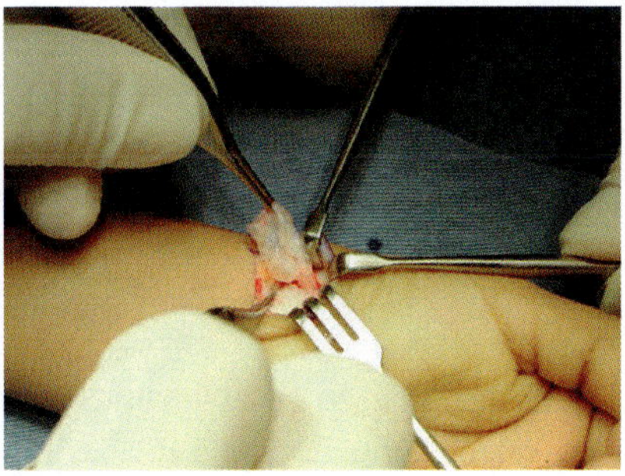

Figura 1.57. Origen en el ligamento escafo-trapecial lateral.

6.2.4.2. Origen en el ligamento escafo-trapecial medial

En este segundo subgrupo se presenta un ganglión similar al anterior pero de localización más medial (figura 1.58). Por medio de una incisión similar en líneas quebradas se expone el quiste y se lo diseca cuidadosamente sin lesionar la arteria radial, se sigue el pedículo, se identifica el tendón del flexor carpi radialis (FCR) y su ingreso al canal. Se abre el canal del FCR y se encuentra el origen del pedículo en el ligamento escafo-trapecial medial (figura 1.59); el pedículo se secciona y se curetea y coagula el punto de origen.

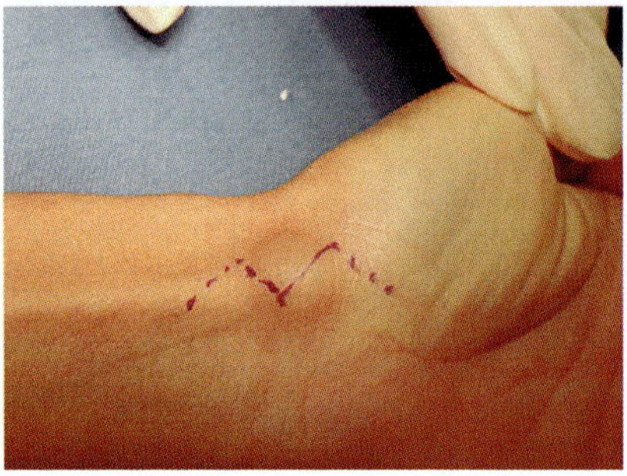

Figura 1.58. Ganglión antero-lateral.

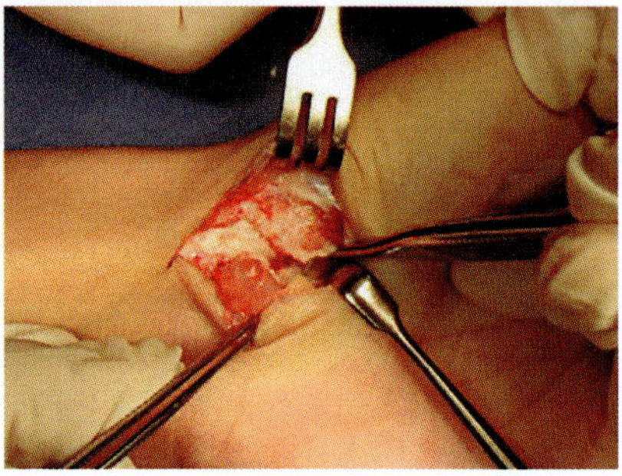

Figura 1.59. Origen en el ligamento escafo-trapecial medial.

Un caso similar, que producía un atrapamiento del nervio mediano, fue reportado por Okada (16).

6.2.4.3. Origen en el ligamento escafo-trapecial medial (segunda variedad)

Se puede considerar una segunda variedad del segundo subgrupo. De localización más distal y palpado debajo de la musculatura tenar, fue abordado por vía lateral. Una vez elevada la musculatura tenar (figura 1.60), se identificó y rechazó el tendón del FCR (figura 1.61). Se hizo necesario abrir el canal de dicho tendón (figura 1.62) y se encontró el punto de emergencia del pedículo en el ligamento escafo-trapecial medial. Se hizo la correspondiente resección, el curetaje y la coagulación (figura 1.63).

6.2.4.4. Origen en el ligamento trapecio-metacarpiano

Este tercer subgrupo está formado por los gangliones originados en el ligamento trapecio-metacarpiano. De localización antero-lateral muy similar a los anteriores, se abordó por una incisión en líneas quebradas (figura 1.64); el quiste se disecó y fue necesario abrir el canal del FCR (figura 1.65). Hecho el seguimiento del pedículo, se identificaron las articulaciones escafo-trapecial y trapecio-metacarpiana (figura 1.66) hasta encontrar el punto de origen en el ligamento trapecio-metacarpiano (figura 1.67) y allí proceder a la resección del quiste, al curetaje y coagulación de su punto de origen (figura 1.68).

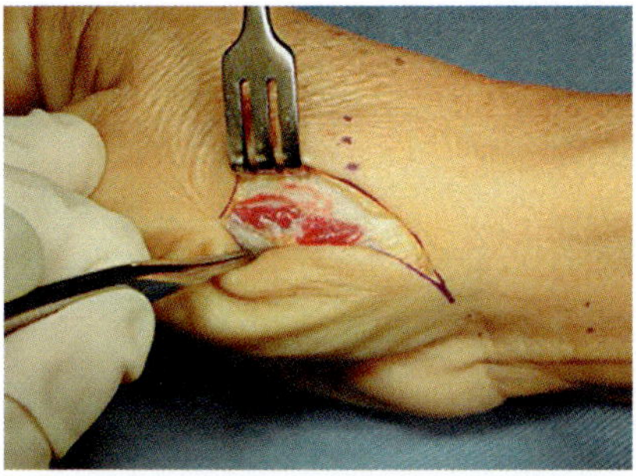

Figura 1.60. Abordaje subtenariano.

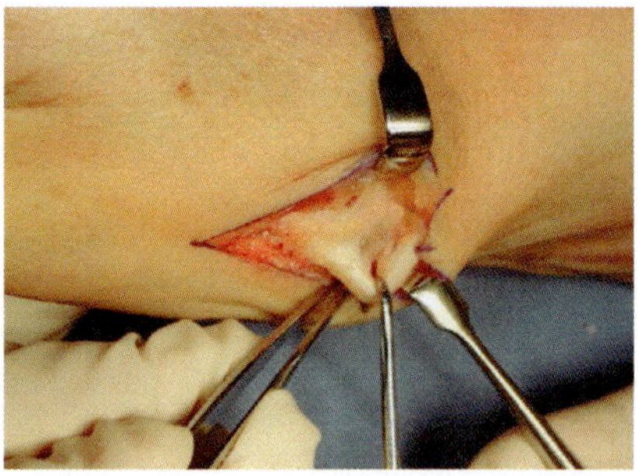

Figura 1.61. Identificación y rechazo del tendón del FCR.

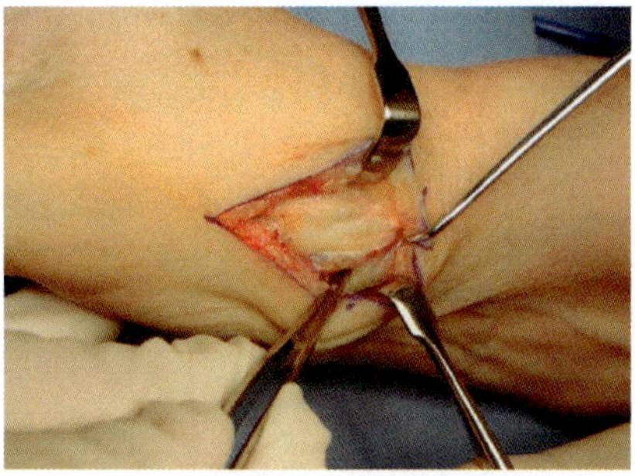

Figura 1.62. Apertura del canal del FCR y hallazgo del ganglión dentro del mismo.

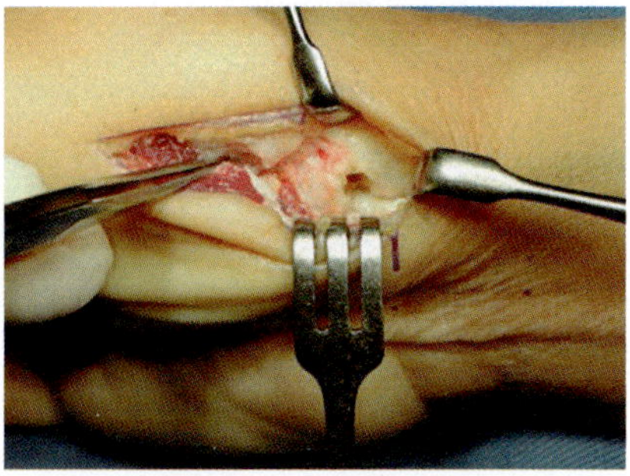

Figura 1.63. Curetaje y coagulación del punto de origen del pedículo en el ligamento escafo-trapecial medial.

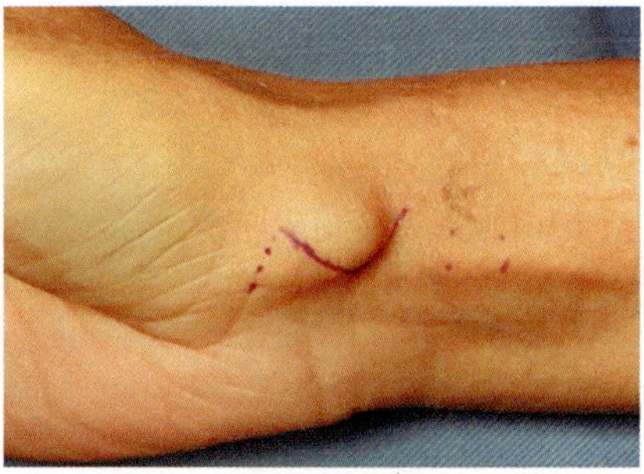

Figura 1.64. Ganglión antero-lateral.

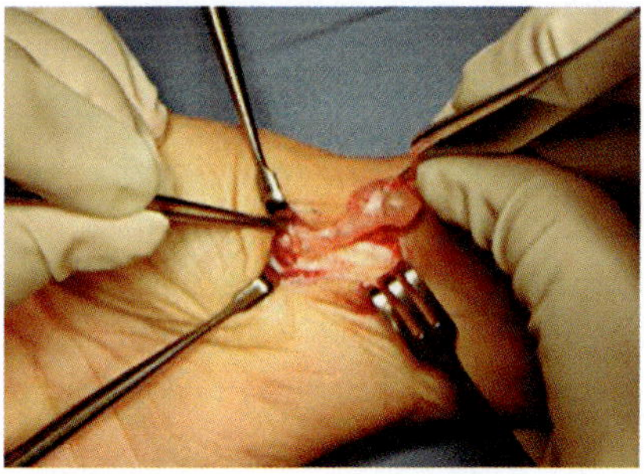

Figura 1.65. Apertura del canal del FCR.

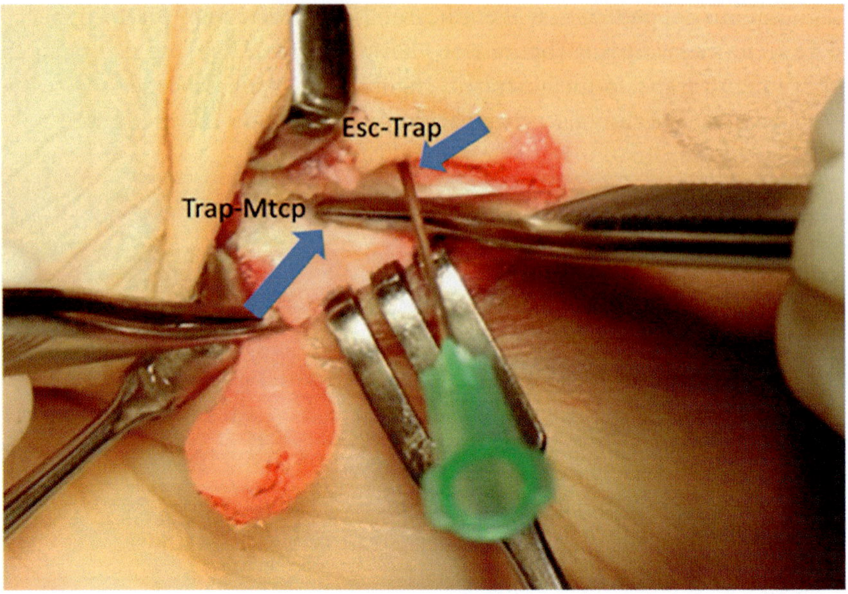

Figura 1.66. Identificación de las articulaciones escafo-trapecial y trapecio-metacarpiana .

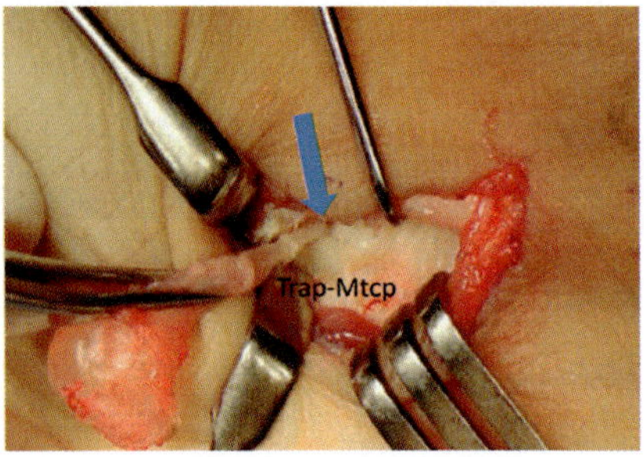

Figura 1.67. Origen en el ligamento trapecio-metacarpiano.

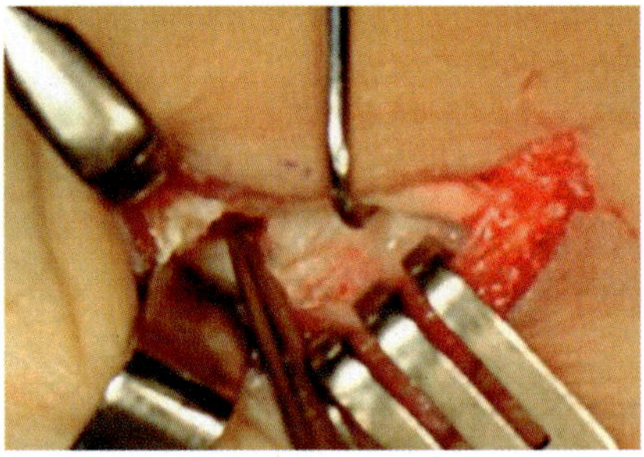

Figura 1.68. Resección del quiste, curetaje y coagulación del punto de origen.

6.2.4.5. *Origen en el ligamento escafo-lunar palmar*

En este cuarto subgrupo podemos apreciar un ganglión con la misma apariencia de los anteriores (figura 1.69). Fue necesario hacer una disección fina tanto de la rama sensitiva del radial como de la arteria, estructuras que se encontraban en íntima relación con el quiste (figura 1.70). Continuando la disección del quiste se llegó a la articulación radiocarpiana (figura 1.71), y se hizo una capsulotomía palmar (sección del ligamento radio-escafo-capitato).

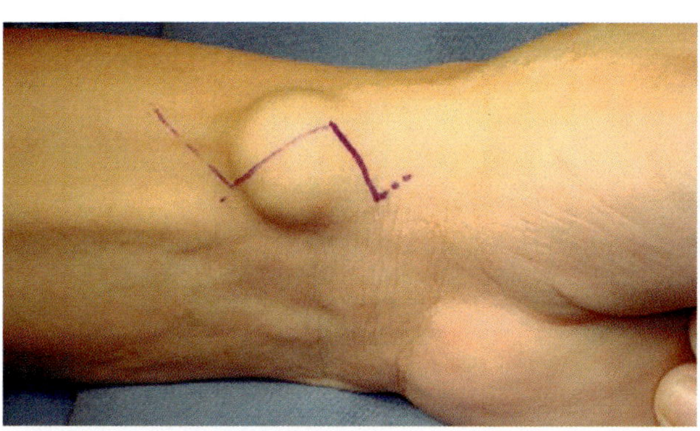

Figura 1.69. Ganglión antero-lateral.

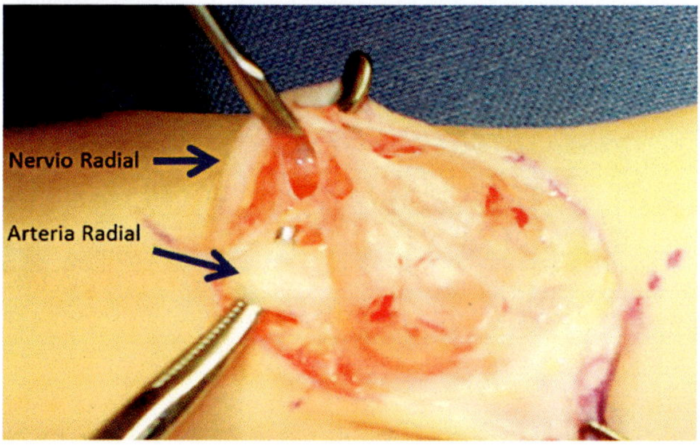

Figura 1.70. Disección de la rama sensitiva del radial y de la arteria.

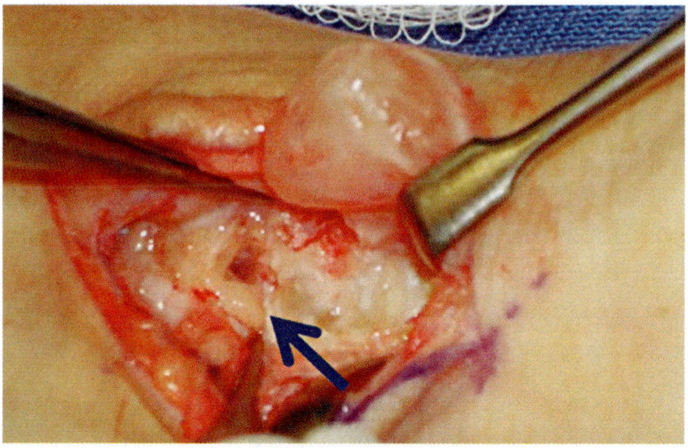

Figura 1.71. Sección del ligamento radio-escafo-capitato y localización del punto de origen en el ligamento escafo-lunar.

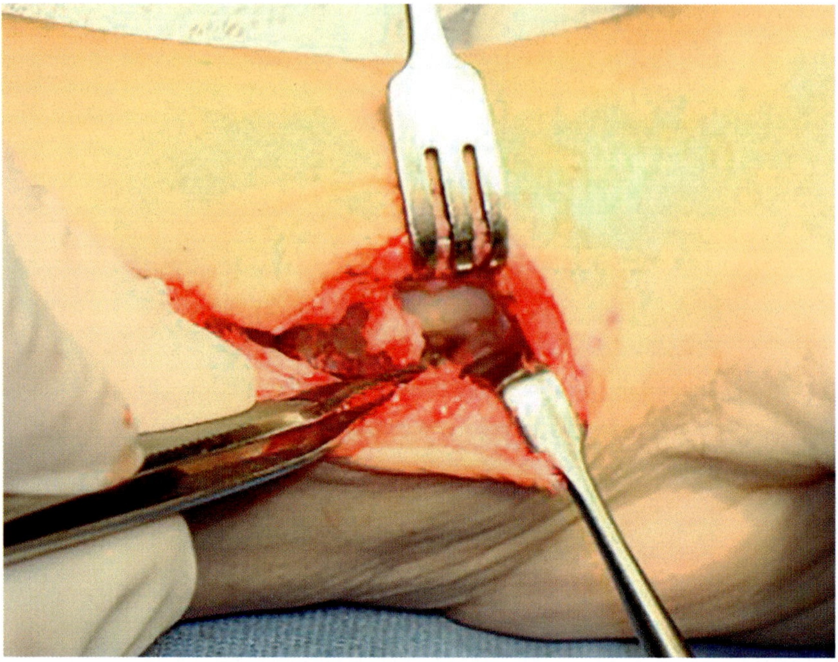

Figura 1.72. Curetaje y coagulación del punto de origen.

Examinados el escafoides, el semilunar y el ligamento escafo-lunar, se encontró en este último el origen del pedículo (figura 1.71). Se completó el procedimiento haciendo la resección, el curetaje y la coagulación del punto de origen (figura 1.72), y suturando la cápsula representada por el ligamento radio-escafo-capitato.

A continuación se presenta un segundo caso en el que se muestran la disección del pedículo una vez hecha la capsulotomía (figura 1.73), la coagulación del punto de origen en el ligamento escafo-lunar (figura 1.74), y las imágenes de la RM que, como en los casos anteriores, son sugerentes mas no concluyentes (figuras 1.75 y 1.76). Vale la pena insistir en que aunque la RM no sea concluyente en cuanto a identificar con exactitud el punto de origen, sí constituye un elemento diagnóstico y una guía muy importante para la cirugía.

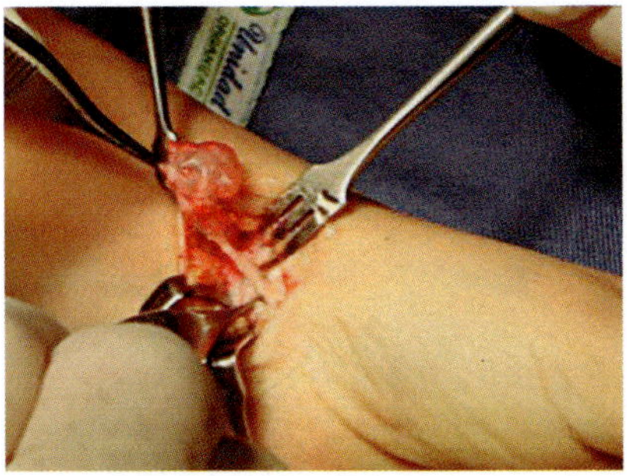

Figura 1.73. Ganglión antero-lateral. Disección del pedículo.

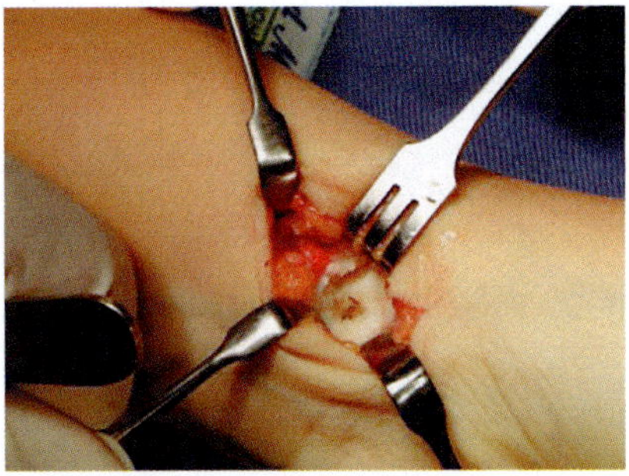

Figura 1.74. Coagulación del punto de origen en el ligamento escafo-lunar palmar.

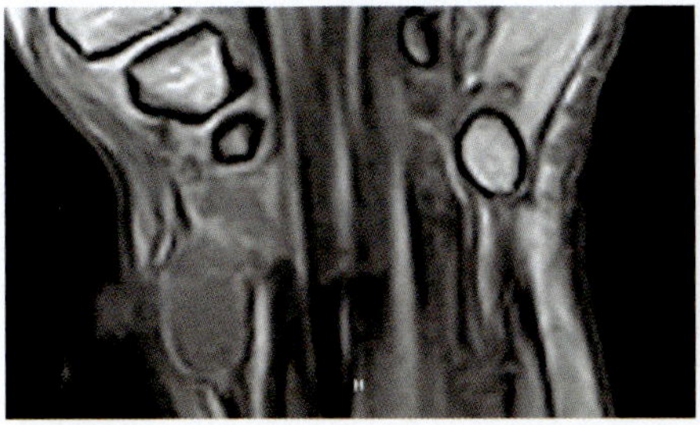

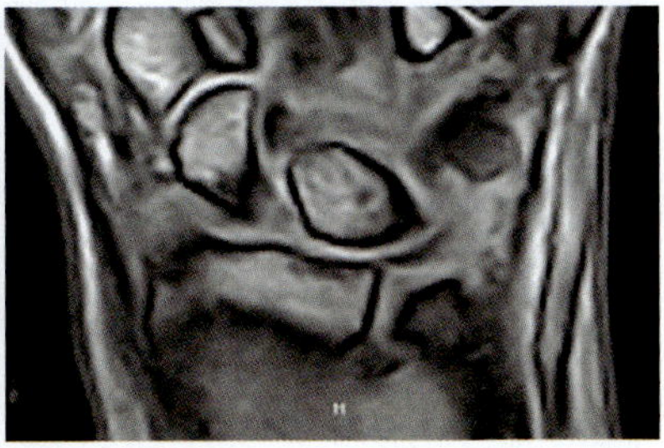

Figuras 1.75. y 1.76. Resonancia magnética que ilustra la forma y extensión del ganglión aunque no confirma el punto de origen.

6.2.4.6. Origen en el ligamento escafo-lunar palmar asociado a quiste óseo en el escafoides

Este quinto subgrupo es similar al anterior pero asociado a un quiste óseo en el escafoides. Es sabido que los quistes óseos pueden ser primarios, aunque se pueden formar por penetración de un ganglión yuxtaóseo (3). En la figura 1.77 podemos observar el ganglión antero-lateral, en la figura 1.78 la disección del quiste y el seguimiento del pedículo, y en la figura 1.79 la capsulotomía y el hallazgo del origen del pedículo en el ligamento escafo-lunar palmar. Al hacer una perforación en la cortical del escafoides (figura 1.80) se observó la salida de mucina desde el quiste óseo, se realizó un curetaje del quiste (figura 1.81) y se rellenó la cavidad con injerto óseo esponjoso tomado del radio (figura 1.82).

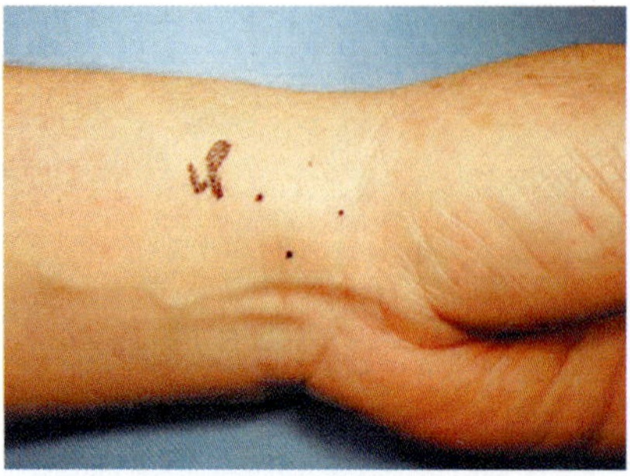

Figura 1.77. Ganglión antero-lateral.

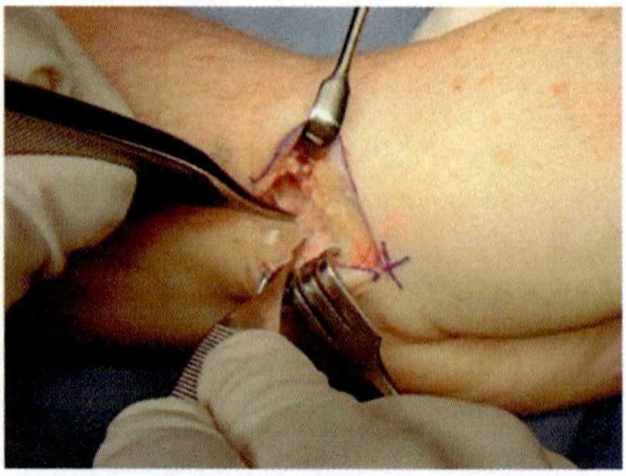

Figura 1.78. Seguimiento del pedículo.

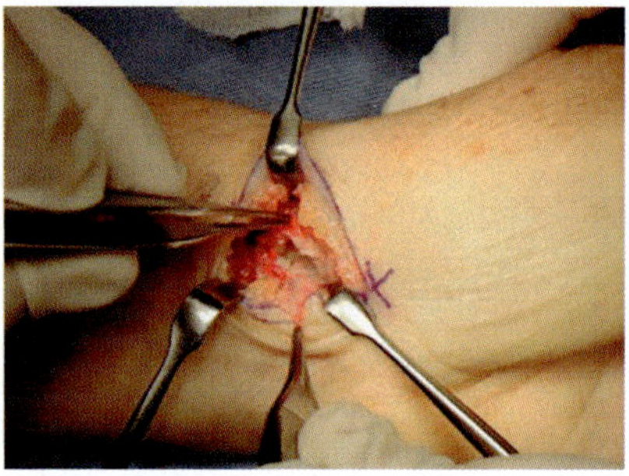

Figura 1.79. Capsulotomía y verificación del origen del pedículo en el ligamento escafo-lunar palmar.

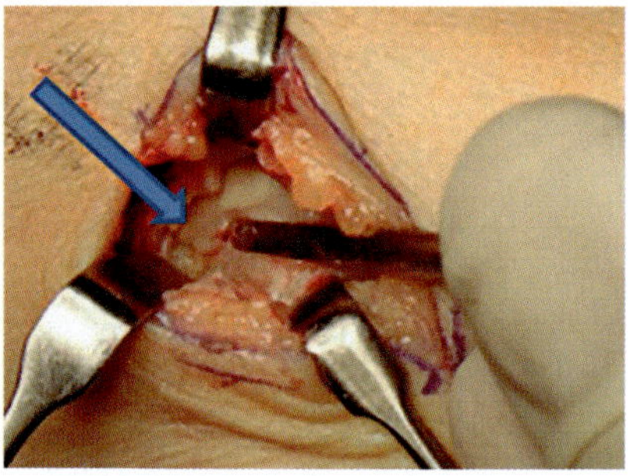

Figura 1.80. Mucina en el quiste óseo.

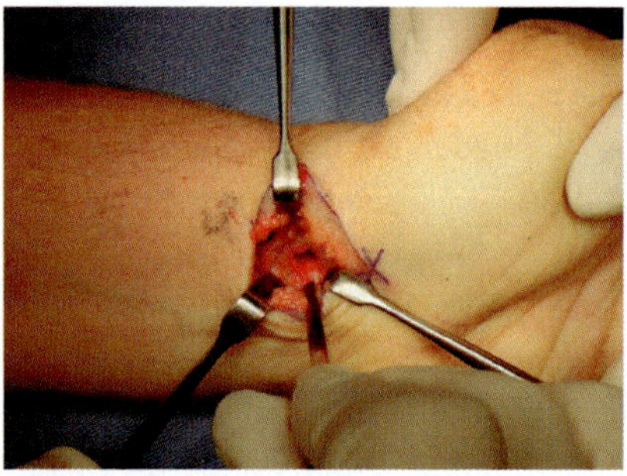

Figura 1.81. Curetaje del quiste óseo del escafoides.

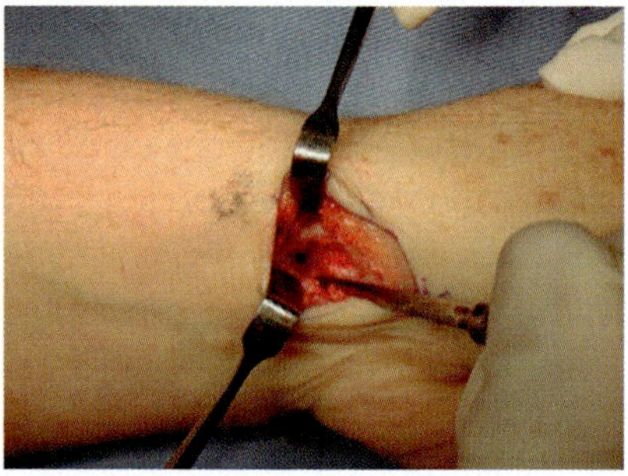

Figura 1.82. Colocación de injerto óseo esponjoso en la cavidad quística.

Posteriormente se procedió a realizar el curetaje y la coagulación del punto de origen y la sutura del ligamento radio-escafo-capitato. Como en los casos ya presentados, las imágenes de la RM (figuras 1.83 y 1.84) son sugerentes mas no concluyentes en cuanto a definir el origen del ganglión, pero sí muy descriptivas del quiste óseo en el escafoides.

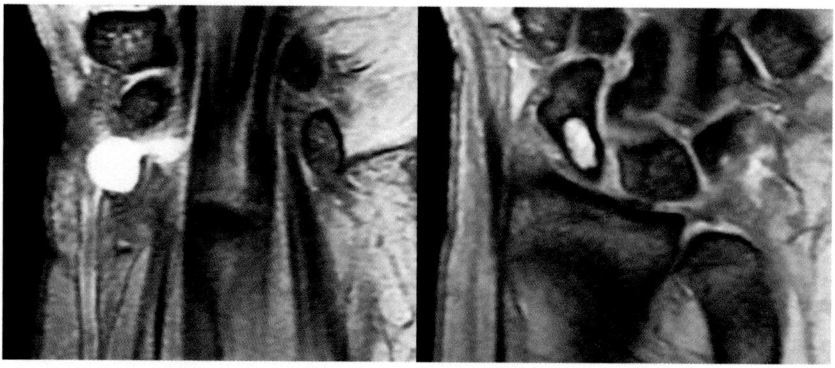

Figuras 1.83 y 1.84. La RM ilustra la forma del ganglión y la del quiste óseo en el escafoides pero no confirma el punto de origen.

6.2.4.7. Origen en el ligamento escafo-lunar dorsal

En este subgrupo encontramos un ganglión antero-lateral (figura 1.85) similar a los anteriores, pero con la gran diferencia de que su pedículo rodea la cara lateral por debajo de los elementos de la tabaquera para originarse en el ligamento escafo-lunar dorsal (figura 1.86). El Test de presión digital preoperatorio es uno de los elementos que nos permiten tomar la decisión de iniciar el procedimiento quirúrgico en el dorso, y una vez expuesto el ligamento escafo-lunar dorsal, el test de presión digital transoperatorio (figura 1.87) lo confirma. Se procede, por tanto, a realizar la resección del pedículo proximal y el curetaje y la coagulación del punto de origen (figura 1.88). En este punto, el test de presión digital transoperatorio nos confirma que el pedículo encontrado corresponde al ganglión antero-lateral, y mediante la presión podemos obtener el vaciamiento del quiste (figura 1.89). El procedimiento se puede dar por terminado y se evita de esta manera la enorme disección que requeriría exponer y resecar el ganglión en su totalidad (figura 1.90).

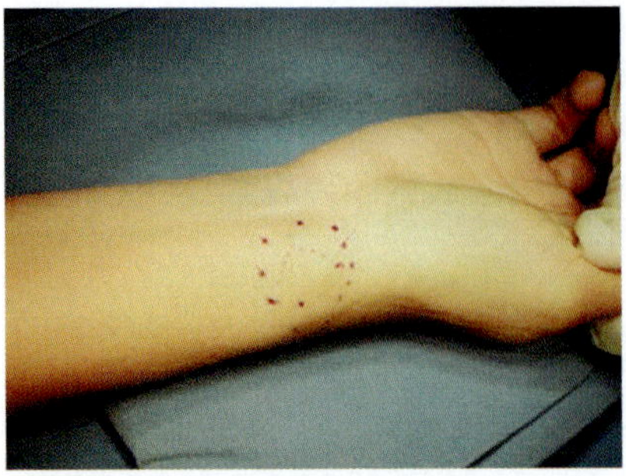

Figura 1.85. Ganglión antero-lateral.

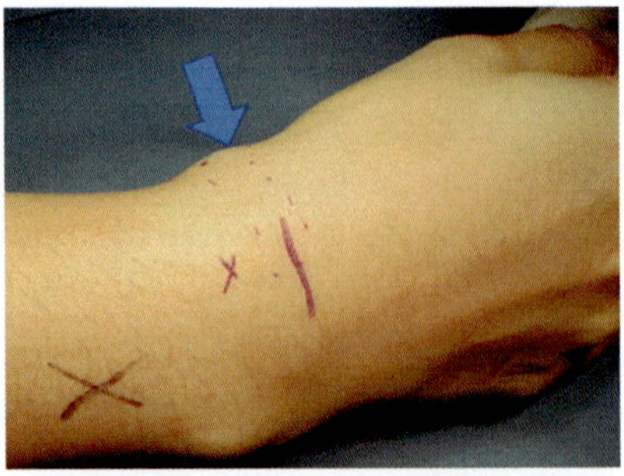

Figura 1.86. Test de presión digital preoperatorio que sugiere el origen en el ligamento escafo-lunar dorsal.

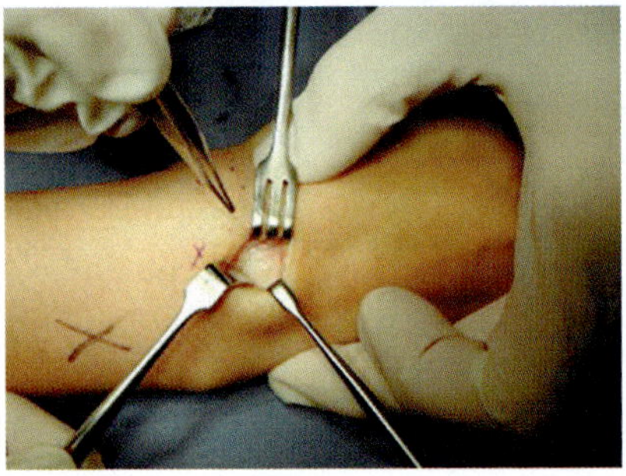

Figura 1.87. Test de presión digital transoperatorio antes de incidir el pedículo, y confirmación del origen.

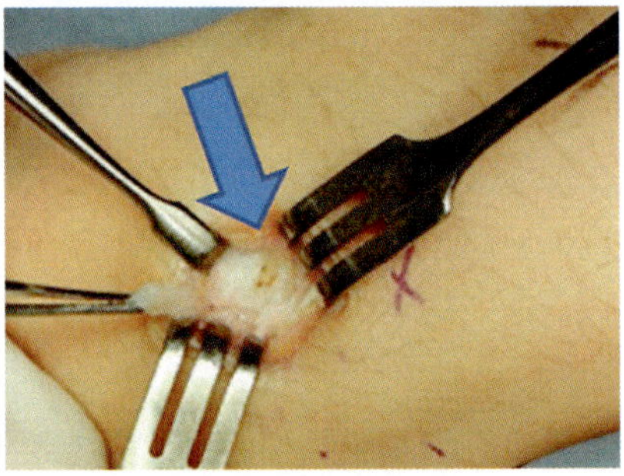

Figura 1.88. Curetaje y coagulación del punto de origen una vez resecado el pedículo del ganglión.

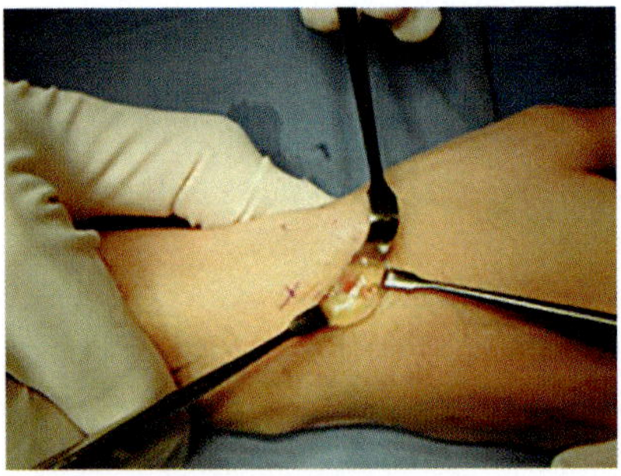

Figura 1.89. Maniobra de presión sobre el ganglión para desocupar su contenido de mucina.

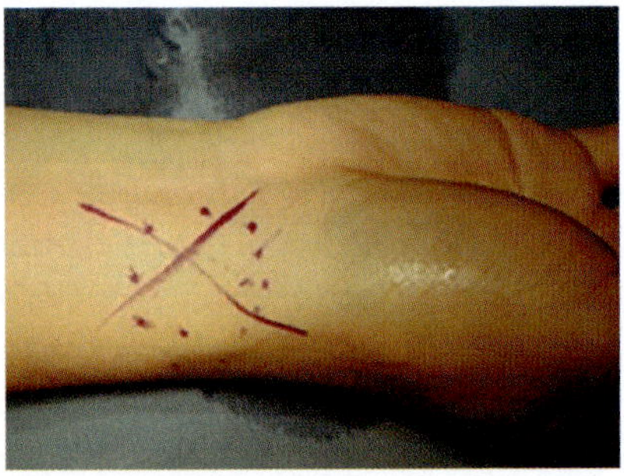

Figura 1.90. Aspecto final. Se evitó realizar una vía de acceso palmar.

En las imágenes de la RM podemos ver la localización del ganglión en la tabaquera (figura 1.91), y una parte en la cara palmar y otra en el dorso (figura 1.92).

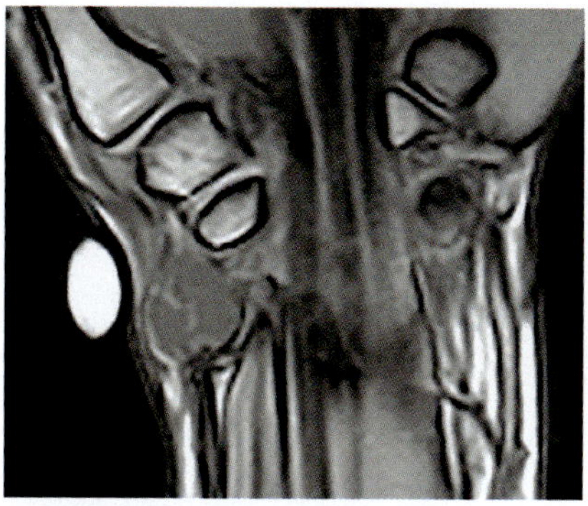

Figura 1.91. Resonancia magnética que confirma la localización del ganglión en la tabaquera.

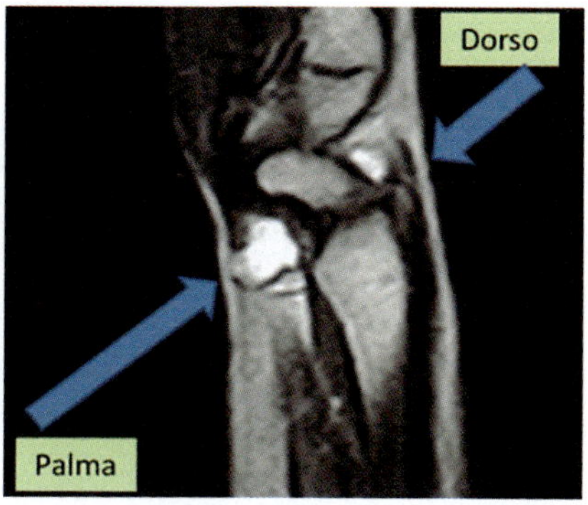

Figura 1.92. Aspecto lateral que demuestra la distribución del quiste tanto por la parte palmar como por la dorsal.

6.2.4.8. Origen en el ligamento escafo-lunar dorsal asociado a un quiste óseo en el semilunar

Este caso, también de localización antero-lateral (figura 1.93), se puede definir como de origen en el ligamento escafo-lunar dorsal dado que el Test de presión digital preoperatorio fue francamente demostrativo (figura 1.94), pero además, se encuentra asociado a un quiste óseo del semilunar (figura 1.95). Se decide iniciar el procedimiento por vía dorsal y una vez abierto el pedículo se confirma como positivo el Test de presión digital transoperatorio (figura 1.96). Como en el caso del escafoides, se procede a realizar un curetaje del quiste óseo, y si el cirujano lo considera pertinente, a rellenarlo con injerto óseo esponjoso. El procedimiento se da por terminado en este punto, evitando grandes y riesgosas disecciones.

6.2.4.9. Origen en la cápsula luno-capitato

El caso que vamos a presentar fue intervenido antes del desarrollo de los conceptos aquí emitidos y no se realizó una RM previa. La cirugía se inició con una incisión pequeña en líneas quebradas y se separó la arteria radial que se encontraba íntimamente adosada al quiste (figura 1.97); fue necesario identificar el tendón del FCR (figura 1.98) evitando lesionar la rama sensitiva tenar del mediano, y se continuó la disección del quiste. Esta disección condujo a la necesidad de realizar la capsulotomía radio-carpiana para exponer el escafoides, el semilunar y el ligamento escafo-lunar, pero no se llegó al origen del pedículo. Continuada la disección, se encontró el origen en la cápsula lunocapitato (figura 1.99) (ver la salida de mucina).

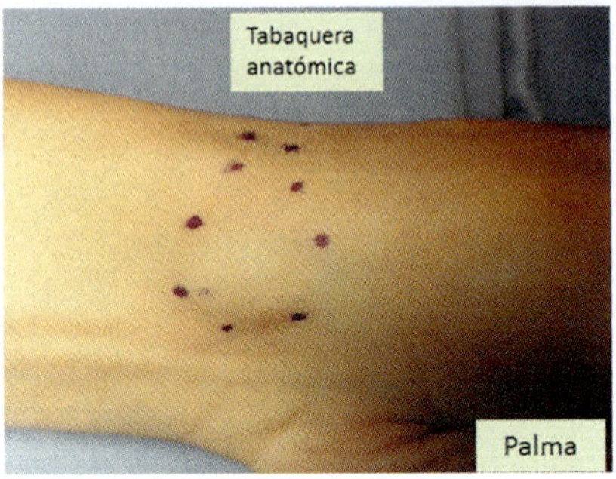

Figura 1.93. Ganglión antero-lateral.

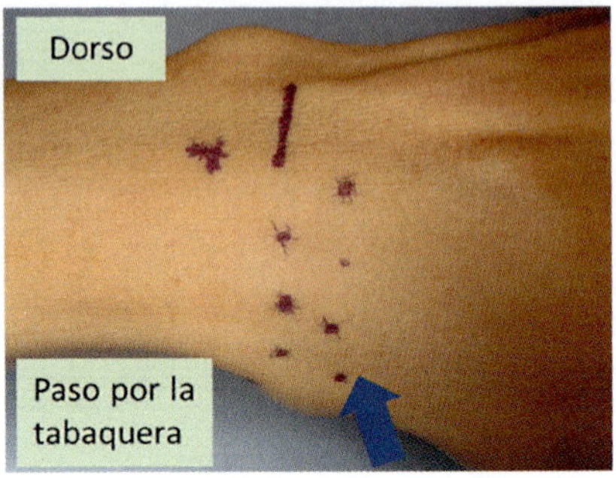

Figura 1.94. Desplazamiento del contenido del quiste hacia el área escafo-lunar dorsal durante el test de presión digital preoperatorio.

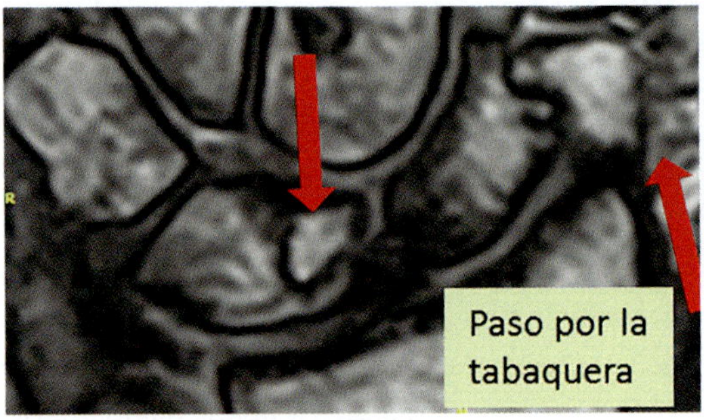

Figura 1.95. Resonancia magnética que demuestra la existencia de un quiste óseo del semilunar y el paso del ganglión por la tabaquera anatómica.

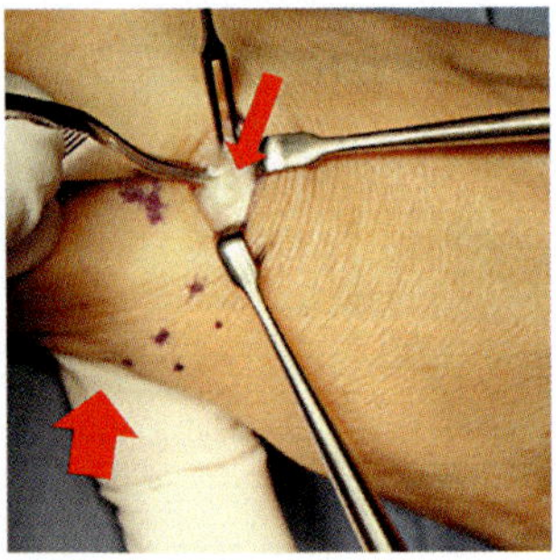

Figura 1.96. Test de presión digital transoperatorio que confirma la salida de mucina en el dorso.

6.2.4.10. Origen retinacular en el canal del FCR

El noveno subgrupo de gangliones antero-laterales (figura 1.100) está formado por los originados en el retináculo del canal del tendón del FCR, con implantación sésil, como se puede apreciar en la figura 1.101. La resección se hace en bloque con toda la base de implantación.

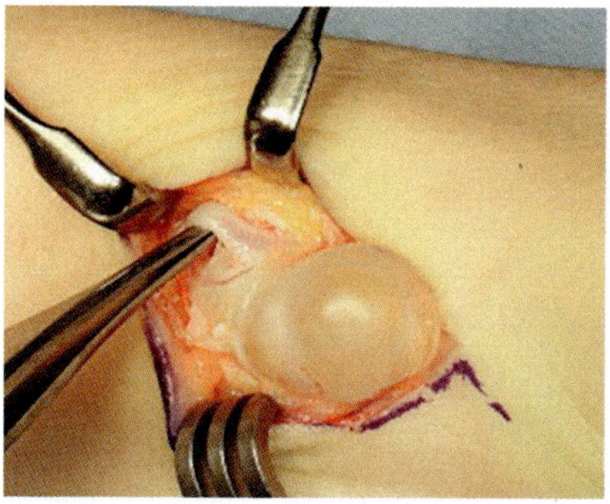

Figura 1.97. Separación de la arteria radial adosada.

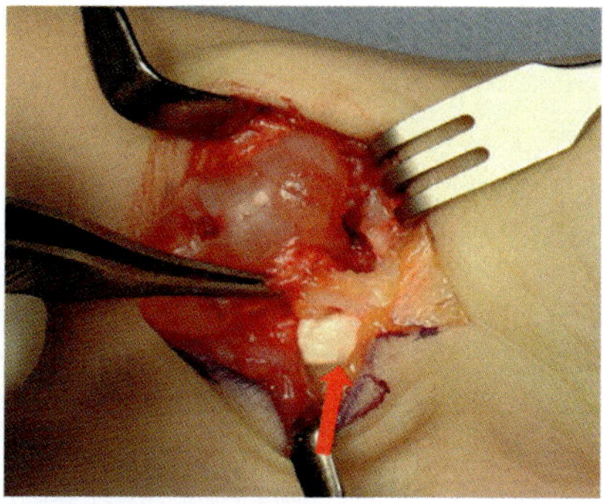

Figura 1.98. Identificación del tendón del FCR.

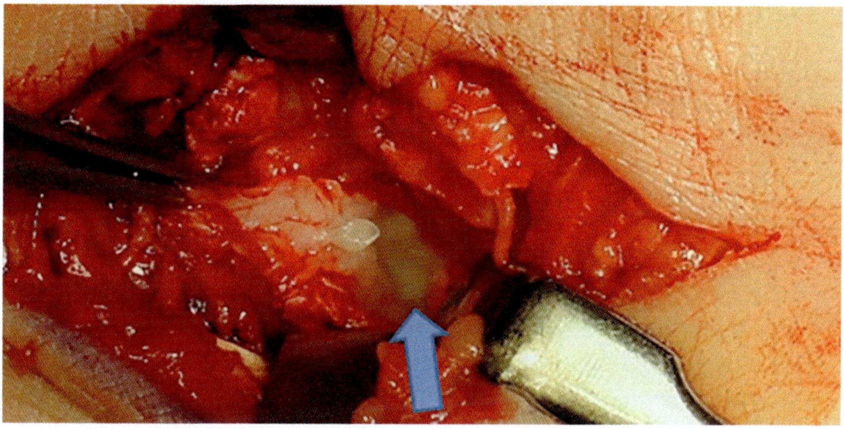

Figura 1.99. Salida de mucina en el punto de origen en la cápsula luno-capitato.

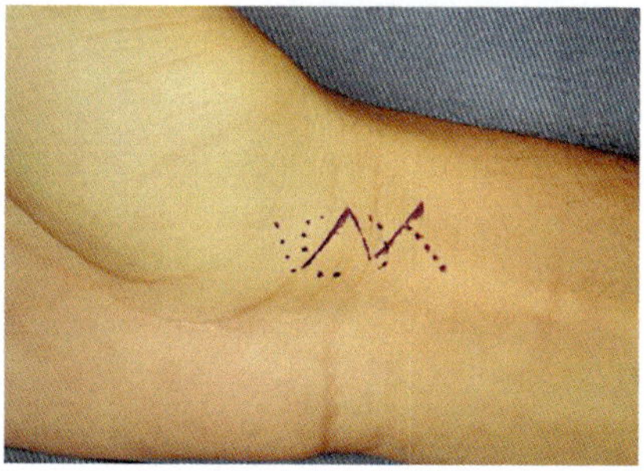

Figura 1.100. Ganglión antero-lateral localizado sobre el tendón del flexor carpi radialis (FCR).

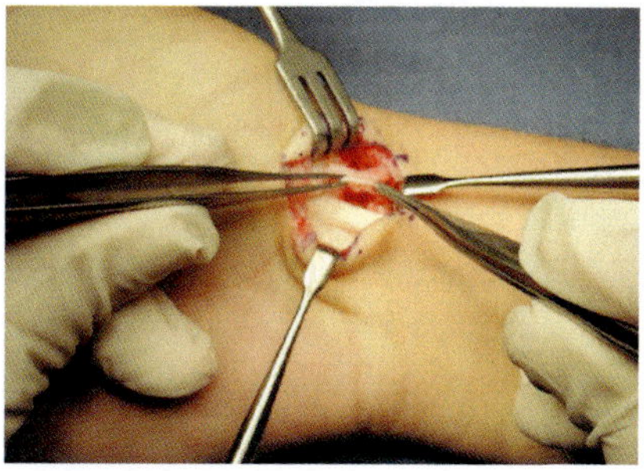

Figura 1.101. Origen en el retináculo del FCR, implantación sésil.

Las imágenes de la RM, como en los casos anteriores, son sugerentes mas no concluyentes (figura 1.102 y 1.103).

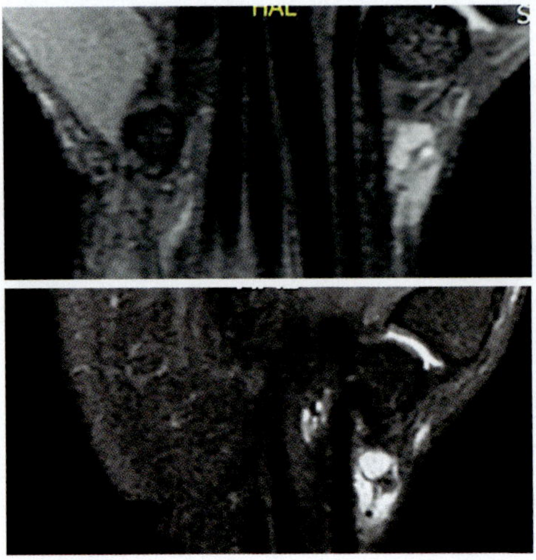

Figuras 1.102 y 1.103. Las imágenes confirman la presencia de un ganglión antero-lateral sin identificar un punto de origen.

6.2.4.11. Origen en el tendón del FCR

El caso que vamos a presentar a continuación es el de un paciente agricultor de 82 años de edad que consultó por dolor severo en su muñeca, de cuatro meses de evolución. Al palparse una masa de consistencia firme en el extremo distal del FCR (figura 1.104), no deformable con el Test de presión (figura 1.105), se tomó una radiografía en la que se encontró una avanzada artrosis radio-escafoidea con rotación del escafoides (figura 1.106) y un DISI acentuado (figura 1.107).

Se hizo una RM que reportó la presencia de un ganglión antero-lateral (figura 1.108), aunque nuevamente aquí las imágenes son sugerentes mas no concluyentes.

Considerando que las alteraciones del carpo tenían características crónicas, los síntomas recientes se atribuyeron al ganglión y se decidió efectuar el tratamiento quirúrgico para este último.

Se hizo un abordaje en líneas quebradas y se expuso el canal del FCR, en el cual se encontró un severo atrapamiento tendinoso. Se halló una densa sinovitis (figura 1.109) y un ganglión de 2x1,5 cm de origen en el tendón del FCR (figura 1.110) localizado dentro del canal. Se realizaron la sinovectomía y la extirpación del quiste y coagulación del punto de origen (figura 1.111). Se consideró que todos estos cambios se pudieron originar como consecuencia de la angulación del canal del FCR secundaria a la posición en flexión del escafoides.

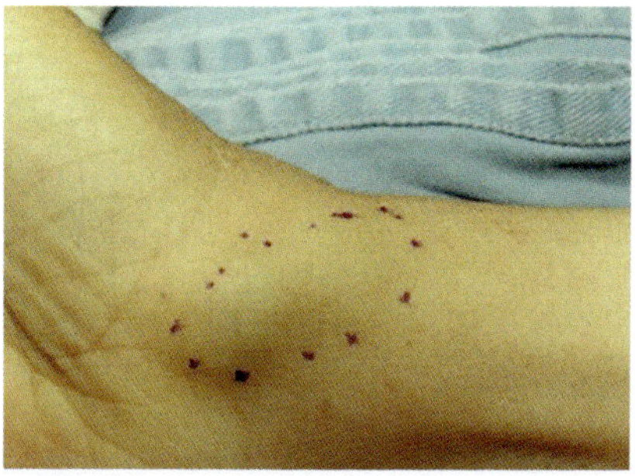

Figura 1.104. Masa anterolateral sugestiva de ganglión.

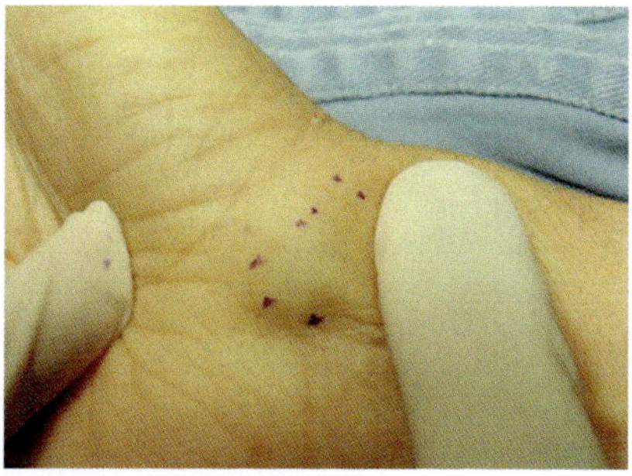

Figura 1.105. No deformable con el test de presión preoperatorio.

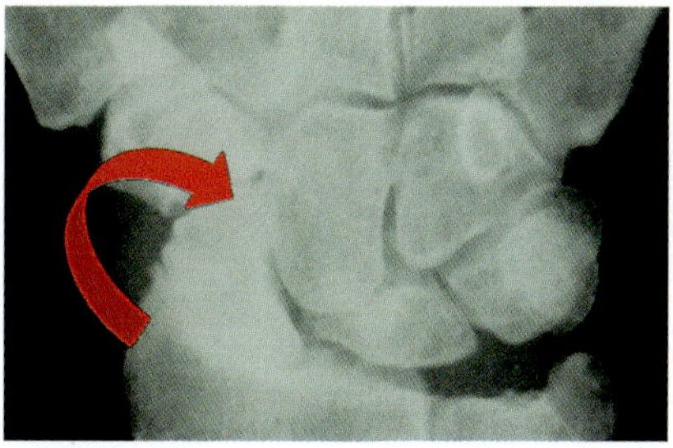

Figura 1.106. Rx: artrosis radioescafoidea con rotación del escafoides.

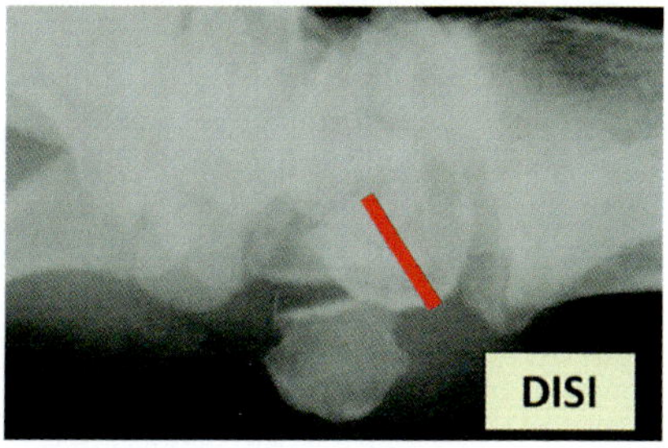

Figura 1.107. DISI acentuado.

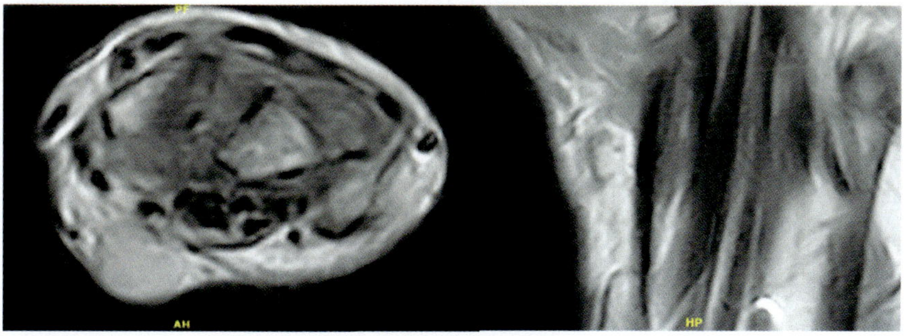

Figura 1.108. La resonancia magnética confirma la presencia del ganglión sin dar información que oriente sobre el punto de origen.

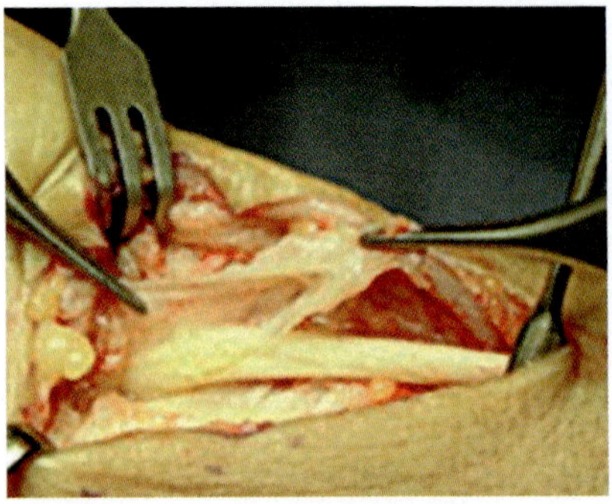

Figura 1.109. Sinovitis en el canal del tendón del flexor carpi radialis.

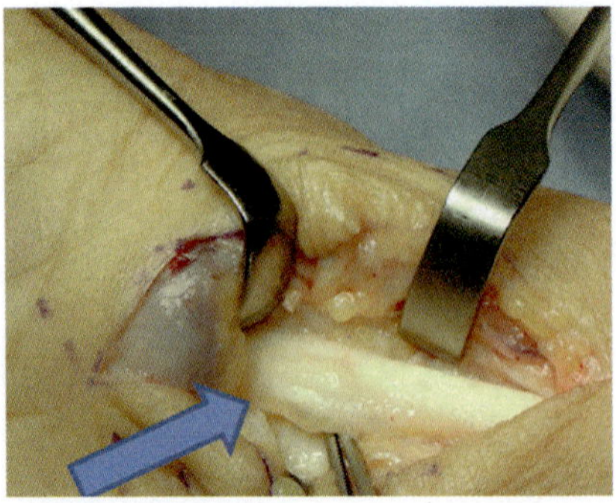

Figura 1.110. Ganglión intratendíneo del flexor carpi radialis.

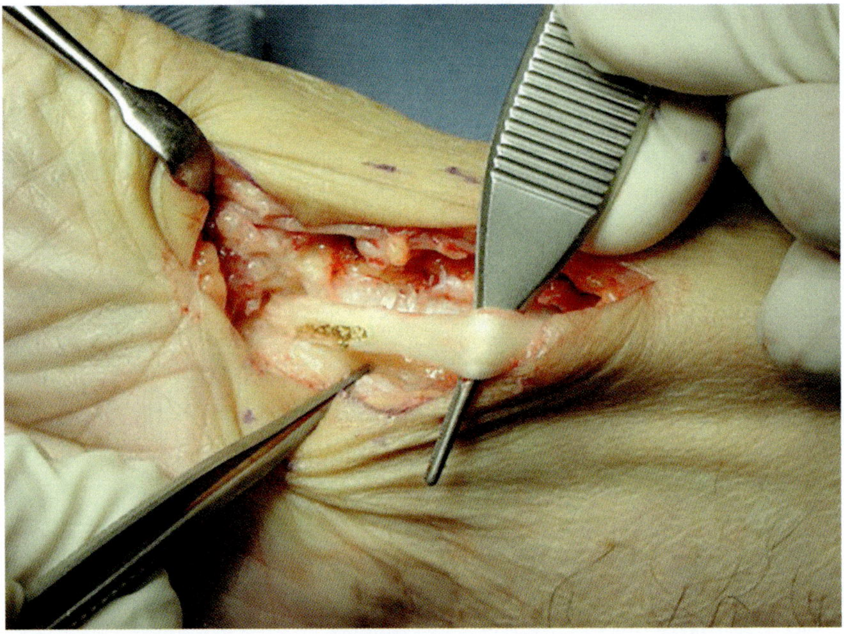

Figura 1.111. Resección del ganglión y curetaje y coagulación del punto de origen.

Resumen

6.2.4. Gangliones antero-laterales
- 6.2.4.1. Origen en el ligamento escafo-trapecial lateral
- 6.2.4.2. Origen en el ligamento escafo-trapecial medial
- 6.2.4.3. Origen en el ligamento escafo-trapecial medial
- 6.2.4.4. Origen en el ligamento trapecio-metacarpiano
- 6.2.4.5. Origen en el ligamento escafo-lunar palmar
- 6.2.4.6. Origen en el ligamento escafo-lunar palmar asociado a quiste óseo en el escafoides
- 6.2.4.7. Origen en el ligamento escafo-lunar dorsal
- 6.2.4.8. Origen en el ligamento escafo-lunar dorsal asociado a quiste óseo en el semilunar
- 6.2.4.9. Origen en la cápsula luno-capitato
- 6.2.4.10. Origen retinacular en el canal del FCR
- 6.2.4.11. Origen en el tendón del FCR

6.2.5. Gangliones antero-mediales

6.2.5.1. Origen en el ligamento piso-piramidal lateral

En este caso el aspecto clínico dominante era una atrofia de la musculatura intrínseca por un síndrome del canal de Guyon (figura 1.112). Hecho el abordaje mediante una incisión en líneas quebradas, se abrió el canal y se expuso el ganglión que comprimía al nervio (figura 1.113). Se continuó el seguimiento del pedículo hasta encontrar su origen en el ligamento piso-piramidal lateral. Se hizo curetaje y coagulación del punto de origen (figura 1.114).

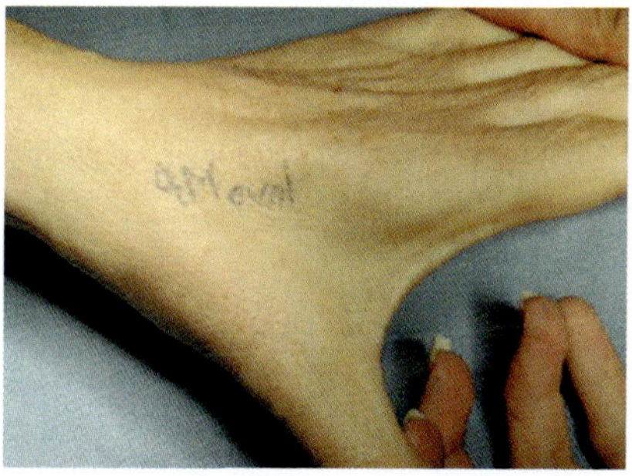

Figura 1.112. Atrofia de la musculatura intrínseca cubital. Síndrome del canal de Guyon.

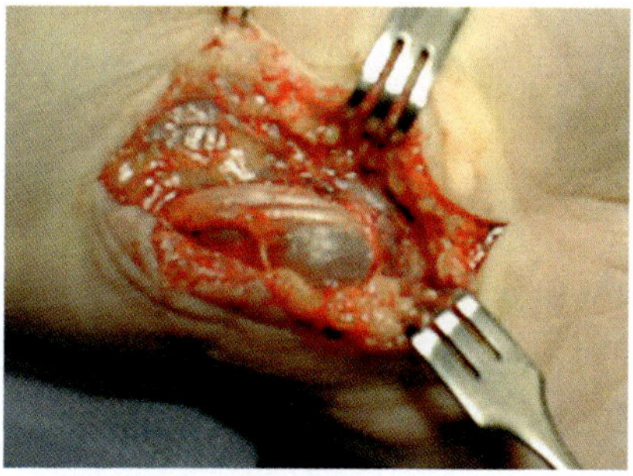

Figura 1.113. Ganglión localizado dentro del canal de Guyon y comprimiendo el nervio.

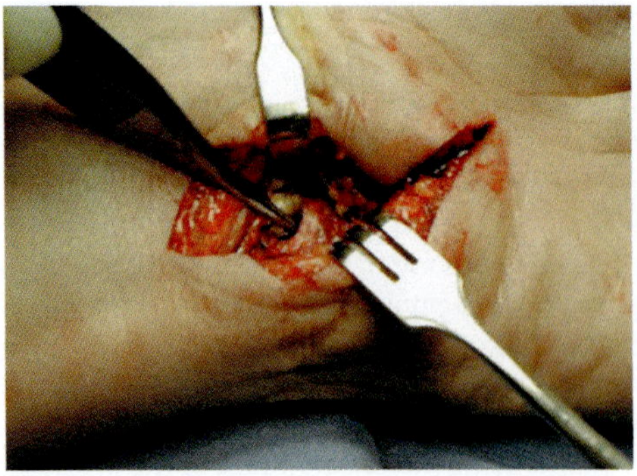

Figura 1.114. Origen del ganglión en el ligamento piso-piramidal lateral.

6.2.5.2. Origen en el ligamento piso-piramidal medial

En otro caso con un cuadro clínico similar al anterior, también con síndrome del canal de Guyon, se hizo el mismo abordaje (figura 1.115), se disecó el quiste y se hizo el seguimiento del pedículo (figura 1.116) hasta encontrar su origen en el ligamento piso-piramidal medial (figura 1.117).

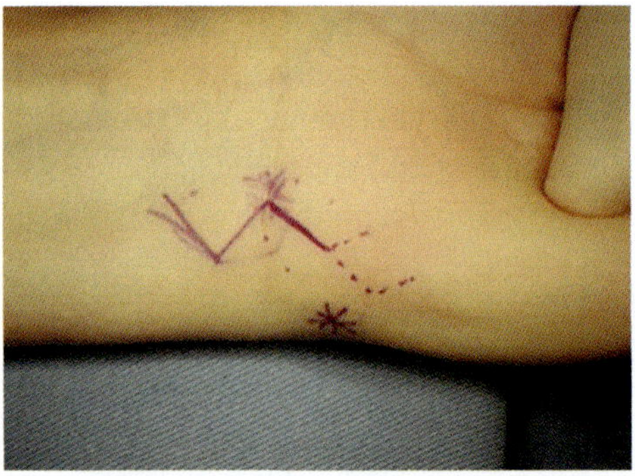

Figura 1.115. Vía de acceso para la resección de un ganglión del canal de Guyon.

En este caso, después de realizar la capsulotomía medial (figura 1.118), se encontró un cuerpo libre intraarticular que se extrajo (figura 1.119), el cual puede sugerir la presencia de una osteoartritis. También en este caso, la imagen de la RM es sugerente mas no concluyente (figura 1.120).

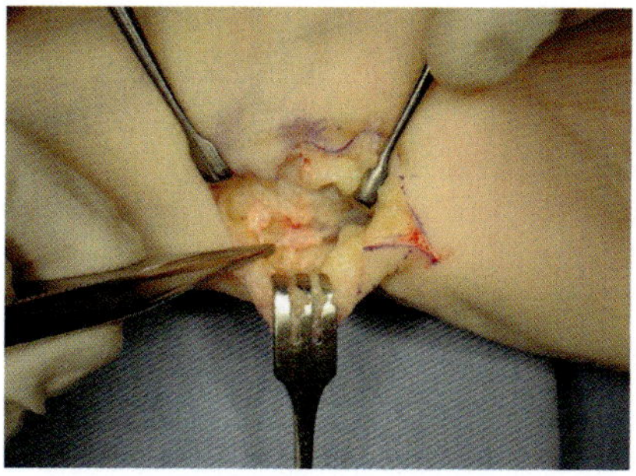

Figura 1.116. Disección del quiste sinovial.

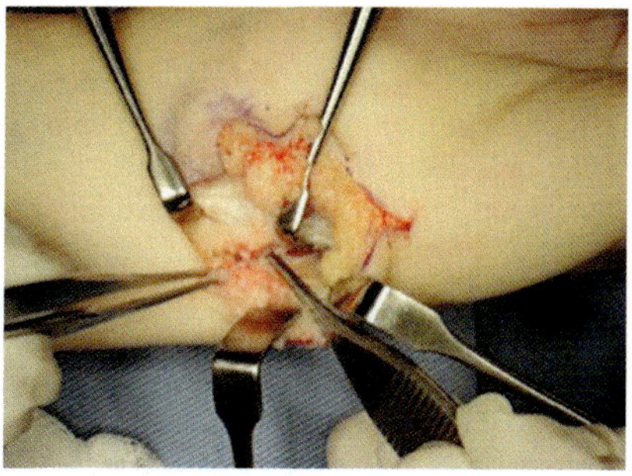

Figura 1.117. Punto de origen en el ligamento piso-piramidal medial.

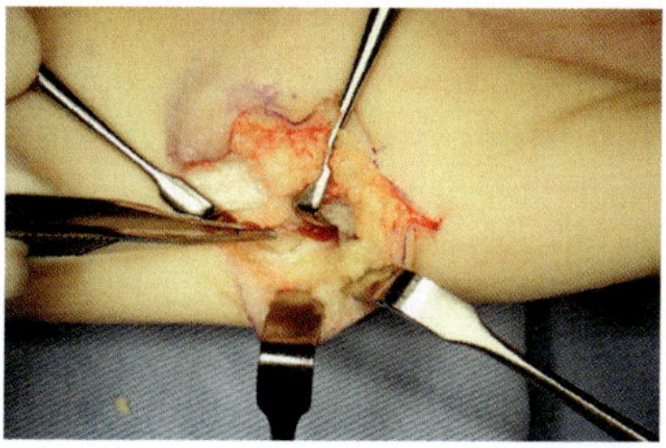

Figura 1.118. Capsulotomía piso-piramidal.

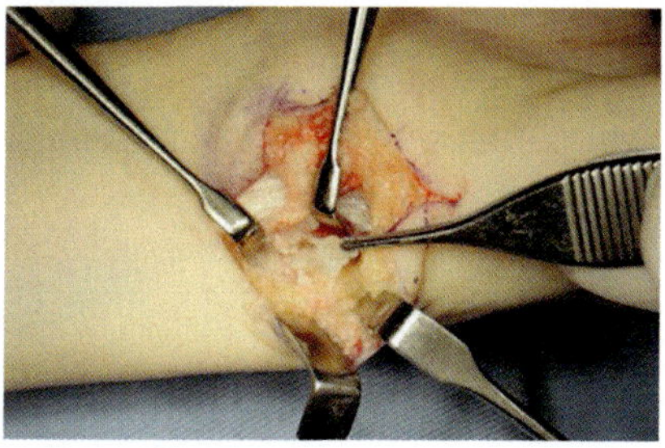

Figura 1.119. Extracción de cuerpo libre intraarticular.

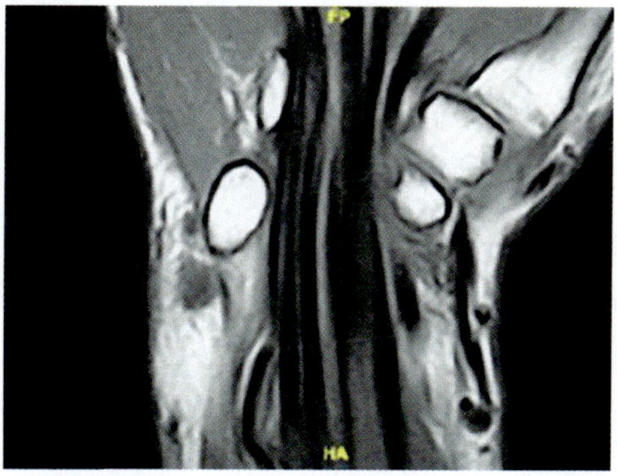

Figura 1.120. Resonancia magnética que ilustra sobre la forma y distribución del ganglión sin precisar su punto de origen.

Resumen
6.2.5. Gangliones antero-mediales
6.2.5.1. Origen en el ligamento piso-piramidal lateral
6.2.5.2. Origen en el ligamento piso-piramidal medial

6.2.6. Gangliones de la palma de la mano

6.2.6.1. Origen en el ligamento escafo-trapecial medial

Variedad tenar

En este primer subgrupo, que hemos llamado *variedad tenar* (figura 1.121), se describe un ganglión de 2x2 cm localizado en la cara palmar de la base de la eminencia tenar. La imagen de la RM (figura 1.122) sugiere un origen medial en la articulación trapecio-metacarpiana. Se decidió desarrollar un abordaje lateral (figura 1.123), se elevó la musculatura tenar hasta exponer la cara interna del metacarpiano, del trapecio y del escafoides distal, y se disecó el quiste (figura 1.124). Se identificaron las articulaciones trapecio-metacarpiana y escafo-trapecial, y se hizo el seguimiento del pedículo hasta encontrar su punto de origen en el ligamento escafo-trapecial medial (figura 1.125). Se terminó la resección del quiste y se coaguló el punto de origen (figura 1.126).

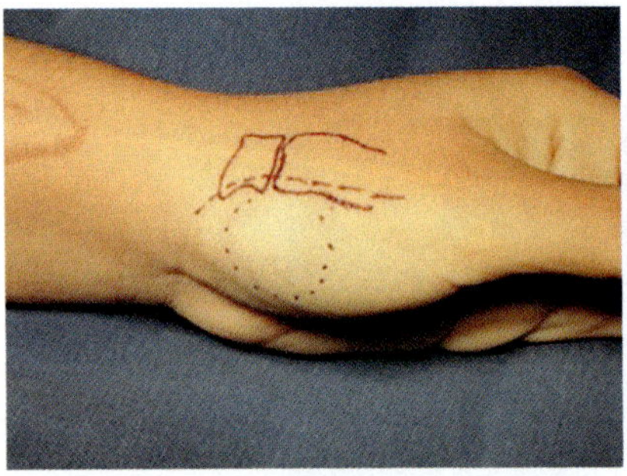

Figura 1.121. Ganglión localizado en la cara palmar de la base de la eminencia tenar.

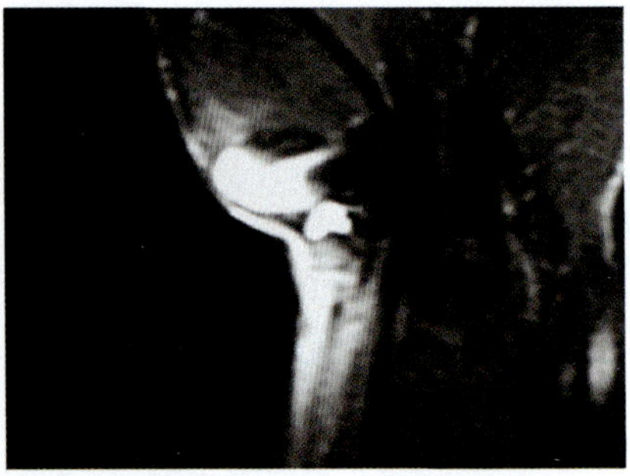

Figura 1.122. Resonancia magnética que sugiere un origen medial en la articulación trapecio-metacarpiana .

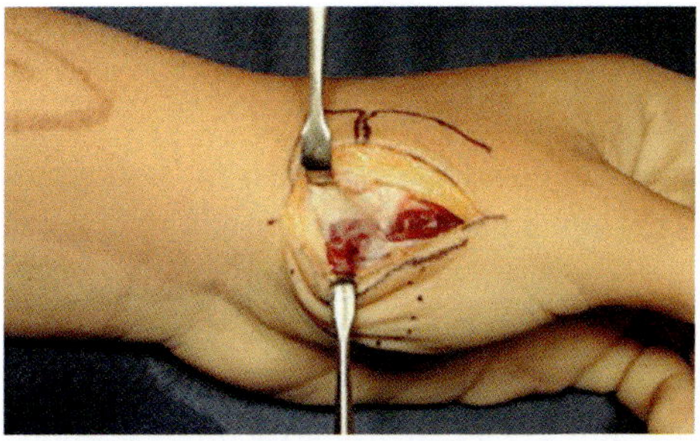

Figura 1.123. Vía de acceso lateral tenariana submuscular.

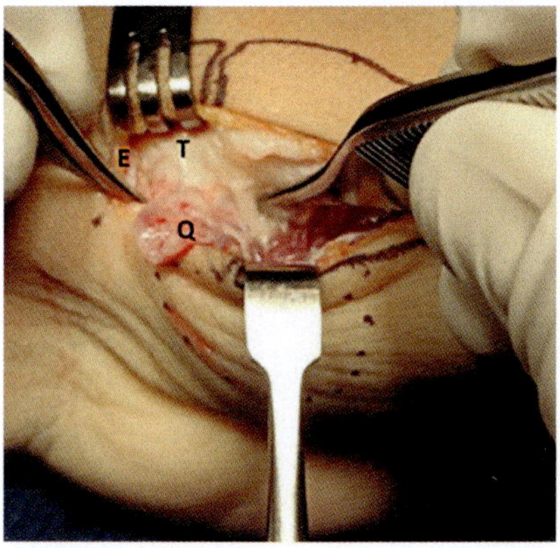

Figura 1.124. Exposición del metacarpiano, del trapecio (T) y del escafoides (E); disección del quiste (Q).

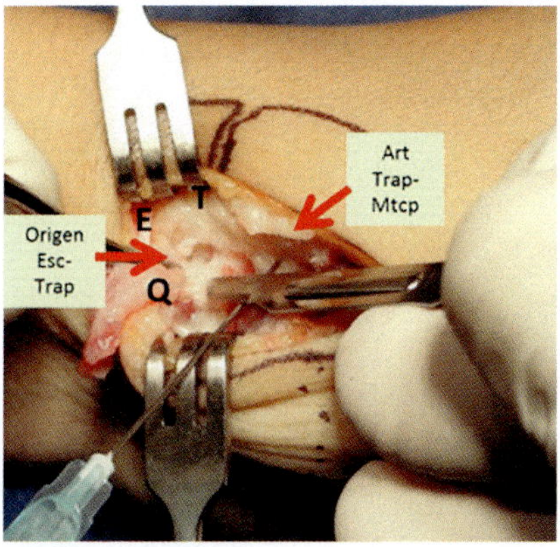

Figura 1.125. Punto de origen en el ligamento escafo-trapecial medial.

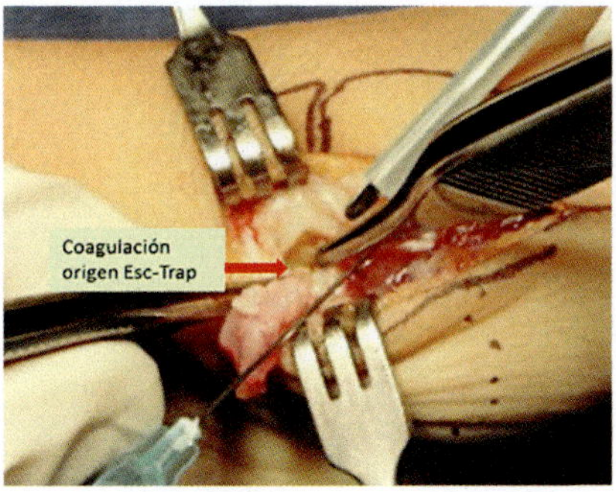

Figura 1.126. Resección del quiste y coagulación del punto de origen.

6.2.6.2. Origen en el ligamento escafo-trapecial medial

Variedad palmar

En el siguiente caso, que hemos llamado *variedad palmar*, no se corresponden la fotografía con el esquema pero por ser una situación ya observada en varias ocasiones es válido incluirla en esta exposición. Se encontró una masa depresible localizada por debajo del pliegue tenar y asociada a un cuadro clínico de síndrome del túnel carpiano. Hecho un abordaje más amplio que el de la figura 1.127, la disección del quiste obligó a abrir el túnel carpiano mediante la sección del ligamento transverso, lo cual permitió hacer el seguimiento del pedículo hasta encontrar su punto de origen en el ligamento escafo-trapecial medial (figura 1.128). Un caso similar a este, de localización antero-lateral, fue reportado por Okada (16).

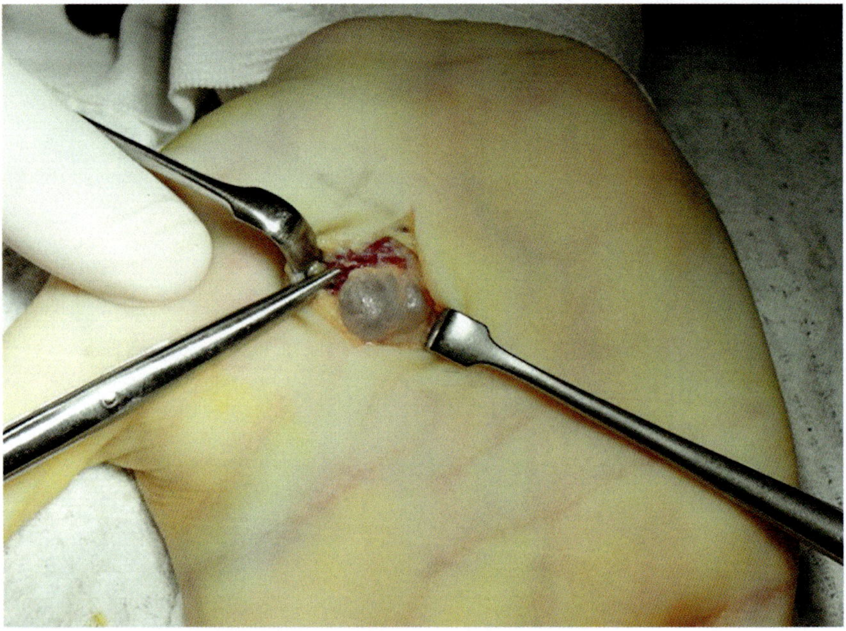

Figura 1.127. Ganglión palmar.

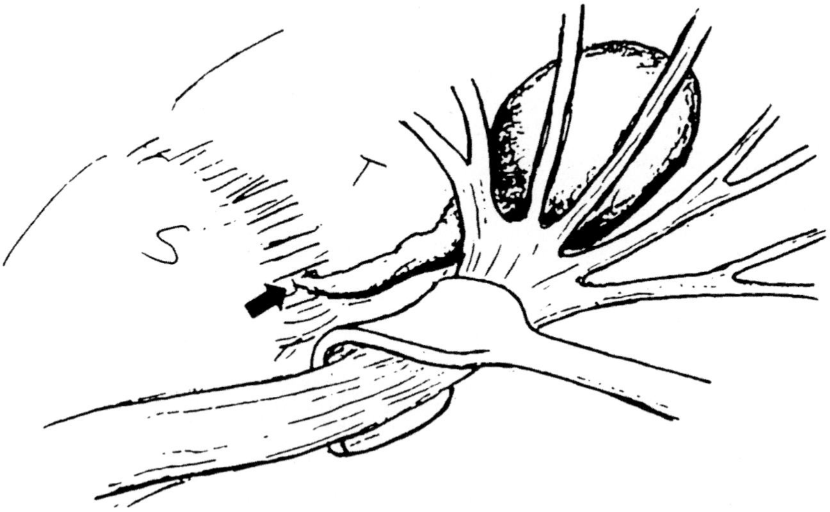

Figura 1.128. Punto de origen en el ligamento escafo-trapecial medial.

Resumen
6.2.6. Gangliones de la palma de la mano 6.2.6.1. Origen en el ligamento escafo-trapecial medial Variedad tenar 6.2.6.2. Origen en el ligamento escafo-trapecial medial Variedad palmar

6.2.7. Gangliones del dorso de la mano

6.2.7.1 Origen en el ligamento trapecio-metacarpiano medial

Entre los gangliones no habituales que se presentan en el dorso de la mano encontramos este, de la base de la primera comisura (figura 1.129). Realizada una incisión extensible en líneas quebradas (figura 1.130), y hecha la disección del quiste, se pudo corroborar su localización comisural (figura 1.131) y hacer el seguimiento del pedículo hasta encontrar su origen en el ligamento trapecio-metacarpiano medial (figura 1.132). En la imagen de Rx se encontraron secuelas de una antigua fractura de Bennett (figura 1.133); los cambios biomecánicos allí establecidos podrían estar relacionados con la formación del ganglión. La imagen de la RM, también en este caso, es *sugerente mas no concluyente* (figura 1.134).

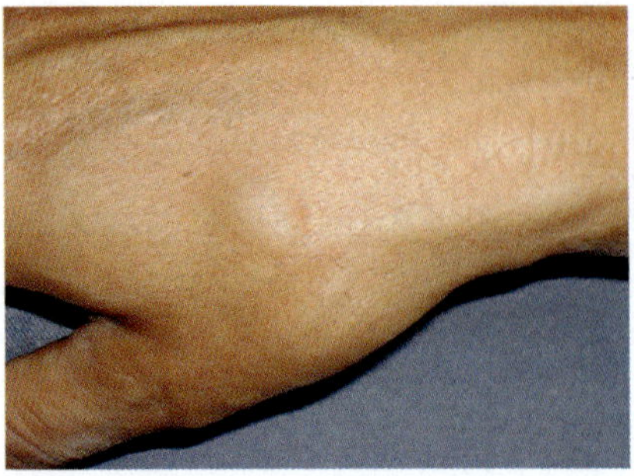

Figura 1.129. Ganglión dorsal de la base de la primera comisura.

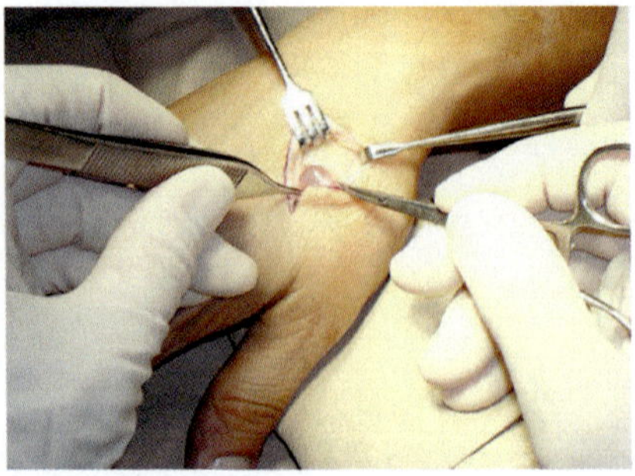

Figura 1.130. Abordaje extensible en líneas quebradas.

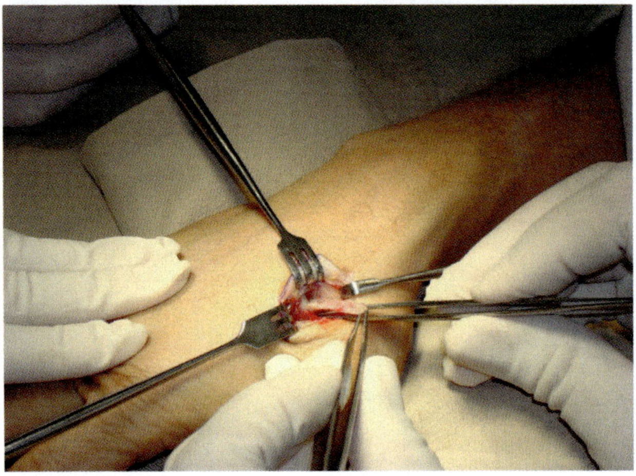

Figura 1.131. Disección del quiste y seguimiento del pedículo.

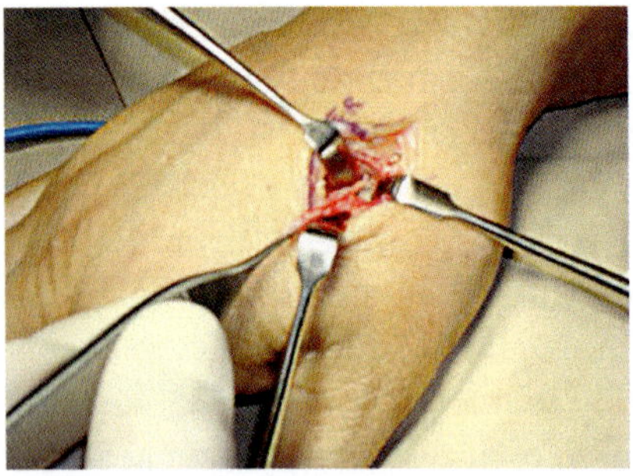

Figura 1.132. Punto de origen en el ligamento trapecio-metacarpiano medial.

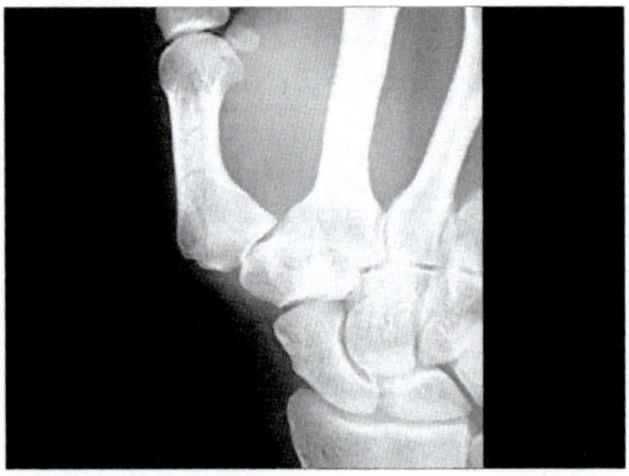

Figura 1.133. Los Rx ponen en evidencia secuelas de antigua fractura de Bennett.

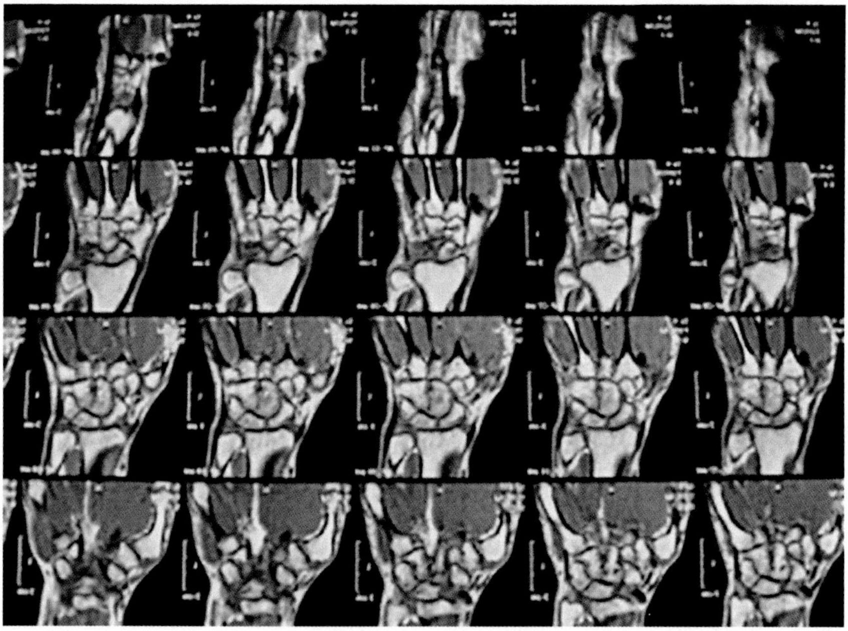

Figura 1.134. La resonancia magnética no precisa el punto de origen.

6.2.7.2. Origen en el ligamento capitato-metacarpiano asociado a una bosa metacarpiana

En el dorso de la mano encontramos con frecuencia masas localizadas en la cara dorsal de la articulación capitato-metacarpiana, de consistencia dura (figura 1.135), que corresponden a una *bosa metacarpiana*. Este diagnóstico se puede confirmar mediante una Rx oblicua en 20 grados de supinación (figura 1.136). Con frecuencia, a esta bosa se asocia la formación de un ganglión originado en el ligamento capitato-metacarpiano. Se puede hacer una incisión transversa, disecar el quiste (figura 1.137) y, a continuación, identificar con la ayuda de una aguja hipodérmica la interlínea de la articulación capitato-metacarpiana (figura 1.138). Dado esto se procede a resecar el quiste y la bosa, tanto su parte metacarpiana como la del capitato (figura 1.139).

6.2.7.3. Origen en los tendones extensores

Otros gangliones encontrados en el dorso de la mano son los que se localizan en los tendones extensores (figura 1.140); estos son más frecuentes en niños. Se caracterizan por desplazarse con los movimientos de flexión y extensión de los dedos. Se pueden resecar a través de incisiones pequeñas.

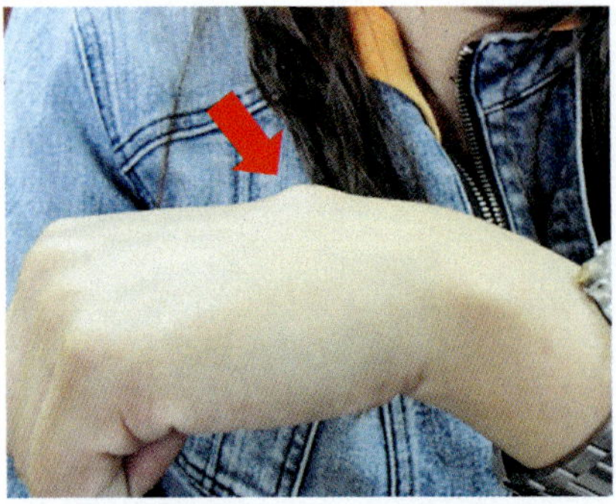

Figura 1.135. Bosa metacarpiana.

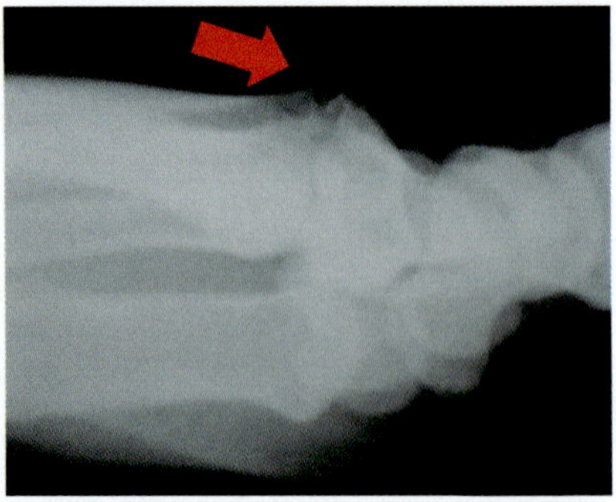

Figura 1.136. Bosa de la articulación capitato-metacarpiana.

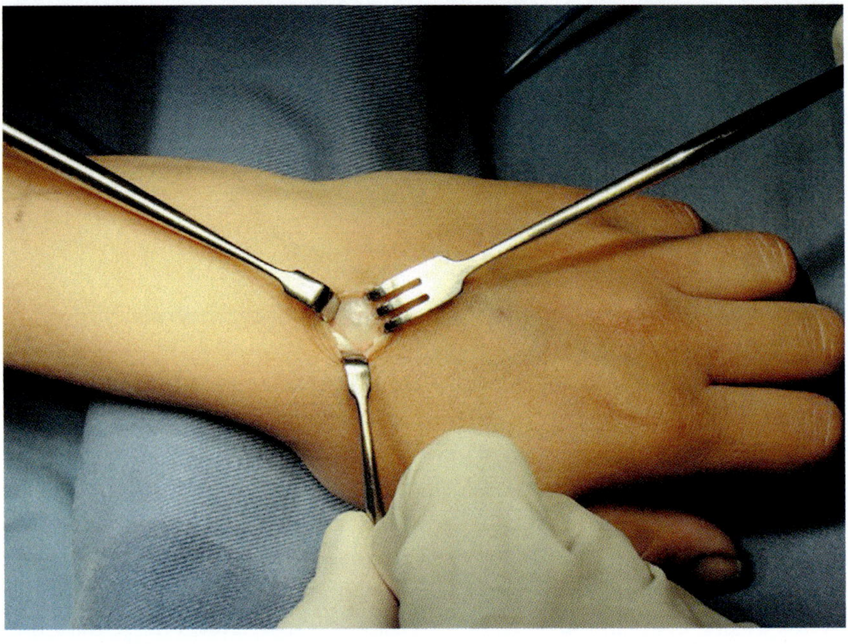

Figura 1.137. Disección del quiste.

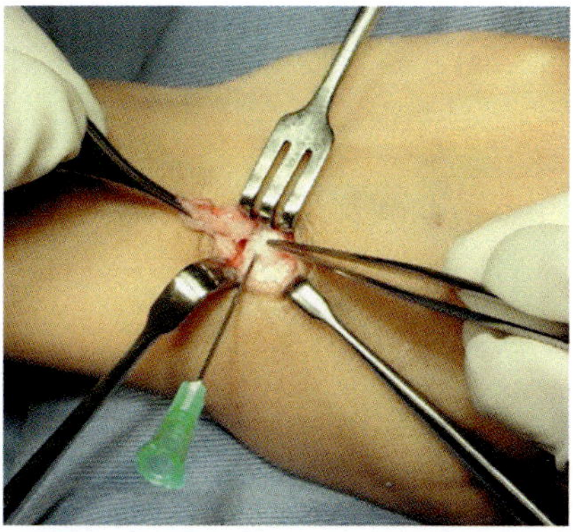

Figura 1.138. Identificación de la interlínea articular con la ayuda de una aguja hipodérmica.

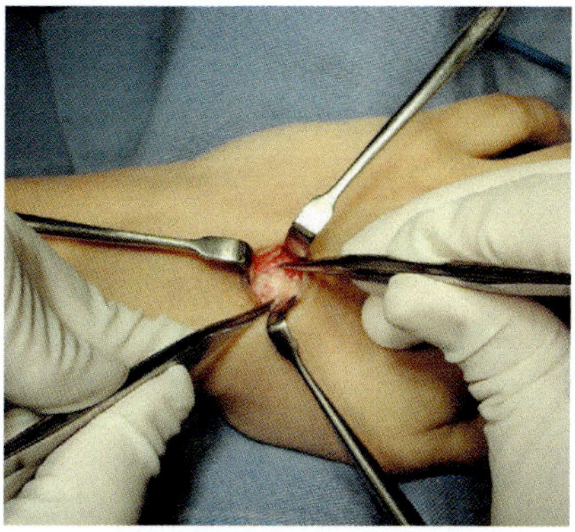

Figura 1.139. Resección del quiste y de la bosa.

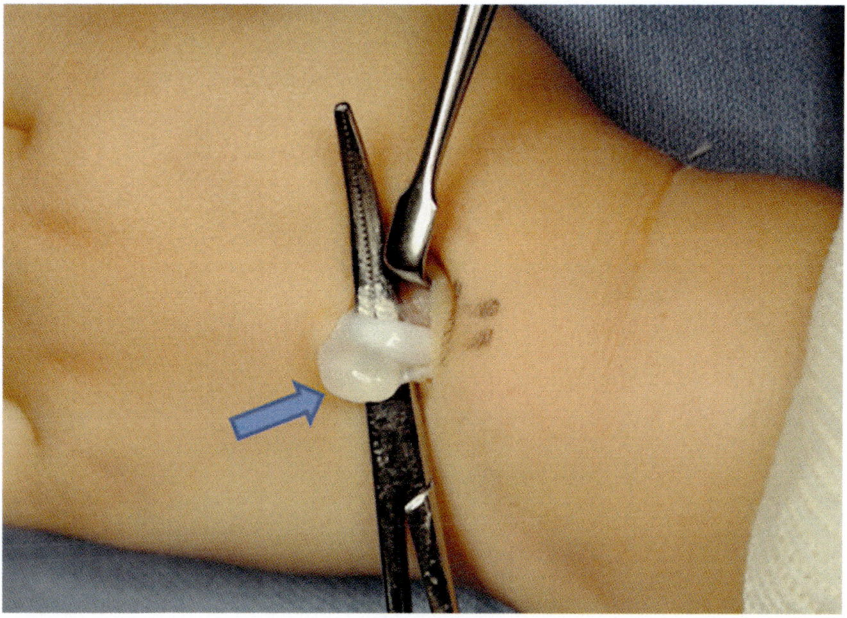

Figura 1.140. Gangliones del dorso de la mano originados en los tendones extensores.

Resumen
6.2.7. Gangliones del dorso de la mano 6.2.7.1. Origen en el ligamento trapecio-metacarpiano medial 6.2.7.2. Origen en el ligamento capitato-metacarpiano asociado a una bosa metacarpiana 6.2.7.3 Origen en los tendones extensores

6.2.8. Gangliones de los dedos

En este grupo analizaremos tres subgrupos, el primero en relación con la articulación metacarpo-falángica, el segundo con la interfalángica proximal y el tercero con la interfalángica distal.

6.2.8.1. Articulación metacarpo-falángica

- Origen en el canal flexor

Aunque los quistes sinoviales en el canal flexor (figura 1.141) son de frecuente aparición y no plantean dificultad quirúrgica dada su fácil disección (figura 1.142) y su implantación sésil que permite la resección en bloque (figura 1.143), vale la pena mencionarlos aquí para diferenciarlos de los originados en la placa palmar y que veremos a continuación.

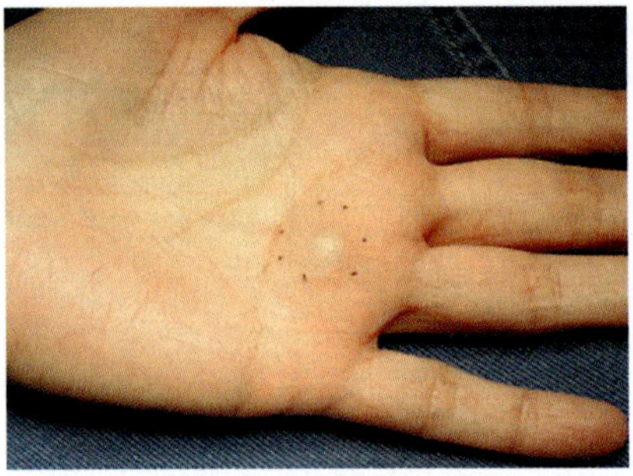

Figura 1.141. Apariencia habitual de los quistes sinoviales del canal flexor.

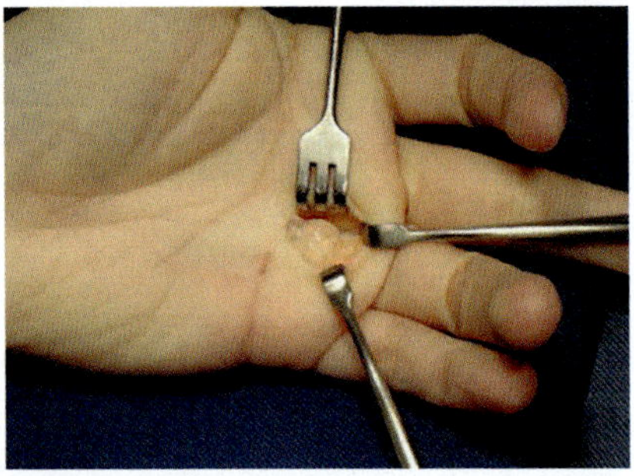

Figura 1.142. Disección del quiste y del canal flexor.

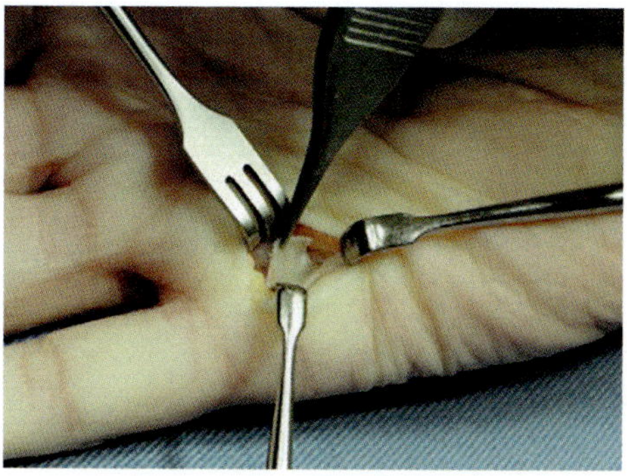

Figura 1.143. Resección del quiste con su base de implantación sésil en la polea A1.

- *Origen en la placa palmar*

Como lo mencionamos en el punto anterior, el aspecto inicial (figura 1.144) es muy similar al de los quistes del canal flexor. Sin embargo, una vez hecha la disección se ve que el quiste no tiene una base de implantación sésil en la polea A1, y una vez abierta esta (figura 1.145), podemos hacer el seguimiento del pedículo hasta encontrar el punto de origen en el borde de la placa palmar, punto en el que se realiza una electrocoagulación (figura 1.146).

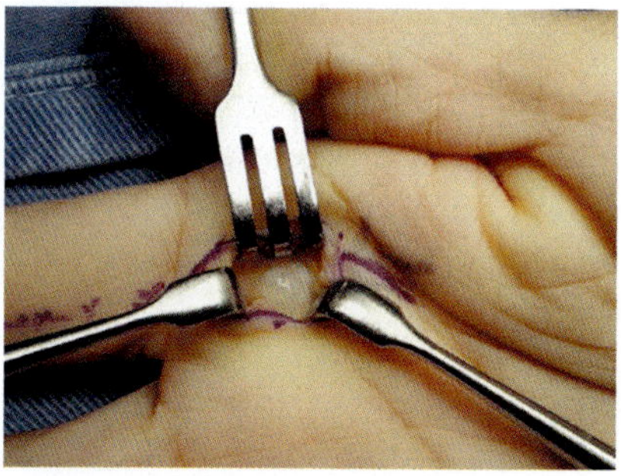

Figura 1.144. Aspecto del quiste similar al originado en el canal flexor.

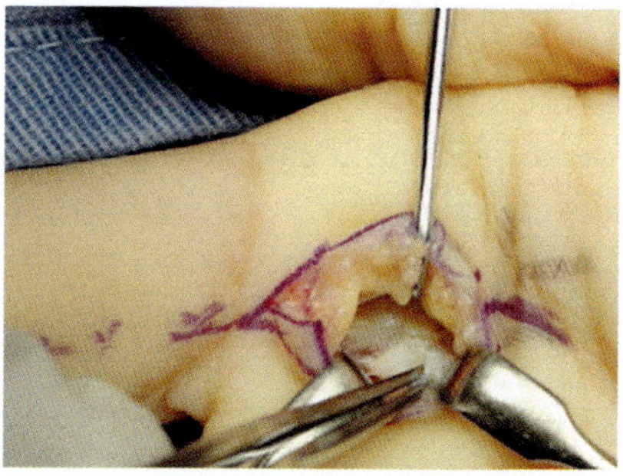

Figura 1.145. Seguimiento del pedículo, apertura de la polea A1 e identificación del punto de origen en la placa palmar.

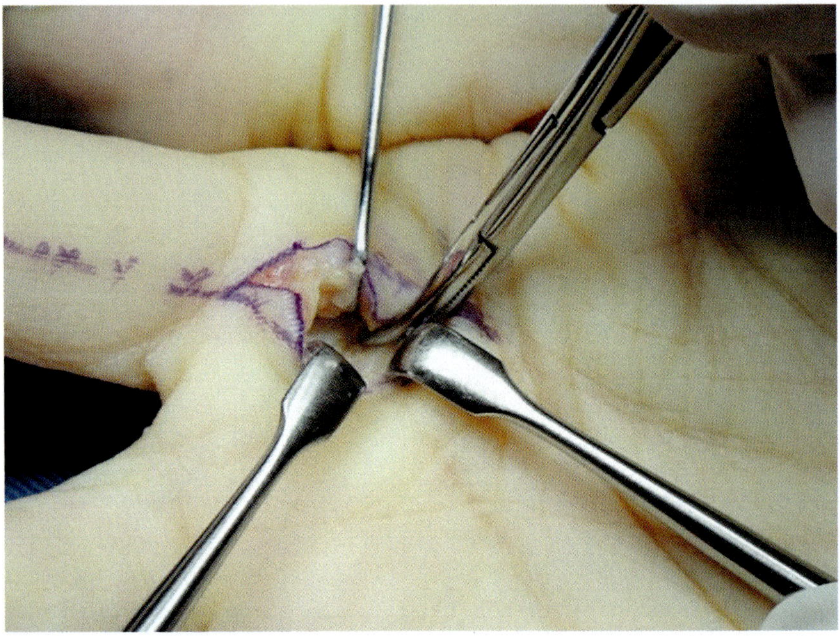

Figura 1.146. Resección del quiste y coagulación de su punto de origen en el borde de la placa palmar.

- Origen en el ligamento colateral

Tanto por el dorso (figura 1.147) como por la palma y en todos los dedos podemos encontrar gangliones vecinos de la articulación metacarpo-falángica de los cuales, una vez disecados (figura 1.148), encontramos su punto de origen en el ligamento colateral, punto en el que hacemos curetaje y electrocoagulación una vez resecado el quiste (figura 1.149).

6.2.8.2. Articulación interfalángica proximal

- Origen en el tendón extensor

Los gangliones habituales de la articulación IFP (figura 1.150) por lo general revisten especial dificultad quirúrgica, y encontramos desde los quistes originados propiamente en el tendón extensor (figura 1.151), como los que han perforado el aparato extensor, que provienen de un punto de origen articular.

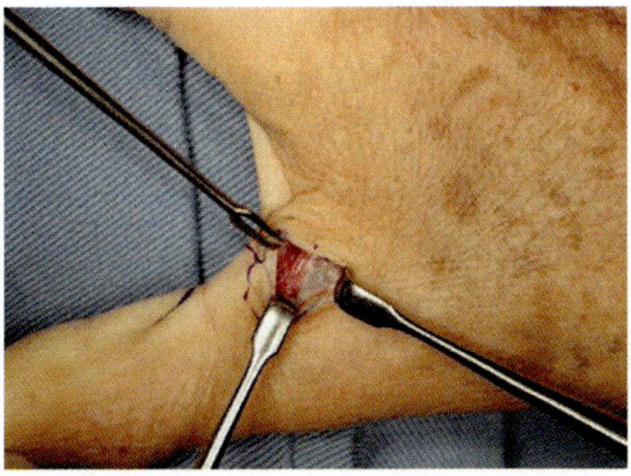

Figura 1.148. Disección del ganglión y seguimiento de su pedículo.

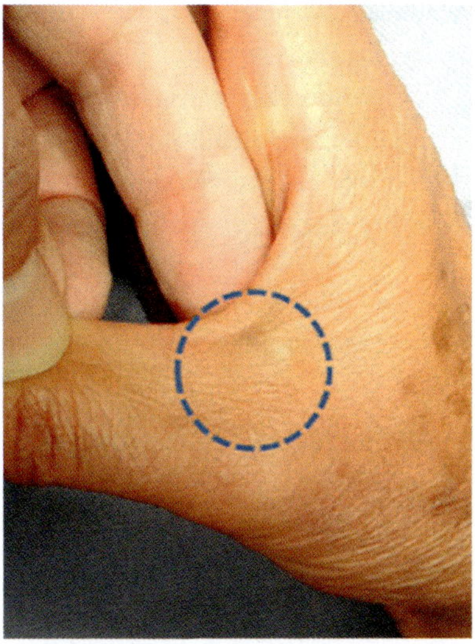

Figura 1.147. Ganglión en la cara medial de la articulación metacarpo-falángica.

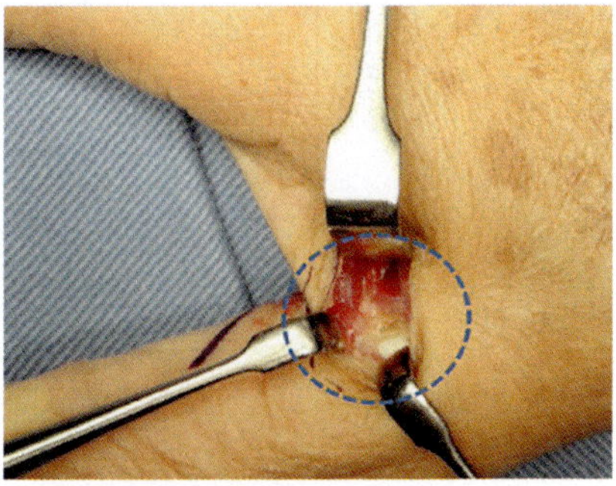

Figura 1.149. Curetaje y electrocoagulación del punto de origen en el ligamento colateral medial.

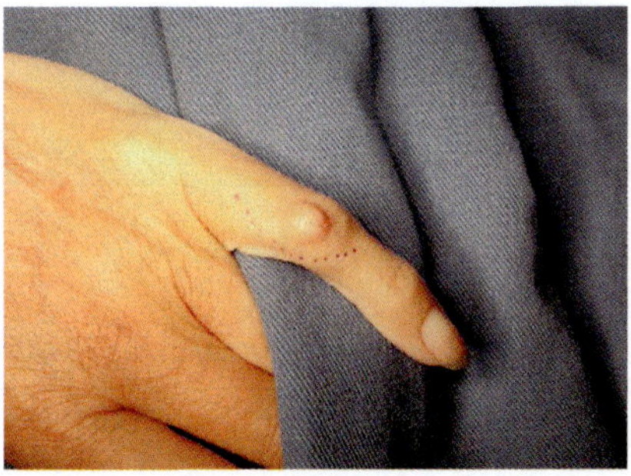

Figura 1.150. Ganglión dorsal de la articulación interfalángica proximal.

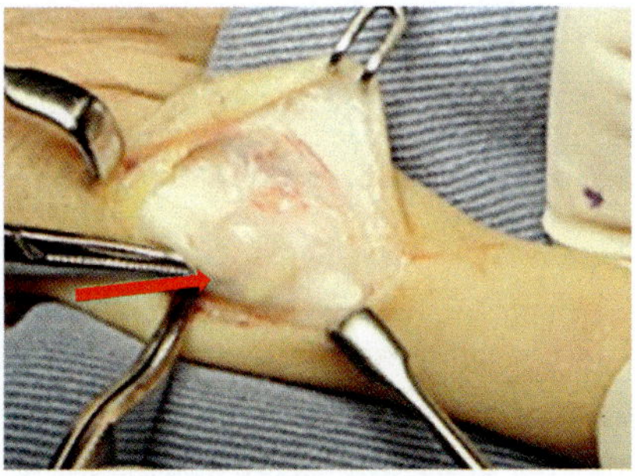

Figura 1.151. Ganglión originado en el tendón extensor. La flecha señala el paso de la pinza por debajo del ligamento retinacular transverso.

- Origen en el ligamento colateral de la articulación IFP

Los gangliones que provienen de la articulación (figura 1.152) generalmente se originan en el borde dorsal de un ligamento colateral en la IFP (figura 1.153). En este último caso, una vez resecado el quiste se aplica electrocoagulación en el punto de origen (figura 1.154). Cuando existe una lesión en el aparato extensor, es necesario hacer la tenorrafia correspondiente. Para tener acceso a la articulación, la vía preferida por el autor es a través de la sección del ligamento retinacular transverso por su borde dorsal, el cual se sutura al terminar el procedimiento.

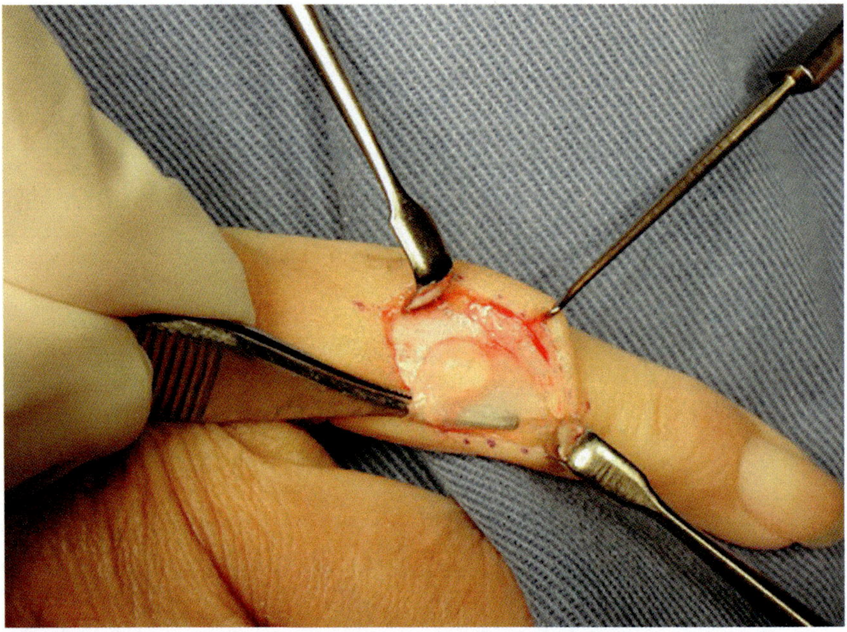

Figura 1.152. Ganglión localizado por debajo del ligamento retinacular transverso.

- Origen en el ligamento colateral de la articulación interfalángica distal (IFD)

En el caso presentado a continuación se aprecia en la cara dorsomedial del quinto dedo una masa larga, más ancha en la parte proximal (figura 1.155), sugestiva de ganglión. La RM muestra una imagen extensa, difusa, sugerente mas no concluyente, pero que confirma la extensión de un quiste sinovial desde la articulación interfalángica proximal (IFP) hasta la interfalángica distal (IFD) (figura 1.156). Se decide diseñar una incisión extensible en líneas quebradas para llevar a cabo la resección quirúrgica.

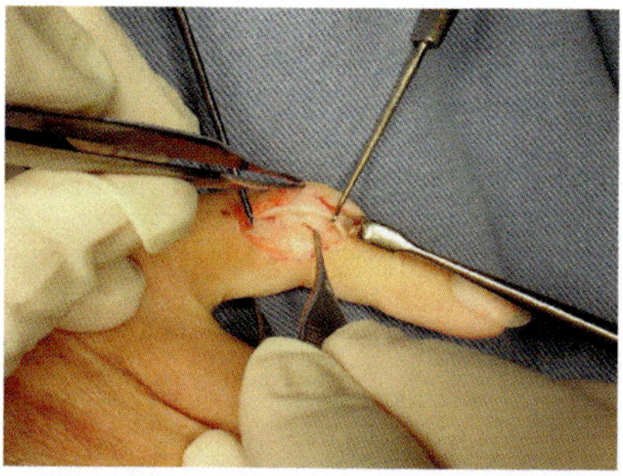

Figura 1.153. Sección del ligamento retinacular transverso y elevación del aparato extensor.

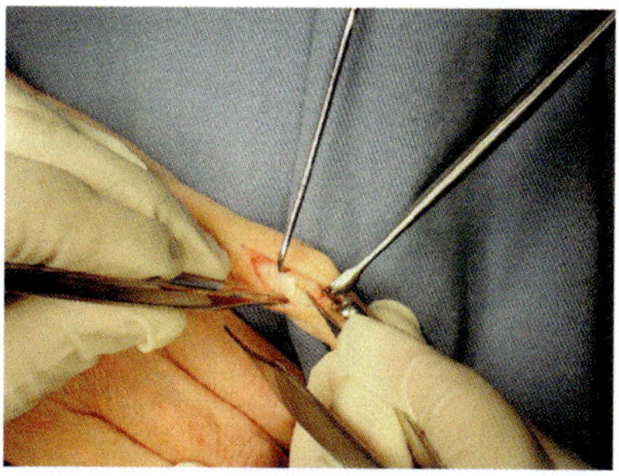

Figura 1.154. Curetaje y coagulación del punto de origen en el borde dorsal del ligamento colateral.

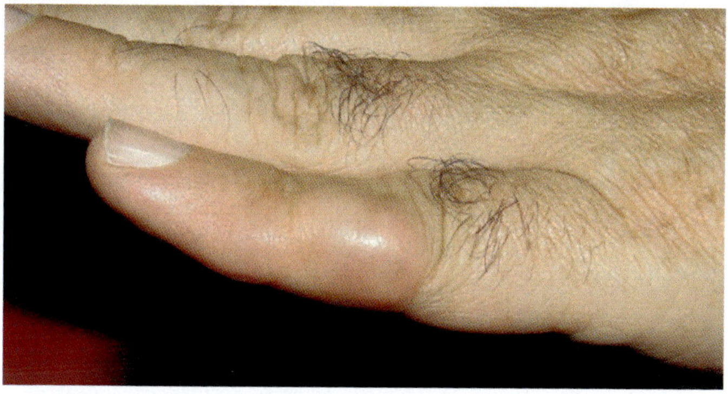

Figura 1.155. Ganglión dorsomedial del quinto dedo.

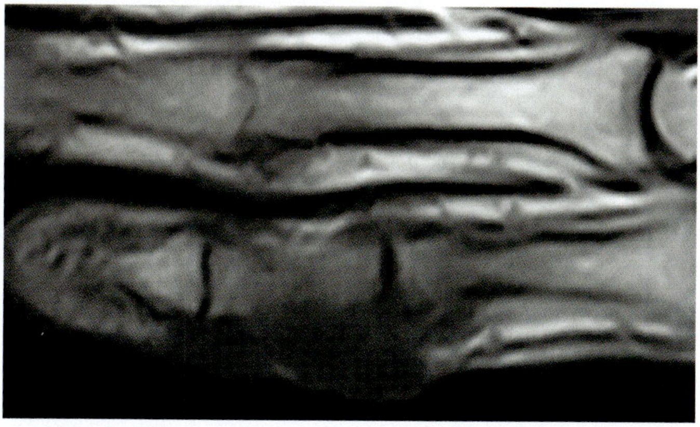

Figura 1.156. Resonancia magnética demostrativa de la extensión del quiste desde la articulación interfalángica proximal hasta la distal.

Se inicia la disección por la parte proximal y el seguimiento del pedículo se dirige en sentido distal para terminar en el borde dorsal del ligamento colateral de la articulación interfalángica distal (figura 1.157). Allí se termina la disección, se reseca el quiste y se curetea y coagula el punto de origen (figura 1.158).

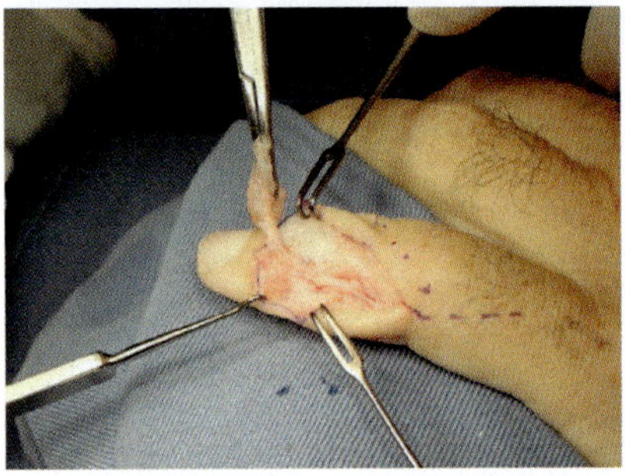

Figura 1.157. Disección del quiste y seguimiento del pedículo hasta la articulación interfalángica distal.

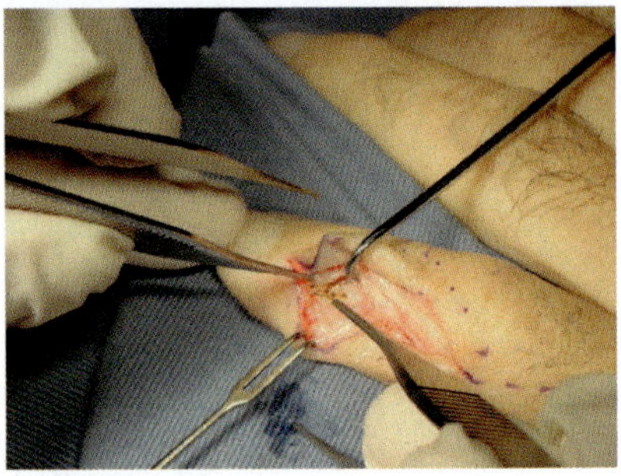

Figura 1.158. Curetaje y coagulación del punto de origen en el borde dorsal del ligamento colateral de la articulación interfalángica distal.

6.2.8.3. Articulación interfalángica distal

- Origen en la placa palmar de la articulación interfalángica distal (IFD)

Este primer subgrupo de gangliones de la IFD está conformado por quistes de localización anterolateral. En el ejemplo (figura 1.159) se planeó su abordaje mediante una incisión en líneas quebradas y fue necesario disecar en forma meticulosa el nervio colateral ya en su segmento de divisiones finas (figura 1.160). Una vez disecado el quiste, se siguió el pedículo hasta identificar su punto de origen en la placa palmar, se resecó el quiste y se electrocoaguló el punto de origen (figura 1.161).

- Origen en el ligamento colateral de la articulación interfalángica distal (IFD)

Los gangliones dorsales entorno de la IFD en general se conocen como *quistes mucoides,* y con frecuencia producen deformidad de la uña por la presión que ejercen sobre la matriz ungueal (figura 1.162) (6). Una vez resecado el quiste, se normaliza la forma de la uña. Aunque se ha descrito como tratamiento el drenaje mediante punciones, el autor no lo recomienda por el riesgo de adquirir una infección que lleve a una artritis séptica dado que el quiste está comunicado con la articulación (6).

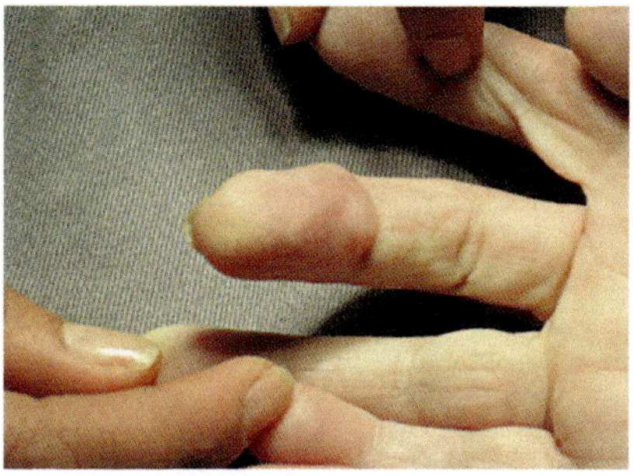

Figura 1.159. Ganglión antero-lateral de la falange distal.

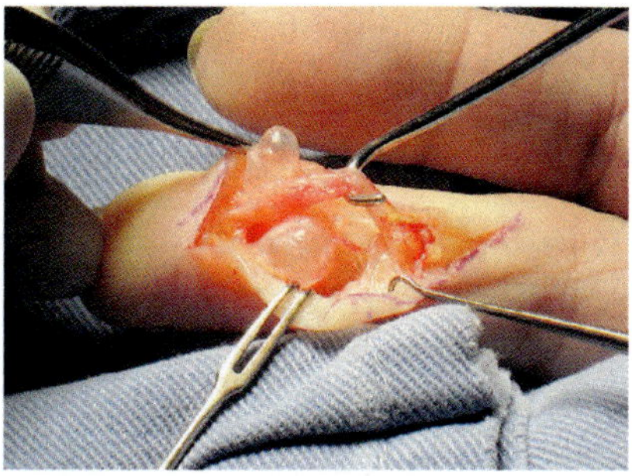

Figura 1.160. Ganglión disecado y liberado del nervio colateral y de sus ramas.

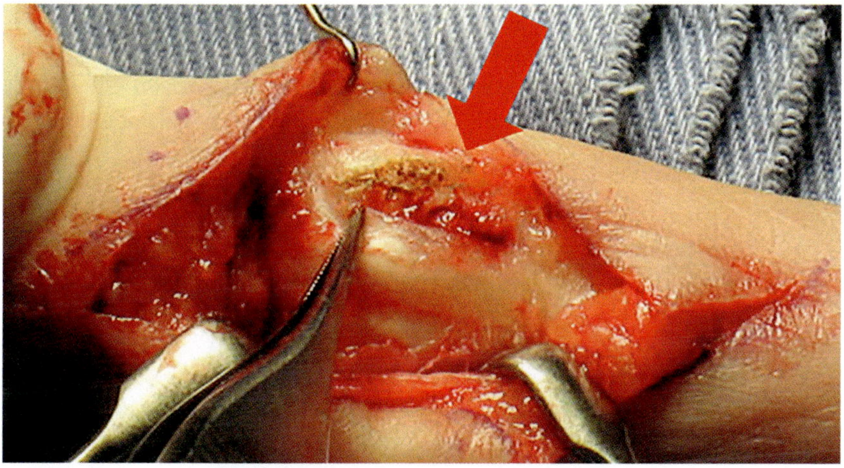

Figura 1.161. Resecado el ganglión, se identificó el punto de origen en la placa palmar y se hizo curetaje y coagulación de dicho punto.

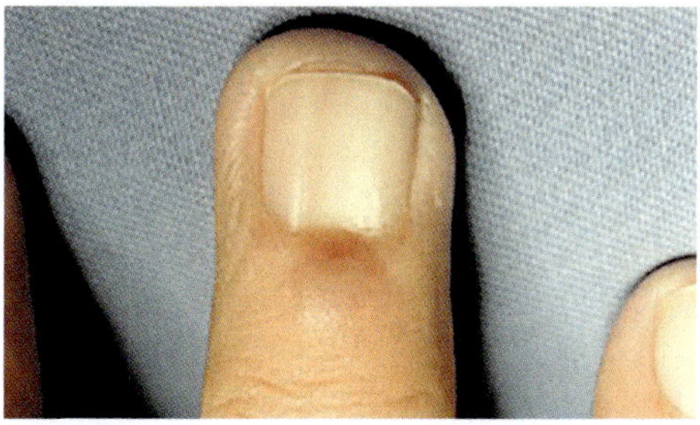

Figura 1.162. Quiste mucoide de localización central y deformidad ungueal secundaria.

Podemos encontrar cuatro variedades de quistes mucoides que presentaremos a continuación, y al final haremos un comentario sobre los *quistes mucoides con pérdida de piel.*

Variedad supraungueal lateral. En esta variedad el quiste se localiza por lo general en la parte proximal de uno de los tercios laterales de la uña y produce una deformidad lateral de la misma en forma de canaleta (figura 1.163). Preferimos el abordaje mediante una incisión trirradiada con la rama horizontal en el pliegue de la IFD (figura 1.164), la cual puede extenderse hacia el otro costado en caso necesario. Es recomendable hacer una exposición amplia (figura 1.165) porque el quiste puede tener extensiones por debajo del tendón extensor e incluso salir al costado contralateral. Es importante buscar la presencia de osteofitos en el borde dorsal de ambas falanges y en ese caso resecarlos. Hecha una disección minuciosa del quiste separándolo de la matriz ungueal y siguiendo el pedículo, se llega al punto de origen en el borde dorsal del ligamento colateral y allí se hace un curetaje y coagulación de dicho punto (figura 1.166).

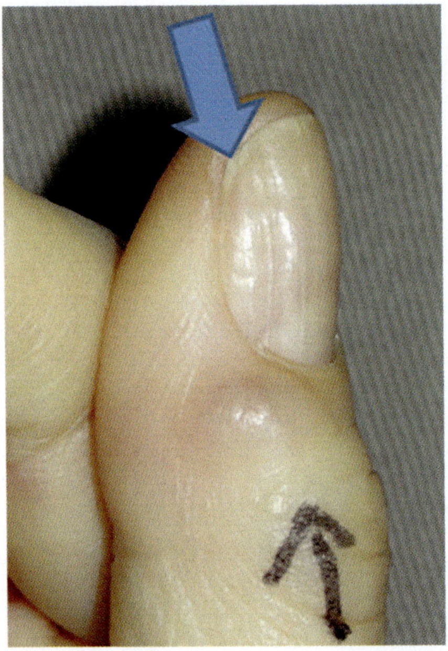

Figura 1.163. Deformidad ungueal lateral secundaria a la presión ejercida por el quiste mucoide sobre la matriz germinativa.

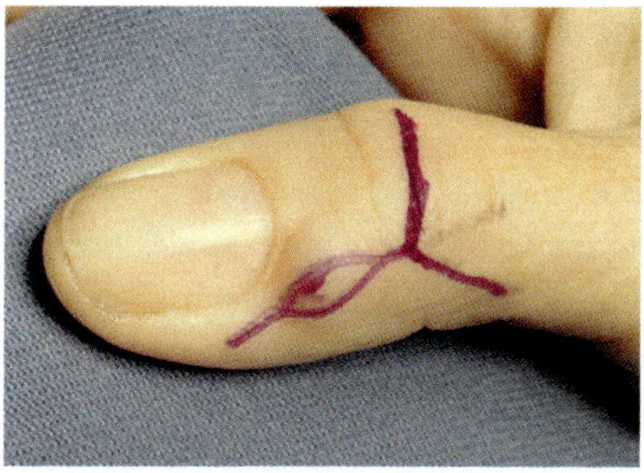

Figura 1.164. Incisión trirradiada con la rama horizontal en el pliegue de la IFD.

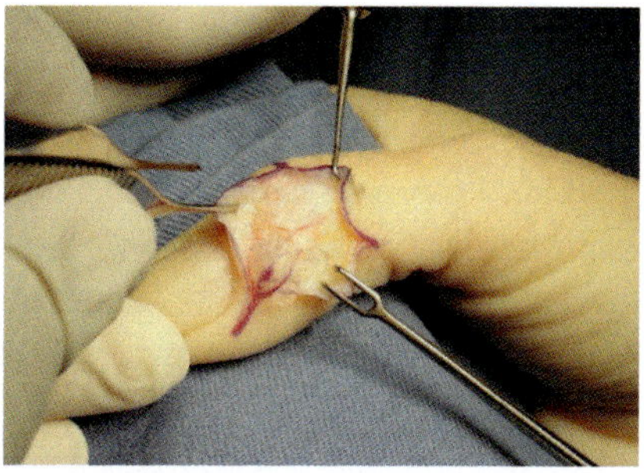

Figura 1.165. Disección del quiste y exposición del área.

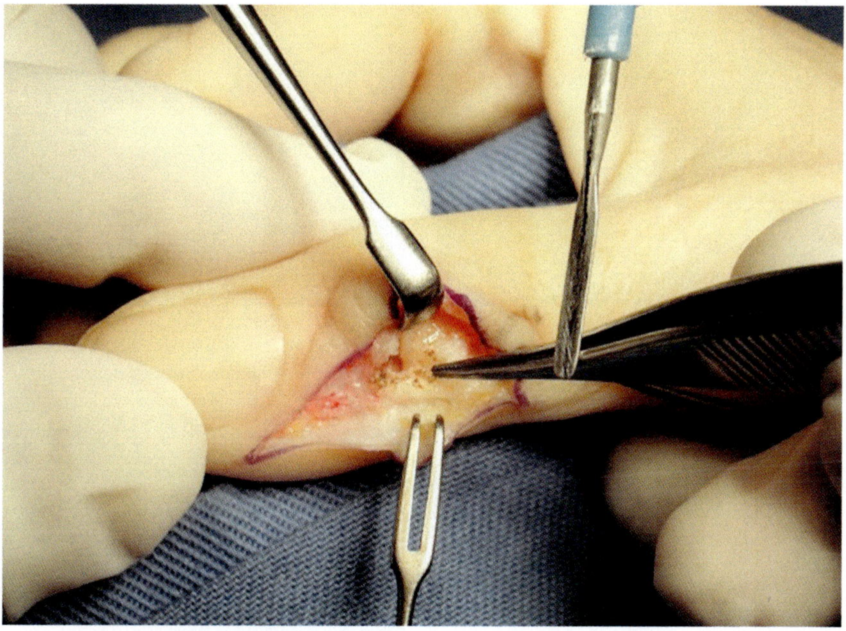

Figura 1.166. Curetaje y coagulación del punto de origen en el borde dorsal del ligamento colateral.

De acuerdo con Nahra (6), también se recomienda hacer la disección bajo visión ampliada y hacer un seguimiento cuidadoso del pedículo. Para este autor, el origen habitual está en la cápsula, entre el tendón extensor y el borde dorsal del ligamento colateral, por lo cual recomienda hacer una capsulectomía del área. Recomienda también, citando a Eaton (17), resecar los osteofitos locales y extirpar la sinovial hipertrófica.

Variedad supraungueal central. Este caso es muy similar al anterior pero en él, por estar localizado en la parte central (figura 1.167), se plantea una dificultad para planear la vía de acceso. Recomendamos una incisión en H de ramas abiertas (figura 1.167), e iniciar por el costado en donde se encuentre mayor abultamiento. El Test de presión preoperatorio puede ser aquí de utilidad. En la figura 1.168 se puede apreciar la disección del quiste y su separación de la matriz ungueal, en la figura 1.169 se observa el curetaje y en la figura 1.170 la coagulación del punto de origen encontrado en el borde dorsal del ligamento colateral.

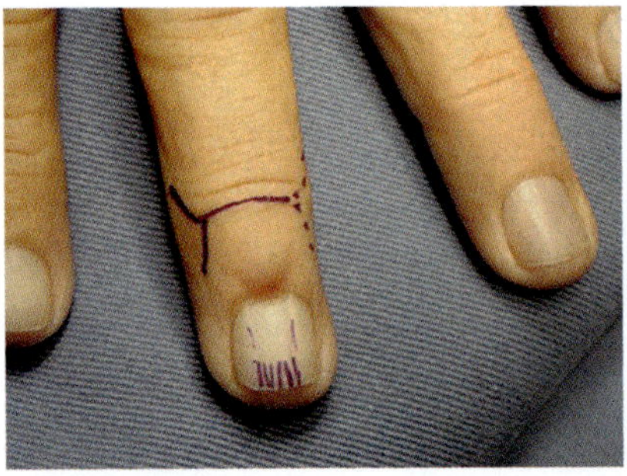

Figura 1.167. Ganglión de localización central. Incisión en H de ramas abiertas.

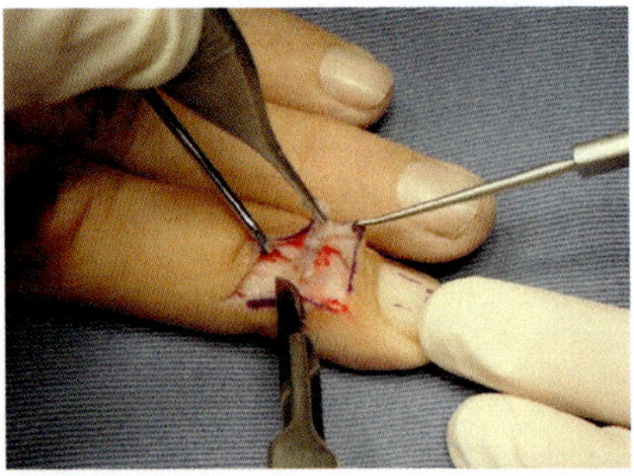

Figura 1.168. Disección del quiste y liberación de la matriz ungueal.

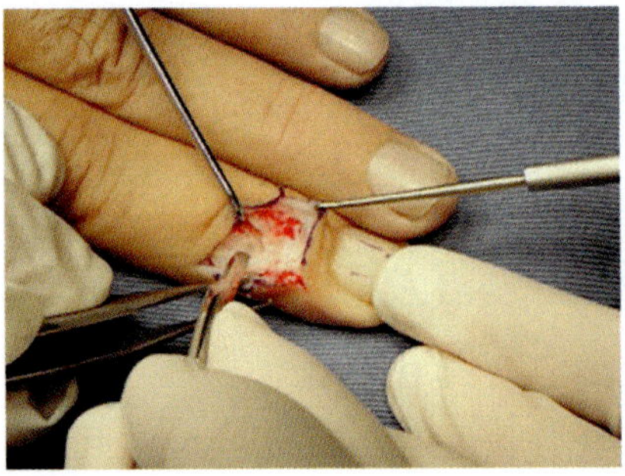

Figura 1.169. Identificación y curetaje del punto de origen en el borde dorsal del ligamento colateral.

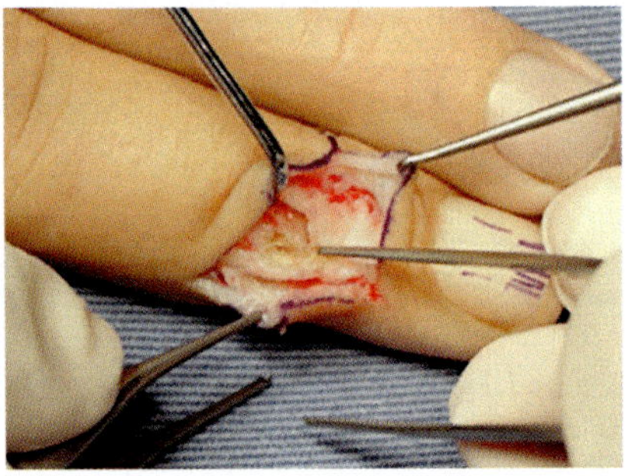

Figura 1.170. Electrocoagulación del punto de origen en el borde dorsal del ligamento.

Variedad supraungueal dorso-medial-palmar. Este es un ganglión complejo que debe ser evaluado detalladamente en el examen físico (figura 1.171), en el cual puede ser de utilidad el Test de presión preoperatorio. Es una presentación infrecuente que plantea inicialmente un problema de diseño de la incisión, dado que esta debe lograr el acceso tanto al dorso como a la cara medial y a la palmar. Esto se logra mediante una incisión trirradiada extensible, como se aprecia en la figura 1.172. Iniciada la disección del quiste, es esencial darle prioridad a la disección del nervio colateral puesto que en esta zona ya se encuentra dividido (figura 1.173).

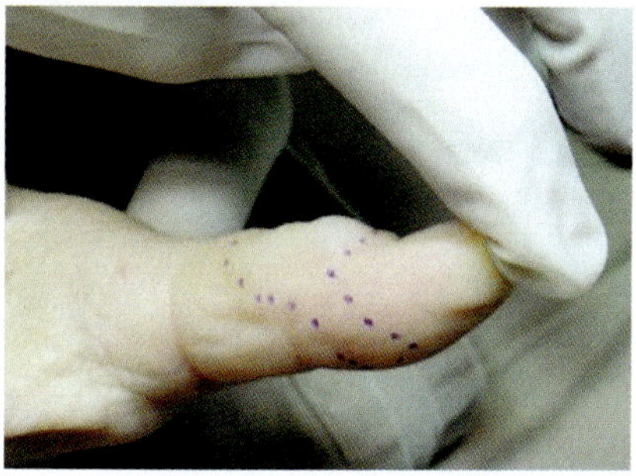

Figura 1.171. Evaluación topográfica detallada del ganglión.

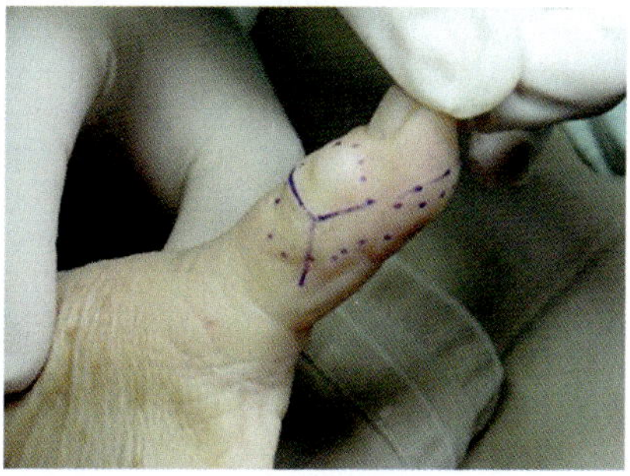

Figura 1.172. Diseño de una incisión trirradiada extensible.

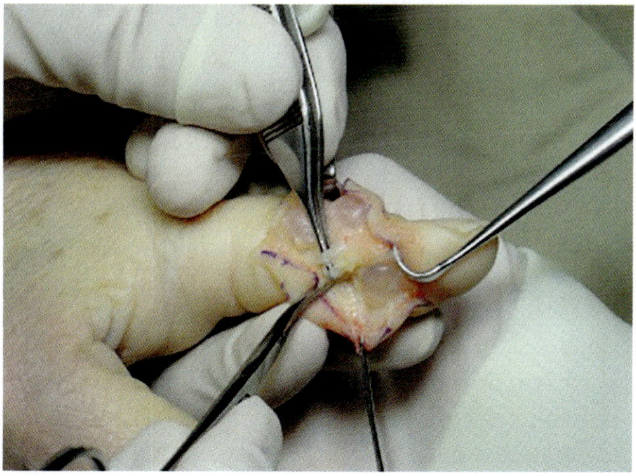

Figura 1.173. Disección del nervio colateral y de sus ramas.

A continuación se continuó la disección del quiste exponiendo: 1) una porción proximal (figura 1.174), 2) una porción infratendinosa (figura 1.175) localizada por debajo del tendón extensor terminal, 3) una porción supraungueal adosada a la matriz ungueal (figura 1.176), 4) el ligamento colateral (figura 1.177).

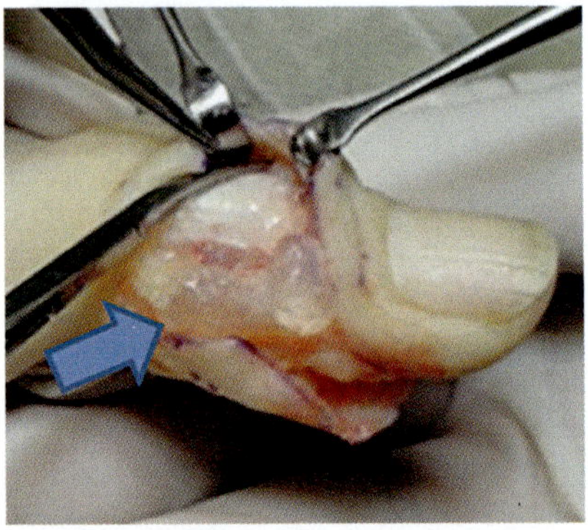

Figura 1.174. Porción proximal del quiste.

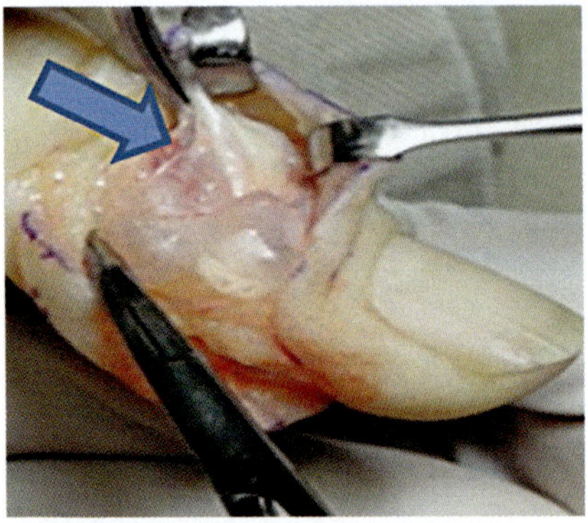

Figura 1.175. Porción infratendinosa.

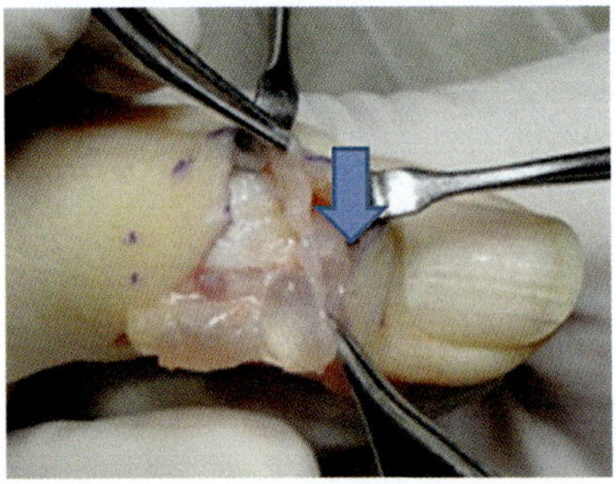

Figura 1.176. Porción supraungueal.

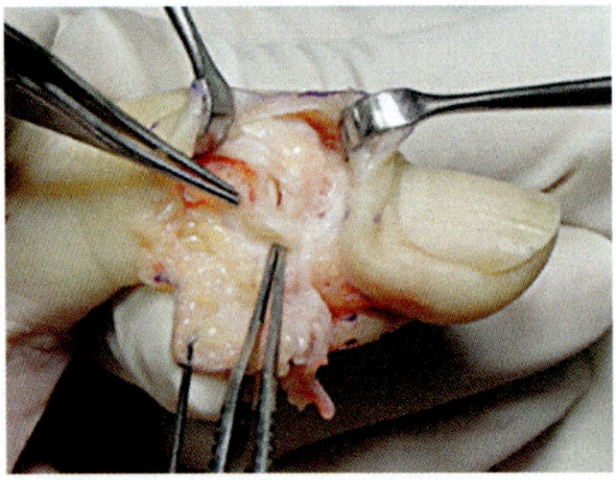

Figura 1.177. Ligamento colateral.

Se prosiguió con la disección de la porción palmar (figura 1.178) separándola del tendón flexor profundo hasta identificar un conducto de paso de la porción palmar al dorso (figura 1.179). Llegados aquí, se pudo pasar hacia el dorso la porción palmar por debajo de los nervios y de la matriz ungueal (figura 1.180), y terminar el seguimiento del pedículo hasta su punto de origen en el borde dorsal del ligamento colateral y así realizar la resección final del quiste y la coagulación del punto de origen (figura 1.181).

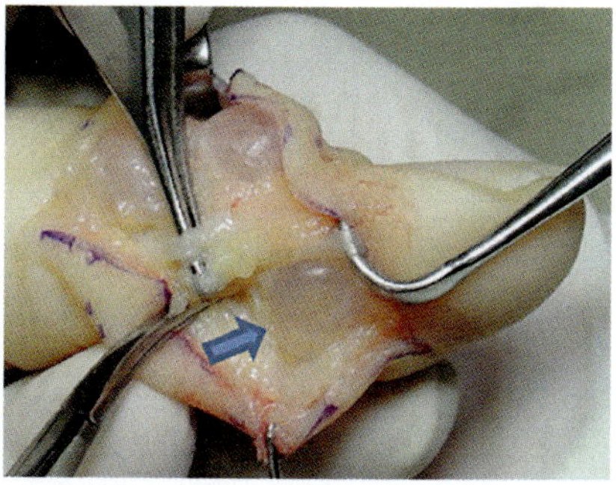

Figura 1.178. Disección de la porción palmar.

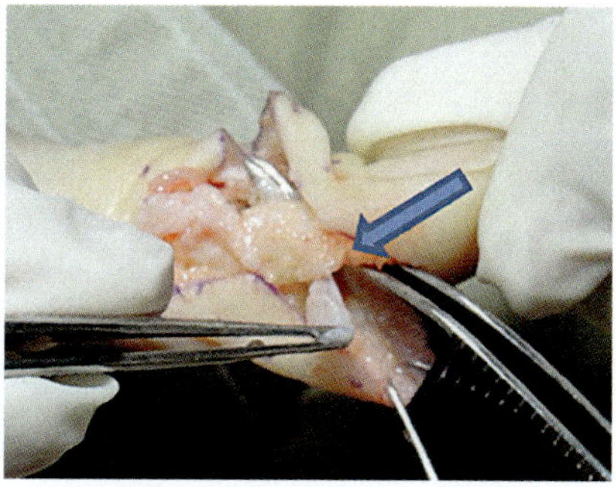

Figura 1.179. Conducto de paso de la porción palmar al dorso.

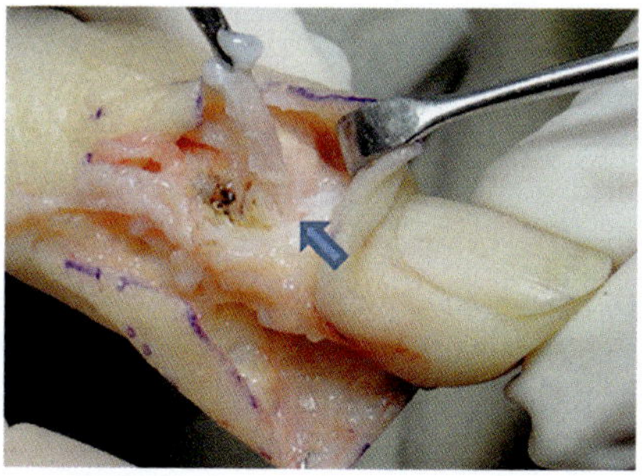

Figura 1.180. Paso de la porción palmar hacia el dorso por debajo de los nervios y de la matriz ungueal.

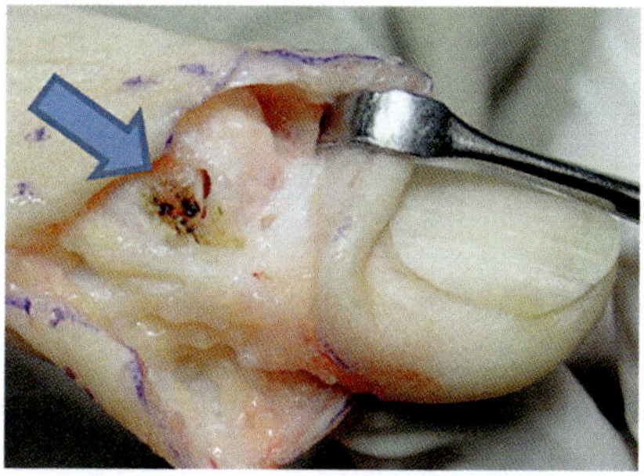

Figura 1.181. Identificación, curetaje y electrocoagulación del punto de origen en el borde dorsal del ligamento colateral.

Se debe agregar que en este caso complejo se optó por una técnica de disección progresiva desde el quiste hasta su punto de origen.

Variedad infraungueal. Esta es otra presentación infrecuente. El quiste sinovial originado en el borde dorsal del ligamento colateral de la articulación interfalángica distal se expande por debajo de la matriz ungueal y la presiona de adentro hacia afuera produciendo una deformación de la uña conocida como *pincer nail* (figuras 1.182 y 1.183).

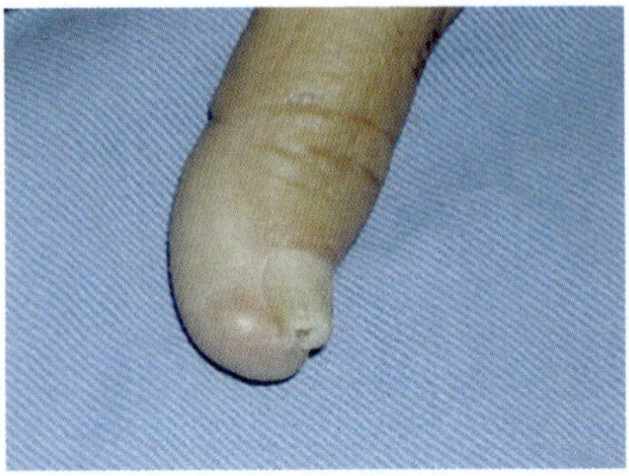

Figura 1.182. Uña en pinza. Aspecto lateral.

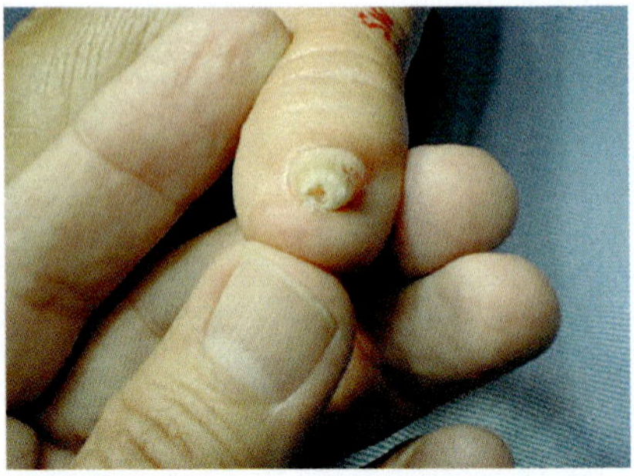

Figura 1.183. Aspecto frontal. Nótese que no hay indicios de la existencia de un ganglión en el área proximal a la uña.

Al retirar la placa ungueal se encontró una prominencia por debajo del lecho (figura 1.184) y, una vez abierto, se identificó la presencia del quiste (figura 1.185). Con este hallazgo se extendió la incisión en sentido proximal (figura 1.186) para hacer el seguimiento del pedículo hasta el ligamento colateral, en donde se encontró el punto de origen en el borde dorsal de dicho ligamento. Resecado el quiste, se hizo un curetaje y coagulación del punto de origen. Para terminar el procedimiento se reparó el lecho con sutura absorbible 6 ceros y se colocó una uña falsa (figura 1.187).

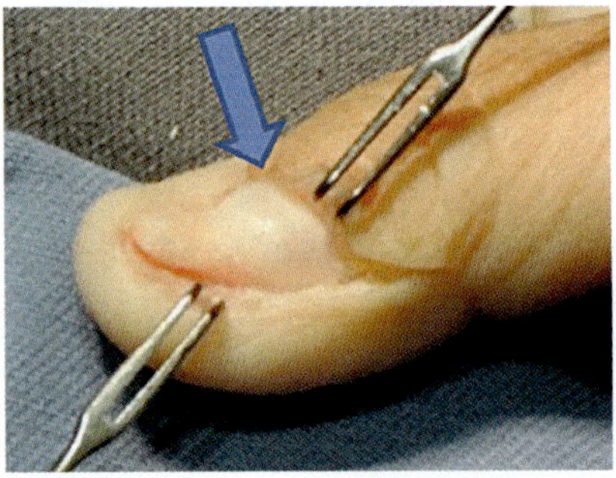

Figura 1.184. Extirpación de la placa y hallazgo de prominencia sugestiva de la presencia de una masa subungueal.

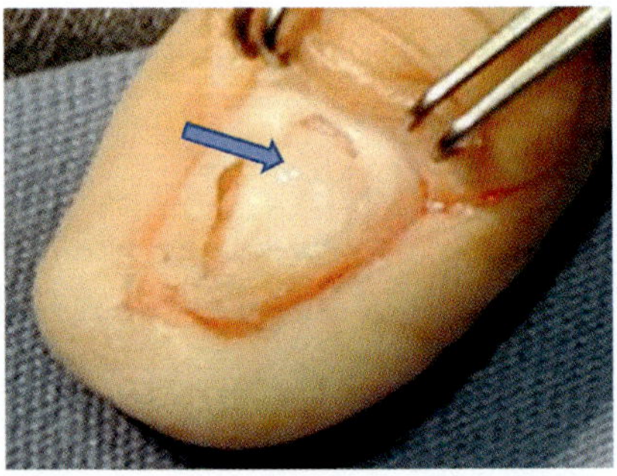

Figura 1.185. Apertura longitudinal del lecho y hallazgo de un ganglión subungueal.

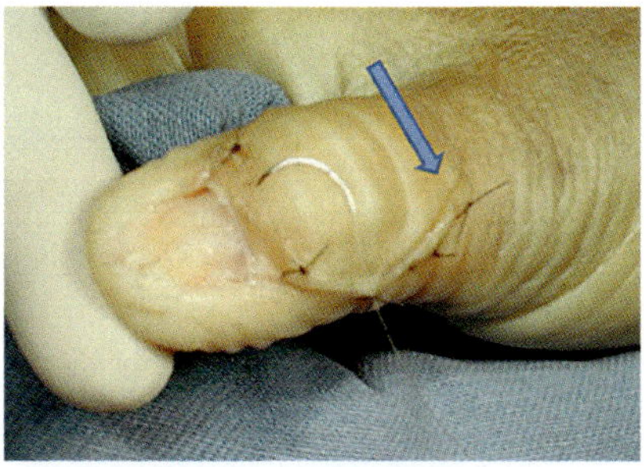

Figura 1.186. Extensión de la incisión en sentido proximal, seguimiento del pedículo hasta encontrar el punto de origen en el ligamento colateral de la articulación interfalángica proximal. Reparación del lecho con sutura absorbible 6 ceros.

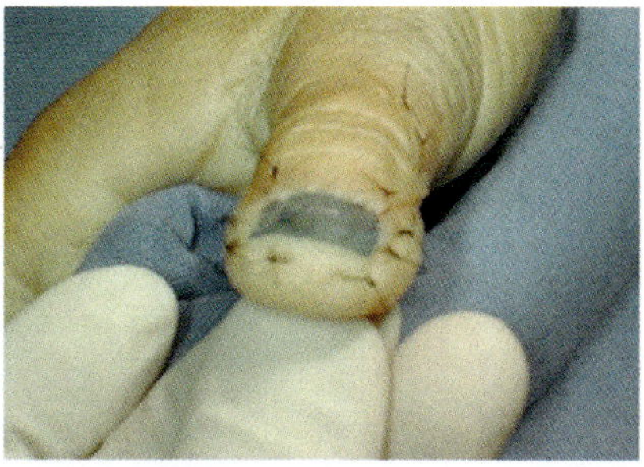

Figura 1.187. Colocación de una uña falsa.

En este caso la radiografía mostraba una deformidad cóncava en el dorso de la falange (figura 1.188) y la RM una imagen sugestiva de ganglión pero sugerente mas no concluyente con respecto al punto de origen (figura 1.189).

En las figuras 1-190 y 1-191 podemos apreciar el resultado después de 29 semanas.

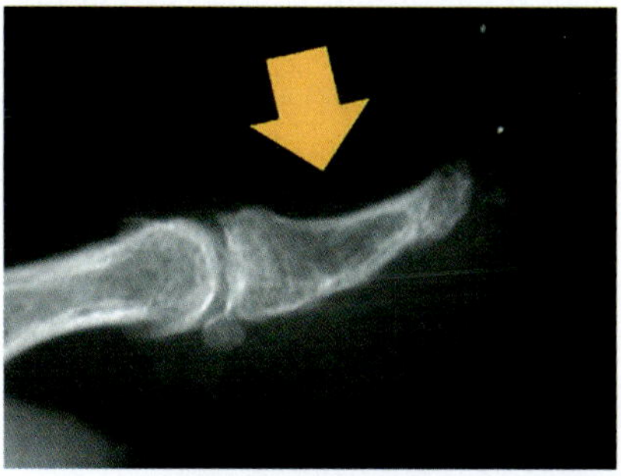

Figura 1.188. Rx: concavidad dorsal en la falange distal.

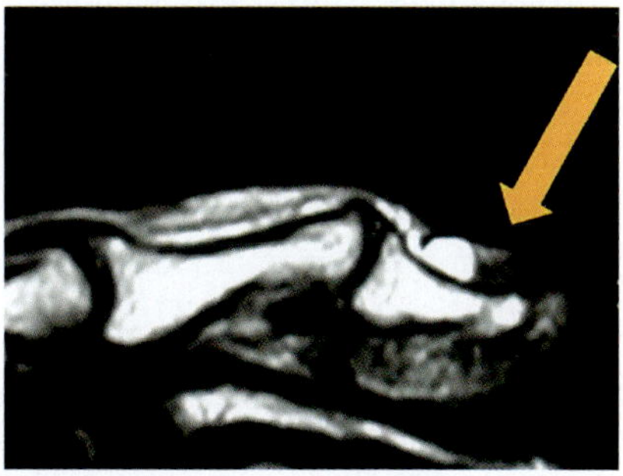

Figura 1.189. Resonancia magnética: imagen que confirma el diagnóstico de ganglión. El punto de origen es sugerente mas no concluyente.

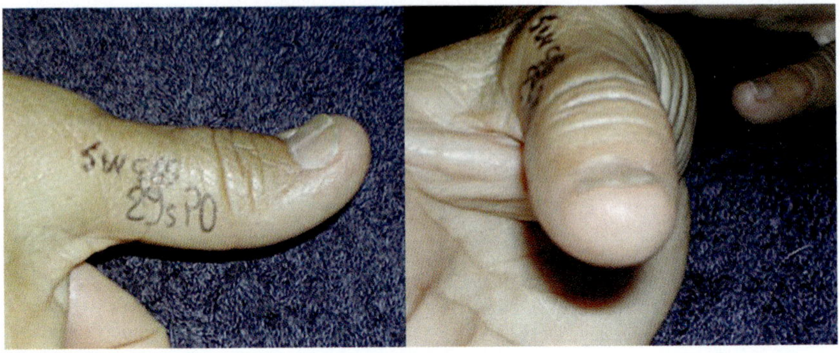

Figuras 1.190 y 1.191. Aspectos lateral y frontal del resultado final después de siete meses del posoperatorio.

Quiste mucoide con pérdida de piel

El quiste mucoide tiene la particularidad de ejercer presión de adentro hacia afuera por debajo de la piel, adelgazándola progresivamente hasta hacerla transparente. En esta situación la piel se puede romper de manera espontánea o con un trauma menor.

Con frecuencia a estos quistes se les realizan en forma empírica punciones, resecciones de la piel superficial (cortauñas), fulguraciones o tratamientos con callicidas. Todos estos hechos pueden llevar a configurar áreas de pérdida de piel que pueden ser pequeñas o grandes.

En las pérdidas pequeñas —como en la ilustrada en las figuras 1.192, 1.193 y 1.194— se planea la resección de la piel lesionada y para resolver el defecto puede ser suficiente con divulsionar la piel vecina para poder aproximar los bordes en forma primaria. En casos de defectos mayores se pueden diseñar colgajos de rotación (3, 18).

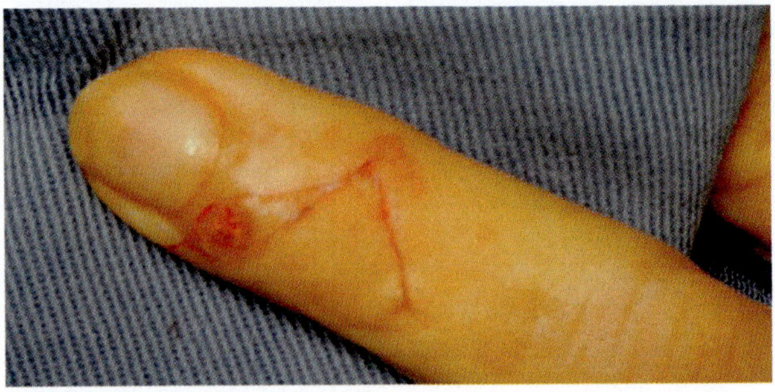

Figura 1.192. Quiste mucoide con pérdida pequeña de piel. Diseño de incisión que incluye resección en losange.

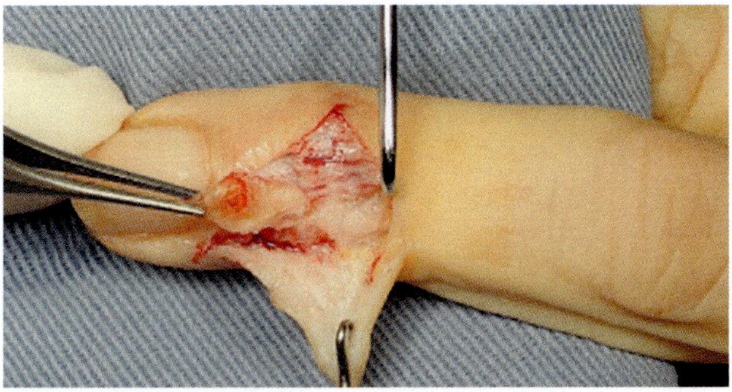

Figura 1.193. Resección del quiste mucoide. Divulsión de los colgajos de piel.

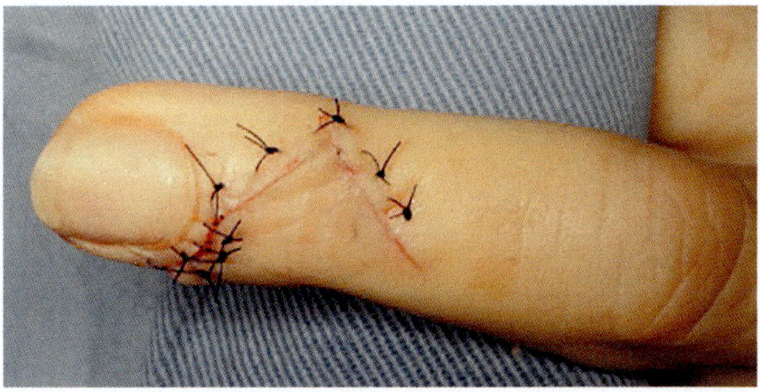

Figura 1.194. Cierre primario de la piel.

Para terminar este apartado veamos las figuras 1.195-1.198 que se presentan a continuación: a este tipo de gangliones los podemos llamar **gangliones extravagantes**, y nos confirman el dicho popular: "en medicina nada está escrito".

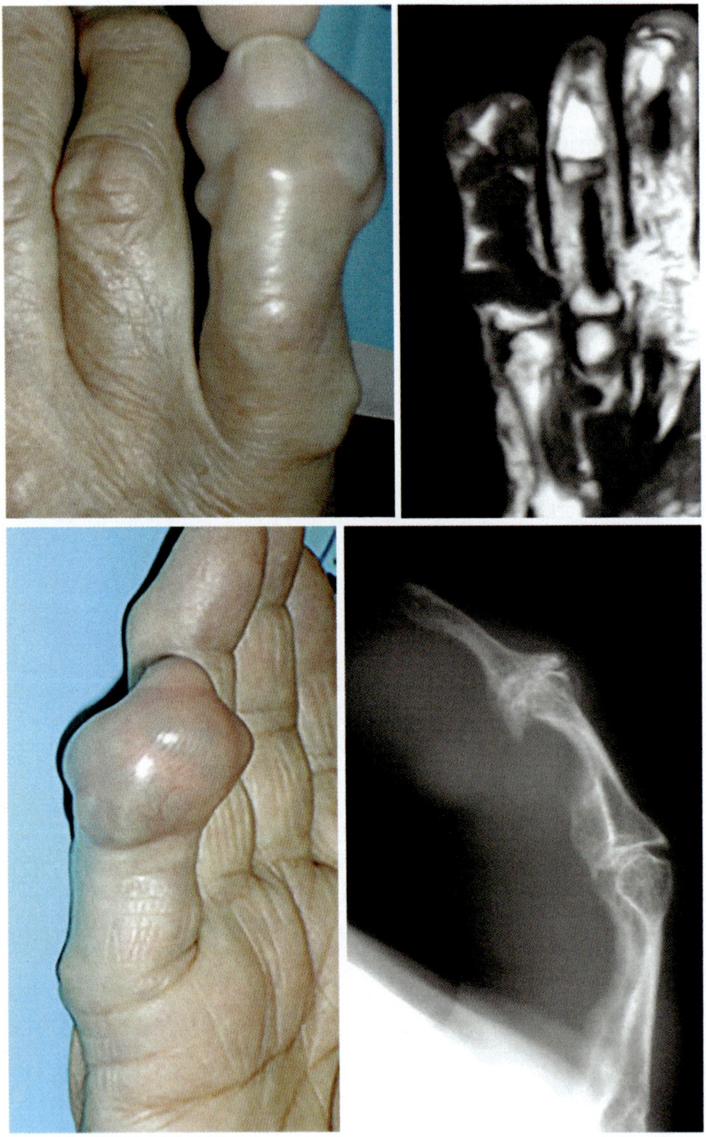

Figuras 1.195, 1.196, 1.197 y 1.198. Gangliones extravagantes.

Resumen

6.2.8. Gangliones de los dedos
- 6.2.8.1. Articulación metacarpo-falángica
  - Origen en el canal flexor
  - Origen en la placa palmar
  - Origen en el ligamento colateral
- 6.2.8.2. Articulación interfalángica proximal
  - Origen en tendón extensor
  - Origen en el ligamento colateral de la articulación IFP
  - Origen en el ligamento colateral de la articulación IFD
- 6.2.8.3. Articulación interfalángica distal
  - Origen en la placa palmar IFD
  - Origen en el ligamento colateral de la articulación IFD
    - Variedad supraungueal lateral
    - Variedad supraungueal central
    - Variedad supraungueal dorso-medial-palmar
    - Variedad infraungueal
  - Quiste mucoide con pérdida de piel

6.2.9. Gangliones de la articulación radio-cubital distal

Los gangliones de la articulacion radio-cubital distal se pueden considerar parte de otro capítulo, pero en general los podemos incluir en las descripciones anteriores en los grupos antero-mediales o dorso-mediales. En la figura 1.199 podemos apreciar un ganglión antero-medial y en la RM correspondiente (figuras 1.200 y 1.201) vemos su distribución, su forma y su estrecha relación con la cara palmar de la articulación radio-cubital sin que sea concluyente sobre el punto de origen.

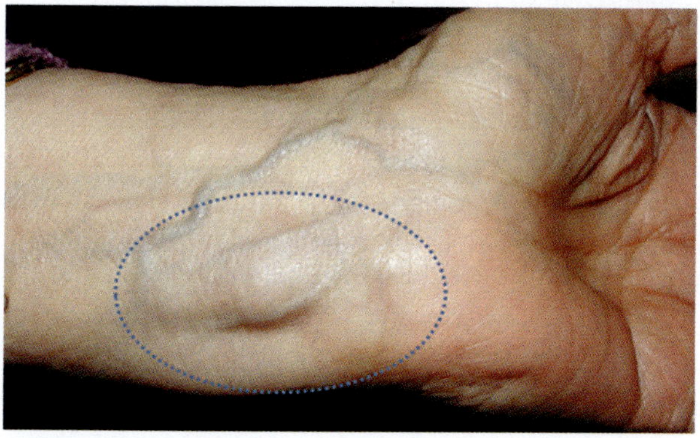

Figura 1.199. Ganglión antero-medial.

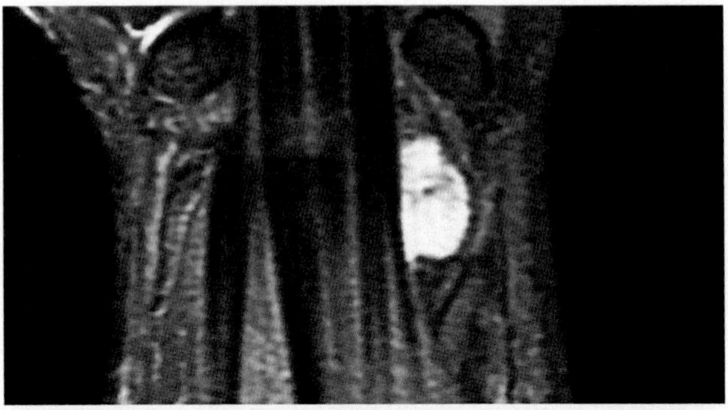

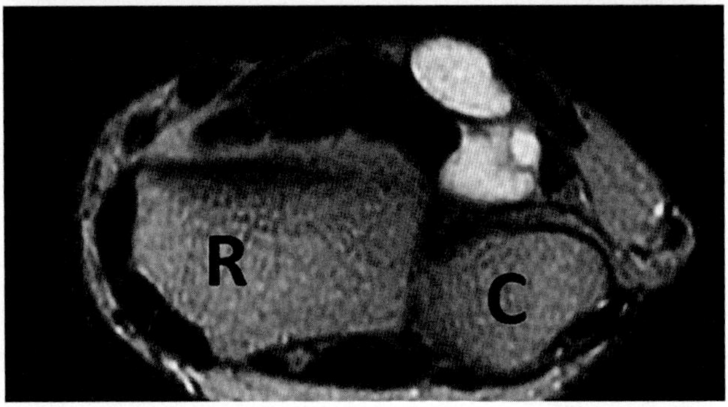

Figuras 1.200 y 1.201. Resonancia magnética descriptiva del quiste pero sugerente, mas no concluyente, en lo que se refiere al punto de origen.

7. CONSIDERACIONES FINALES

En primer lugar, después de analizar los detalles encontrados en toda la serie presentada, podríamos concluir que los únicos gangliones *de localización focal* serían el dorso-lateral de la muñeca en su variedad central, el quiste sinovial del canal flexor y el quiste mucoide en su variedad supraungueal lateral. Sin embargo, no se puede caer en el error de restarles importancia.

En segundo lugar, hemos visto que los gangliones no son masas estáticas ni inertes, sino dinámicas y que pueden interactuar con la mecánica de las estructuras vecinas.

En tercer lugar, debido a lo anterior, se presentan con una historia clínica que la mayoría de las veces es de síntomas vagos, cambiantes y difíciles de identificar dado que el paciente no los narra objetivamente. Por tanto, es necesario que el facultativo que evalúa lo intuya y lo investigue.

7.1. El problema diagnóstico

Para llegar a sospechar que se está en presencia de un *ganglión de localización excéntrica* se deben considerar los siguientes puntos:

1. La historia clínica debe ser minuciosa y contener una anamnesis dirigida y específica.
2. Se debe buscar acuciosamente un antecedente de ganglión aparecido en un sitio vecino y que haya desaparecido de manera espontánea o con "métodos populares", entre los cuales vale la pena mencionar los más conocidos: hacer masajes del quiste con saliva en ayunas, producir la ruptura del quiste proporcionando un golpe con un libro, con "la biblia", y realizar una transfixión del quiste con seda quirúrgica para desocuparlo.
3. El aspecto no habitual de un ganglión debe generar de inmediato una sospecha clínica de localización excéntrica.
4. En los casos de ganglión recidivante siempre se debe sospechar un origen a distancia.

7.2. El examen físico

En el examen físico se deben contemplar tres aspectos:

1. Examinar en detalle la forma y la extensión del quiste.
2. Realizar el Test de presión digital preoperatorio para observar la dinámica del contenido mucinoso del ganglión.
3. Evaluar el comportamiento del quiste en el contexto de la mecánica articular y músculo-tendinosa del área.

7.3. Ayudas diagnósticas

Aunque la RM la mayoría de las veces es sugerente mas no concluyente, es de gran ayuda e importancia (3). Muestra la forma del quiste y su distribución, y puede poner en evidencia la dirección hacia la cual el quiste se adelgaza conformando un "pedículo" que en ocasiones puede confirmar el punto de origen (14) (por lo general no es concluyente en la determinación del punto de origen). Puede ser útil también para descartar otras patologías.

La ecografía ha mostrado ser útil para confirmar un ganglión oculto en el dorso del ligamento escafo-lunar dorsal (3). Algunos autores recomiendan también la RM (5, 14, 19).

7.4. El tratamiento

Se han descrito varios métodos de tratamiento no quirúrgico (2, 3) tales como la ruptura por presión digital (20), el trauma local, la transfixión con seda, la aspiración con aguja con o sin la aplicación de sustancias esclerosantes, esteroides, hialuronidasa (2, 7) y otros, pero debemos tener en cuenta que la recidiva con todos ellos es superior al 50% (3, 6, 5), mientras que con el tratamiento quirúrgico es tan solo del 5% (3), y, enfatiza Thornburg: "si se tiene el cuidado de resecar totalmente el pedículo y una porción de la cápsula" (3). Teniendo en cuenta lo anterior, a continuación presentamos algunas consideraciones sobre el problema quirúrgico.

7.4.1. El problema quirúrgico

El tratamiento quirúrgico de un ganglión se puede abordar a partir de uno de dos criterios diferentes: el primero, disecar el ganglión en su totalidad desde la parte más voluminosa hacia el pedículo; el segundo, iniciar el procedimiento quirúrgico buscando directamente el punto de origen del pedículo para curetear y coagular dicho punto sin necesariamente resecar el quiste.

En ambos casos debemos tener en cuenta los siguientes aspectos:

1. Hacer una disección cuidadosa tratando de no abrir el quiste.
2. Hacer un seguimiento minucioso del pedículo evitando su ruptura hasta llegar al punto de origen.
3. Tener siempre en mente una "sospecha" quirúrgica sobre los posibles orígenes.
4. Realizar el Test de presión digital transoperatorio *antes* de abrir el quiste o el pedículo para verificar el comportamiento del contenido líquido del ganglión.
5. Realizar el Test de presión digital transoperatorio *después* de abrir el pedículo para confirmar la salida de mucina por este.
6. No recomendamos el uso de sustancias marcadoras inyectadas como el azul de metileno para buscar el trayecto del pedículo, ya que en nuestra experiencia estos colorantes se pueden salir del quiste con gran facilidad impregnando toda el área y, por tanto, impidiendo una posterior disección precisa.

Por último queremos hacer énfasis en algunos aspectos particulares del ganglión oculto del ligamento escafo-lunar dorsal y del ganglión del canal del *flexor carpi radialis.*

El ganglión oculto

El problema del ganglión oculto amerita algunos comentarios.

La expresión *ganglión oculto* describe un ganglión pequeño formado en el dorso del ligamento escafo-lunar dorsal, que por su tamaño no es visible durante el examen físico. Suele ser una de las causas de gran parte de los casos diagnosticados como *dolor crónico de la muñeca* y que son llevados sin diagnóstico a cirugía o a inspección artroscópica (14, 21).

Para llegar a su diagnóstico clínico se pueden precisar algunos aspectos durante el interrogatorio:

1. La aparición intermitente del cuadro clínico, el cual consiste en dolor al apoyar la palma de la mano con la muñeca en extensión; en esta posición de dorsiflexión, el ligamento escafo-lunar ingresa a la articulación radiocarpiana y propicia la compresión del ganglión que yace en su superficie contra la carilla articular del radio. Son intermitentes también la sensación de pérdida de fuerza y cierta "incomodidad" al agarre.
2. En algunos casos estos síntomas pueden estar asociados a cuadros de subluxación rotacional del escafoides que se caracterizan por episodios de dolor agudo durante los movimientos radio-carpianos y de limitación de los arcos de flexión, extensión, y de desviación cubital y radial.
3. Aparición intermitente del ganglión.

En el examen físico se pueden encontrar los siguientes signos:

1. Dolor a la presión puntual sobre el dorso del ligamento escafo-lunar manteniendo la muñeca en flexión; en esta posición de flexión el ligamento sobresale del dorso y permite su palpación.
2. Dolor al percutir en forma axial el puño con la muñeca en extensión. En esta posición el quiste se comprime entre el radio y el carpo.
3. Dolor al forzar la hiperextensión. Durante esta maniobra también ocurre una compresión del quiste que genera dolor.
4. Algunos autores recomiendan el test de extensión del dedo medio (18, 22), aunque no lo hemos encontrado de utilidad.

De acuerdo con Nahra (6), quien cita el trabajo de Osterwalder, la ecografía es un examen útil para confirmar el diagnóstico de ganglión oculto (23).

El tratamiento del ganglión oculto es de preferencia la resección quirúrgica abierta con electrocoagulación del punto de origen (14, 24), aunque puede ser una buena indicación para el tratamiento artroscópico, descrito en 1995 (19). Como método alternativo se puede considerar una punción percutánea múltiple con aguja, método que hemos llamado un "barrido".

El ganglión en el canal del flexor carpi radialis

El propósito de este comentario es presentar algunas maniobras clínicas que ayudan a afianzar el diagnóstico de un ganglión localizado dentro del canal:

1. Compresión por hiperextensión pasiva de la muñeca. Esta maniobra aumenta la presión en el canal e intensifica el dolor (figura1.202).
2. Compresión por hiperextensión pasiva de la muñeca más presión digital local (figura1-203). Aumenta aún más el dolor.
3. Compresión por flexión activa contra resistencia (figura 1.204).
4. Compresión por flexión activa contra resistencia más presión digital local (figura 1.205).

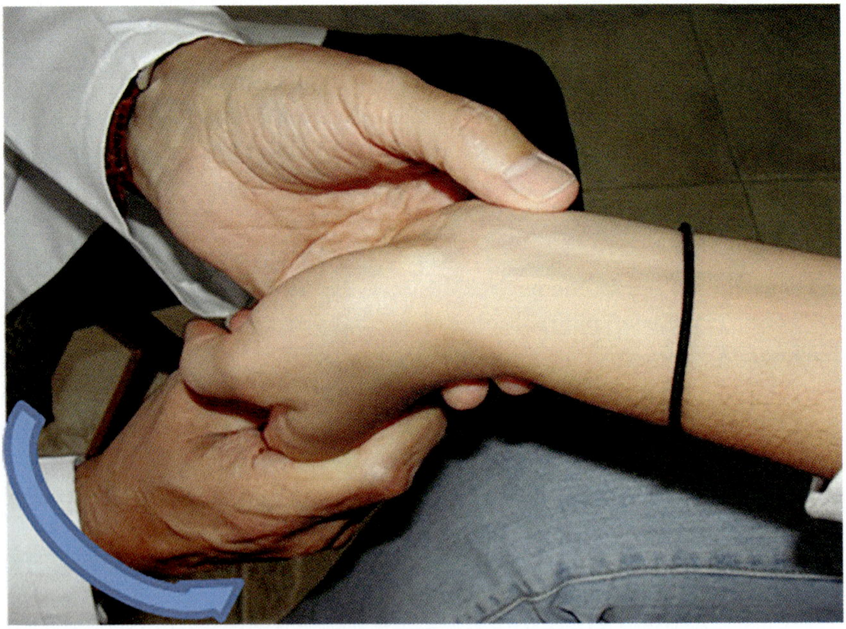

Figura 1.202. Compresión por hiperextensión pasiva de la muñeca.

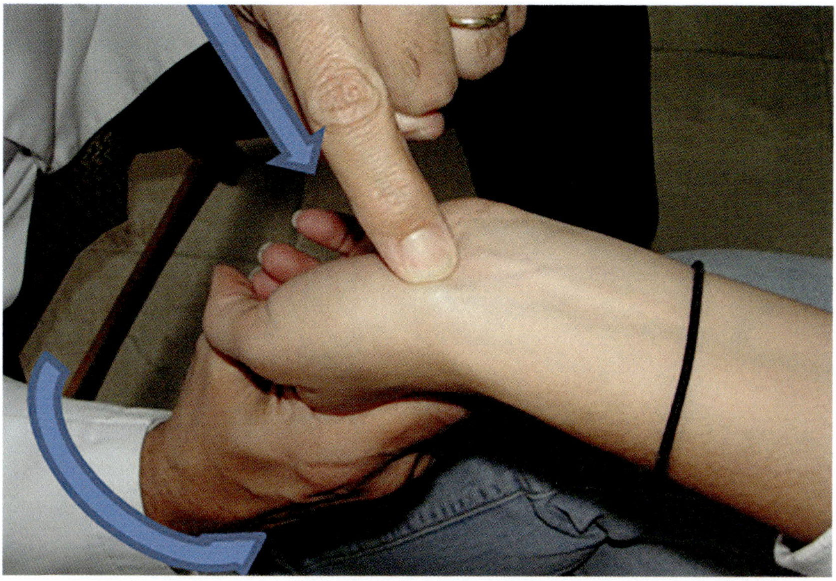

Figura 1.203. Compresión por hiperextensión pasiva de la muñeca más aplicación de presión digital local.

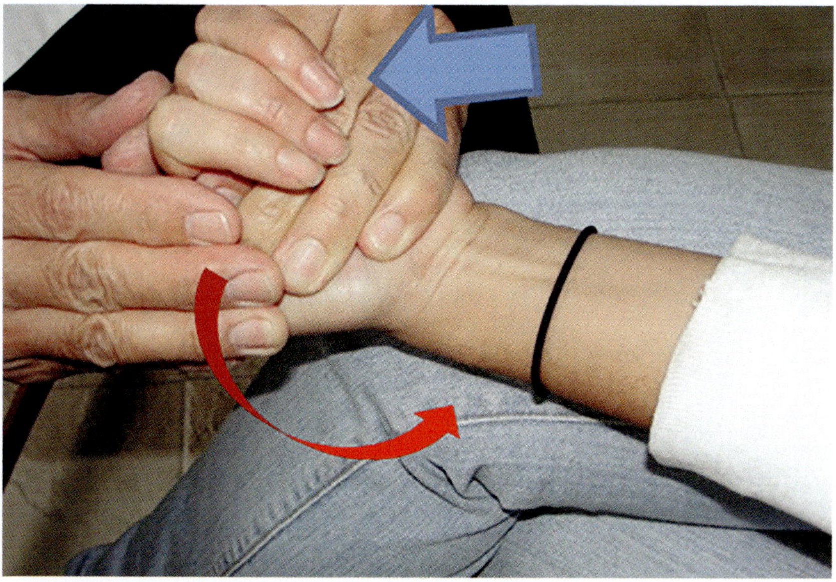

Figura 1.204. Compresión por flexión activa contra resistencia.

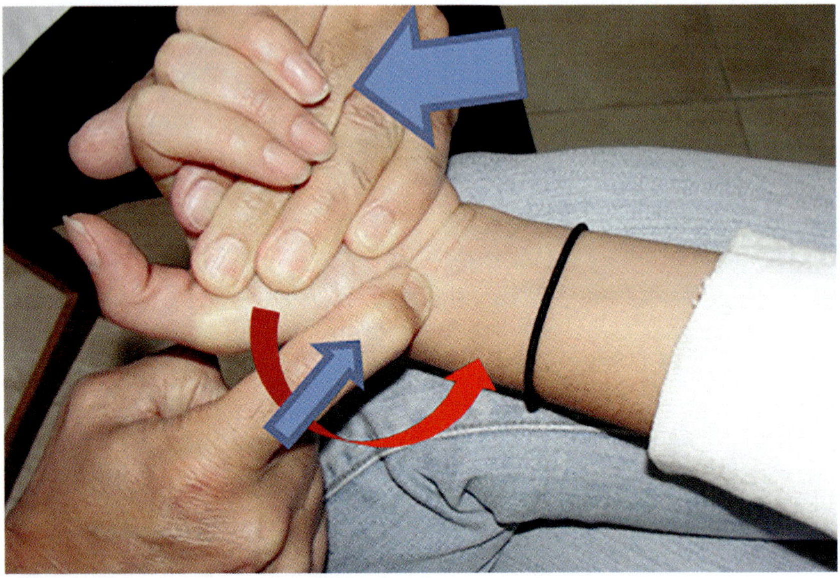

Figura 1.205. Compresión por flexión activa contra resistencia más aplicación de presión digital local.

Como en otros de los casos presentados, en este también consideramos que la RM es sugerente mas no concluyente (figuras 1.206 y 1.207), y que las imágenes nos dan la valiosa información ya comentada.

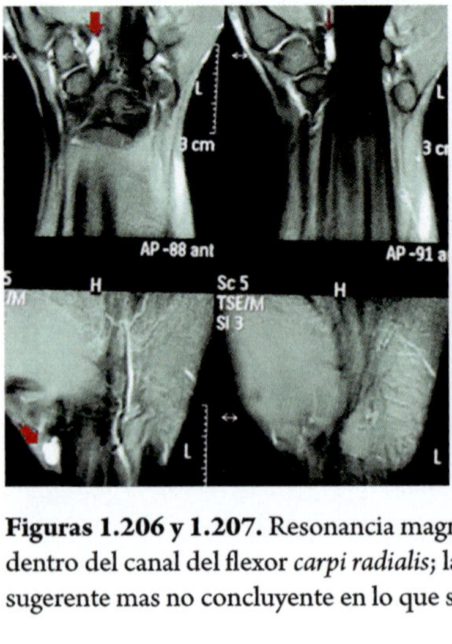

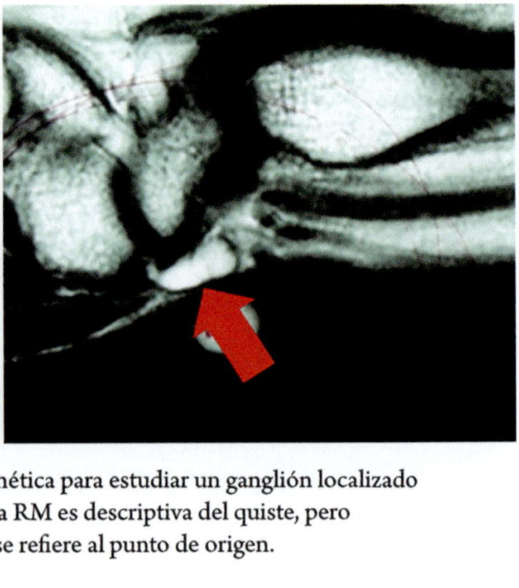

Figuras 1.206 y 1.207. Resonancia magnética para estudiar un ganglión localizado dentro del canal del flexor *carpi radialis*; la RM es descriptiva del quiste, pero sugerente mas no concluyente en lo que se refiere al punto de origen.

REFERENCIAS

1. Angelides AC. Ganglions of the hand and wrist. En: Green DP. Operative Hand Surgery. Churchill Livingstone; 1999. p. 2172.
2. Hadley SR, Ranjan G. Arthroscopic Treatment of Wrist ganglion Cysts. En: Capo JT, Virak T. Atlas of Minimally Invasive Hand and Wrist Surgery. Estados Unidos: Informa Healthcare USA, Inc; 2008.
3. Thornburg LE. Ganglions of the Hand and Wrist. J Am Acad Orthop Surg. 1999;7:231-238.
4. Hasham S, Burke FD. Diagnosis and treatment of swellings in the hand. Postgrad Med J. 2007;83:296-300.
5. Lidder S, Ranawat V, Ahrens R. Surgical excision of wrist ganglia; literature review and nine-year retrospective study of recurrence and patient satisfaction. Orthopedic Reviews. 2009;1(e5).
6. Nahra ME, Bucchieri JS. Ganglion cysts and other tumor related conditions of the hand and wrist. Hand Clin. 2004;20:249-260.
7. Zachariae L, Vibe-Hansen H. Ganglia recurrence rate elucidated by a follow up of 347 operated cases. Acta Chirurgica Scandinavica. 1973;139:625-628.
8. Angelides AC, Wallace PF. The dorsal ganglion of the wrist: its pathogenesis, gross and microscopic anatomy, and surgical treatment. J Hand Surg. 1976;1:228-235.
9. Dermon A, Kapetanakis S, Fiska A, Alpantaki K, Kazakos K. Ganglionectomy without Repairing the Bursal Defect: Long-term Results in a Series of 124 Wrist Ganglia. Clinics in Orthopedic Surgery. 2011;3:152-156.
10. Athanasian EA. Tumores óseos y de tejidos blandos. En: Green DP. Operative Hand Surgery. Churchill Livingstone; 2007. p. 2221.
11. Diccionario de la lengua española. Madrid: Espasa-Calpe; 2001.
12. Dias JJ, Dhukaram V, Kumar P. The Natural History of Untreated Dorsal Wrist Ganglia and Patient Reported Outcome 6 Years after Intervention. J Hand Surg Eur. 2007;32(502).
13. Dias J, Buch K. Palmar wrist ganglion: does intervention improve outcome? A prospective study of natural history and patient reported treatment outcomes. J Hand Surg [Br]. 2003;28:172-6.
14. Steinberg BD, Kleinman WB. Occult Scapholunate Ganglion: A Cause of Dorsal Radial Wrist Pain. The Journal of Hand Surgery. 1999;24A(2):225-231.
15. Greendyke SD, Wilson M, Shepler TR. Anterior wrist ganglia from the scaphotrapezial joint. J Hand Surg (Am). 1992;17:487-490.
16. Okada K, et al. Median nerve neuropathy in the forearm due to recurrence of anterior wrist ganglion that originates from the scaphotrapezial joint: Case Report. Journal of Brachial Plexus and Peripheral Nerve Injury. 2012;7(1).
17. Eaton RG, Dobranski AI, Littler JW. Marginal osteophyte excision in treatment of mucous cysts. J Bone Joint Surg [Am]. 1973;55:570-4.
18. Chen WS, Lin CC. Mucous cyst of the distal interphalangeal joint: treatment by simple excision or excision and rotation flap. J Hand Surg [Br]. 1991;16:118-9.
19. Öztürk K, Esenyel CZ, Demir BB, Sönmez M, Kara AN. Dorsoradial el bileği ağrısı olan olgularda gizli skafolunat gangliyon. Occult scapholunate ganglion in patients with dorsoradial wrist pain. Acta Orthop Traumatol Turc. 2007;41(5):349-354.
20. Gerstner J. Gangliones. Colombia Médica. 1997;28(1).

21. Osterman AL, Raphael J. Arthroscopic resection of dorsal ganglion of the wrist. Hand Clin. 1995;11(1):7-12.
22. Kayalar M, Vatansever A, Bal E, Toros T, Özaksar K, Ada S. The importance of finger extension test in the diagnosis of occult wrist ganglion. Acta Orthop Traumatol Turc. 2007;41(1):42-47.
23. Osterwalder JJ, Widrig R, Stober R, Gachter A. Diagnostic validity of ultrasound in patients with persistent wrist pain and suspected occult ganglion. J Hand Surg Am. 1997;22:1034-40.
24. Nelson CL, Sawmiller S, Phalen GS. Ganglions of the wrist and hand. Journal of Bone and Joint Surgery. 1972;54A:1459-1464.

2

Atrapamientos de los nervios periféricos en la mano y el miembro superior

1. INTRODUCCIÓN

Los atrapamientos de los nervios periféricos en el miembro superior son cuadros clínicos explícitos y de fácil diagnóstico en sus *etapas avanzadas,* pero de características imprecisas tales como ser difusos, confusos y profusos en las *etapas tempranas.* Estos cuadros, un tanto bizarros, con frecuencia llevan, por un lado, a practicar cascadas de exámenes de ayudas diagnósticas tales como radiografías, resonancias magnéticas, gamagrafías, electromiografías a repetición, estudios inmunológicos y otros, y por otro lado, a la participación de diversos profesionales y grupos, tales como fisiatras, psiquiatras, grupos de dolor, grupos de medicina laboral y terapeutas físicos y ocupacionales. En este camino, que en ocasiones puede tomar años, con la consiguiente cronificación del problema, el paciente se ve afectado en su calidad de vida y en su condición laboral, y en muchas ocasiones se le hacen diagnósticos equívocos tales como distrofia simpática refleja, síndrome doloroso regional complejo, histeria, fibromialgia, o se le endilgan propósitos de buscar ganancia secundaria.

2. DIAGNÓSTICO

El diagnóstico al que habitualmente se llega suele ser *sindromático,* y es trascendental continuar el estudio para llegar a un *diagnóstico etiológico* y establecer el *tiempo de evolución,* condiciones estas básicas para escoger el método de tratamiento.

El diagnóstico del cuadro de atrapamiento de un nervio periférico en el miembro superior se basa esencialmente en la historia clínica y el examen físico. Es de primordial importancia escuchar cuidadosamente las quejas del paciente procurando precisar el tiempo de evolución y su descripción de los síntomas, a veces narrada en forma muy imprecisa, confusa y bizarra, y que lleva a definir cuadros de parestesias, disestesias, paresias o de parálisis. Para interpretar y comprender el cuadro clínico es básico conocer la anatomía y las manifestaciones clínicas propias de las parálisis altas y bajas. Es esencial determinar si se trata de un proceso agudo, crónico o postraumático. El examen físico debe abarcar todo el trayecto del nervio, y puede complementarse con estudios electrofisiológicos (1). El tratamiento puede ser conservador o quirúrgico.

3. ETIOPATOGENIA

Todo nervio está anatómicamente en relación con estructuras vecinas: tejido areolar epineural (figura 2.1), estructuras fasciales, septos intermusculares, arcadas fasciales, o recorre túneles *bien* definidos como el canal del Carpo o el de Guyon, o *mal* definidos como el túnel del nervio mediano o el del nervio cubital en el brazo.

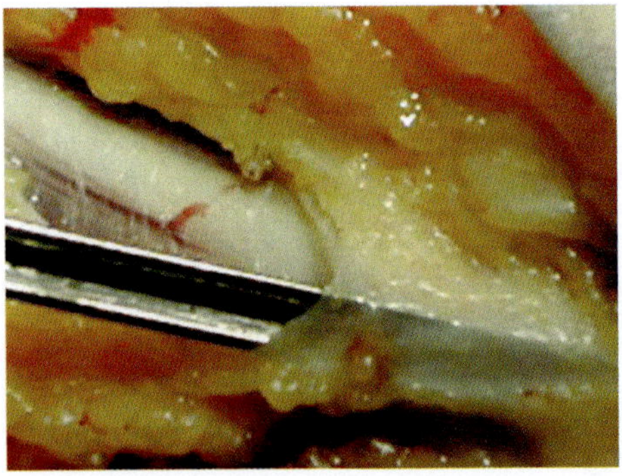

Figura 2.1. Tejido areolar epineural.

Diversos factores pueden modificar las estructuras vecinas a los nervios y alterar el entorno anatómico, lo cual conduce a estados de compresión de los nervios (1-3), con mayor o menor grado de lesión de los mismos (4):

1. Edema de origen hormonal, como hipotiroidismo, embarazo, lactancia o ingesta de anticonceptivos.
2. Edema de otras causas, como cardiopatías, neuropatías, desnutrición, linfedema, etc.
3. Retracciones fasciales o miotendíneas: mala postura.
4. Procesos inflamatorios postraumáticos: contusión, sobreuso, sobreesfuerzo.
5. Procesos inflamatorios sistémicos: enfermedad reumática, lupus, etc.
6. Hipertrofia muscular secundaria al ejercicio físico.
7. Cambios en la estructura osteoarticular: fracturas consolidadas en posición viciosa, luxaciones, subluxaciones, luxofracturas.
8. Cambios postraumáticos: fibrosis, retracciones compartimentales.
9. Variantes anatómicas musculares, vasculares o de tendones, que actúen como elementos predisponentes.
10. Aumento del contenido de un canal o de un espacio: neuromas, tumores, gangliones, trombosis.
11. Cambios secundarios a enfermedades metabólicas: gota.

4. TIPOS DE ATRAPAMIENTOS

4.1. Atrapamientos del nervio cubital

El nervio cubital se forma por las raíces C8 y T1 en la médula espinal, y no emite ramas hasta después de sobrepasar la gotera epitrócleo-olecraneana, a la salida de la cual inerva los músculos cubital anterior (FCU) y flexores profundos de 4° y 5° dedos (FDP 4° 5°). Las lesiones proximales a la emergencia de estas ramas constituyen las llamadas "parálisis altas", y las que ocurren distalmente, las "parálisis bajas". En el antebrazo distal, el nervio cubital emite la rama sensitiva dorsal que da la sensibilidad al dorso del 5° dedo y de la mitad medial del 4°, y la rama antebraquial que inerva la parte medial de la cara anterior de la muñeca. El examinador debe estar atento a las múltiples variaciones anatómicas que existen (1, 4). En la "parte baja", distalmente al canal de Guyon, los músculos inervados por el nervio cubital son los hipotenares, los lumbricales de 4° y 5° dedos, los interóseos palmares y dorsales, y el adductor y la mitad medial del flexor corto del pulgar. Se emite la rama sensitiva palmar que inerva la cara palmar del 5° dedo y la mitad medial del 4°.

4.1.1 Niveles clásicos de compresión

Tradicionalmente se han definido como sitios de compresión del nervio cubital, el canal cubital en el codo y el canal de Guyon en la muñeca. El primero produce el Síndrome de atrapamiento en el canal cubital, y el segundo el Síndrome del canal de Guyon.

4.1.1.1 Síndrome de atrapamiento del nervio cubital en el canal cubital

El cubital es un canal mal definido que comprende un segmento limitado proximalmente por la arcada de Struthers y distalmente por la arcada del flexor carpi ulnaris o arcada de Osborne (4, 5). La primera es un orificio formado en el septo intercompartimental medial del brazo (figura 2.2), a través del cual el nervio cubital pasa del compartimento anterior al posterior. En su trayecto se encuentran sucesivamente el ligamento de Struthers, la cabeza medial del tríceps, el proceso supracondíleo del húmero y el ligamento epitrócleo-olecraneano (figura 2.3). La segunda está conformada por la confluencia de fibras de las porciones olecraneana y epitroclear del flexor carpi ulnaris (1, 3-5).

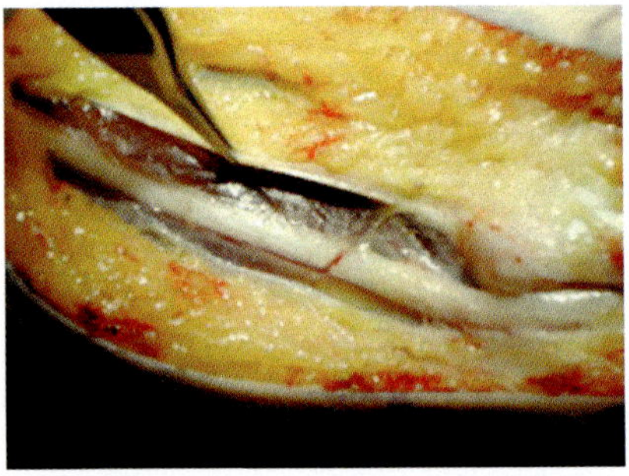

Figura 2.2. Septo intercompartimental.

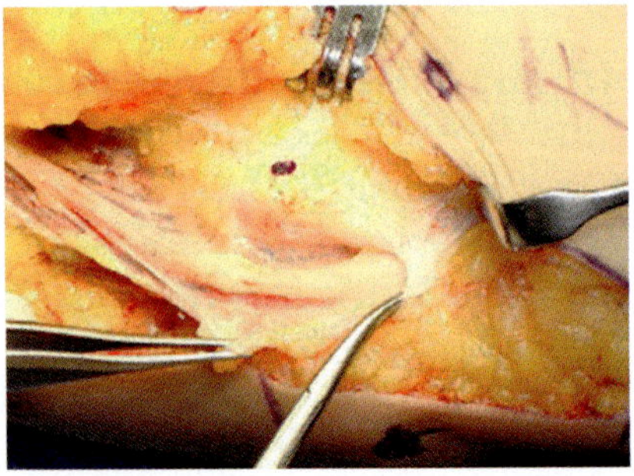

Figura 2.3. Canal epitrócleo-olecraneano.

Cuadro clínico

En las *etapas avanzadas* se caracteriza por dolor y/o sensación de quemadura en la cara medial del brazo y del codo (figura 2.4) y por disestesias, parestesias o anestesia en los dedos 4° y 5° (figura 2.5), así como por disminución de la fuerza de agarre, paresia, parálisis o atrofia de la musculatura intrínseca de la mano inervada por el cubital (1, 3, 4).

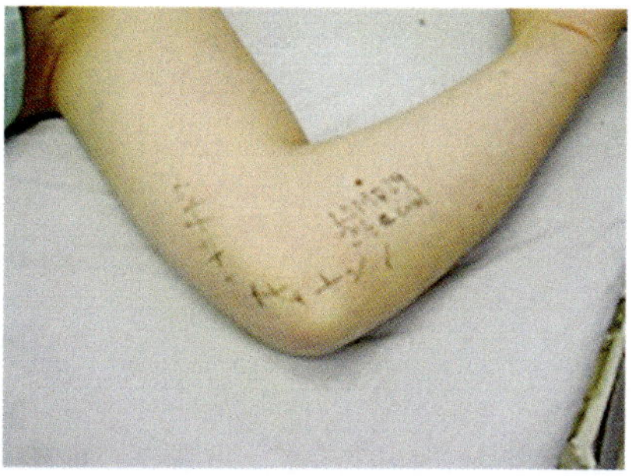

Figura 2.4. Atrapamiento del nervio cubital. Disestesias y dolor en el área del trayecto del canal cubital.

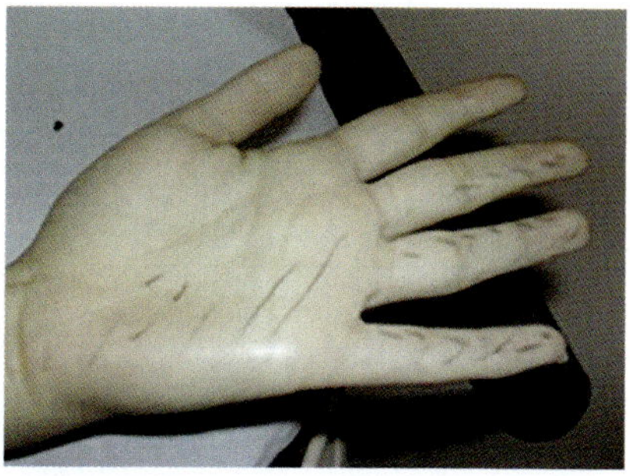

Figura 2.5. Parestesias, hipoestesia o anestesia en la zona cubital de la mano.

La expresión "parálisis" es correcta en la descripción de lesiones crónicas y severas, pero no en otros estados de atrapamiento en los cuales pueden no existir ni parálisis ni paresias, ni hallazgos electromiográficos que confirmen el diagnóstico clínico. En las lesiones altas los músculos afectados son: flexor carpi ulnaris, flexor digitorum profundus de 4° y 5° dedos, músculos hipotenares, lumbricales de 4° y 5° dedos, interóseos palmares y dorsales, y el adductor y la parte medial del flexor corto del pulgar. En ocasiones puede referirse una queja vaga de disminución de la fuerza, o una franca disminución de la fuerza de agarre, paresia, parálisis o atrofia de la musculatura intrínseca de la mano inervada por el cubital. En las lesiones bajas se afectan los mismos músculos con excepción del FCU y los FDP de 4° y 5° dedos.

En las *etapas tempranas* el cuadro clínico suele ser bizarro, con síntomas confusos, difusos y profusos, limitado a vagas molestias locales irradiadas distal y proximalmente.

Examen físico

El signo de Tinel se debe buscar tanto por presión digital (figuras 2.6, 2.7 y 2.8) como por percusión (6), y puede ser el único hallazgo en las etapas tempranas.

Se debe realizar una adecuada valoración del estado de retracción de las fascias pectorales (figura 2.9) y braquiales mediante compresión manual (figura 2.10) o digital (figura 2.11); también en el codo y en el antebrazo (figura 2.12), y para ello ponemos dichas fascias en estado de tensión con lo cual podemos encontrar dolor o parestesias. Buscamos dicho estado de tensión colocando en posición de extensión y supinación a todos los grupos flexopronadores de los miembros superiores y de la cintura escapular (figura 2.13).

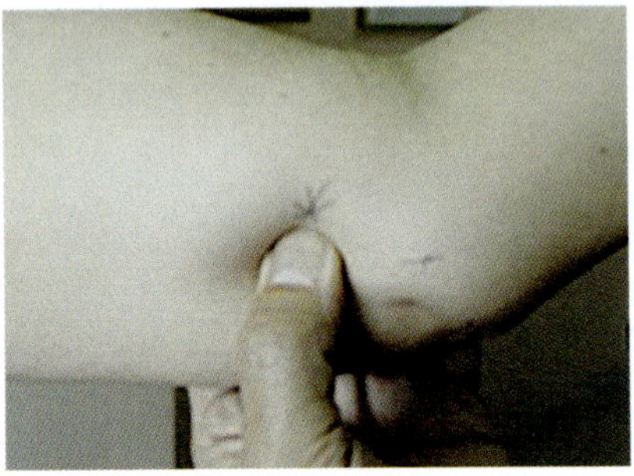

Figura 2.6. Signo de Tinel evaluado por presión digital sobre el canal cubital.

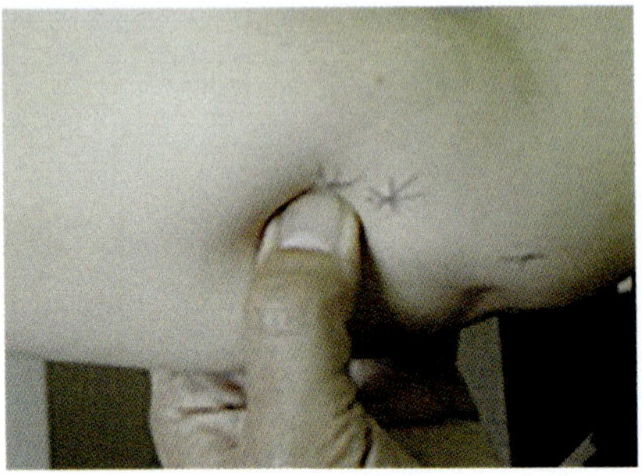

Figura 2.7. El mismo de la figura anterior evaluado en el canal cubital a la altura del tercio distal del brazo.

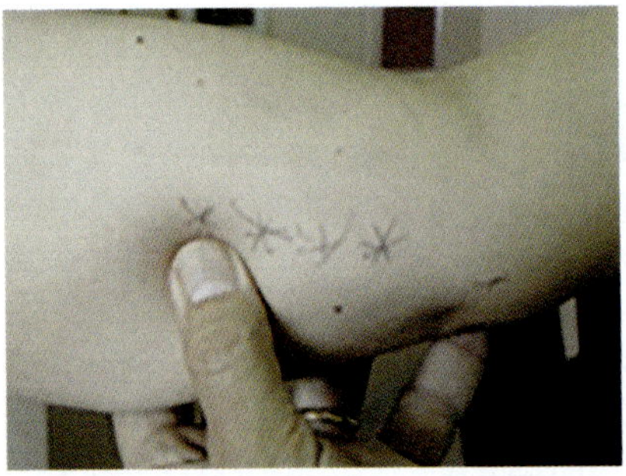

Figura 2.8. El mismo, en sentido proximal en dirección de la arcada de Struthers.

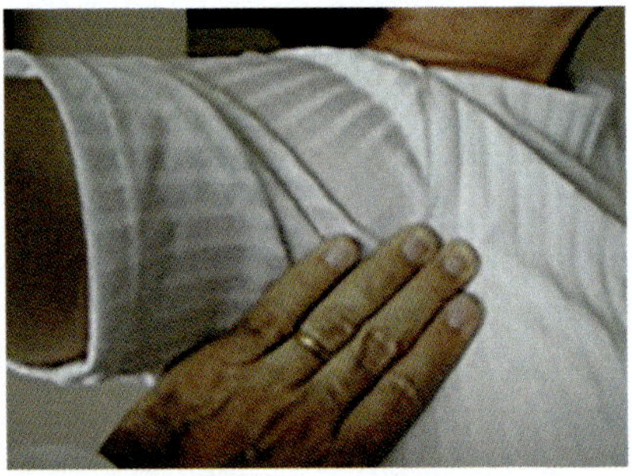

Figura 2.9. Valoración manual de la retracción de las fascias pectorales.

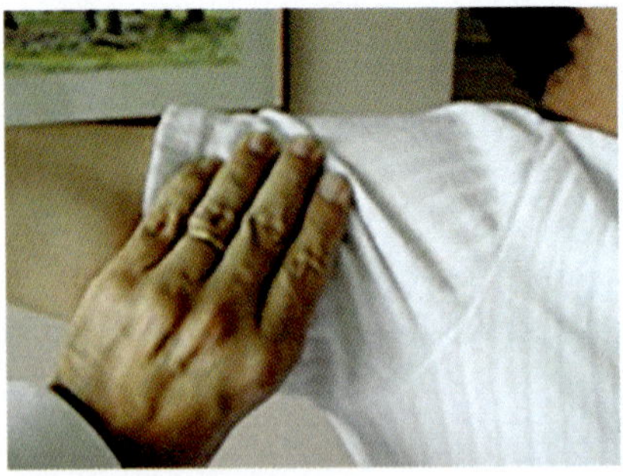

Figura 2.10. Valoración manual de la retracción de las fascias braquiales.

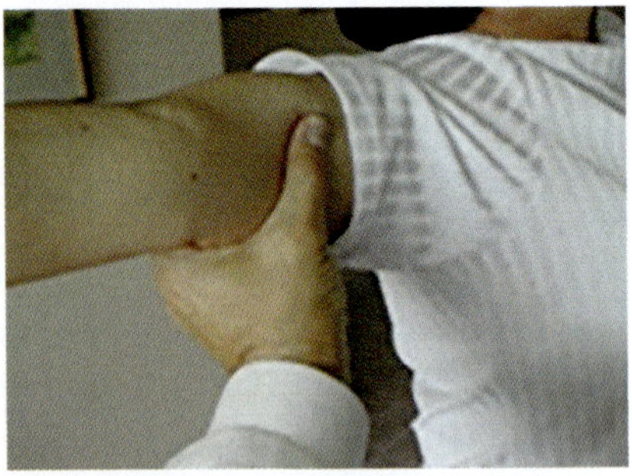

Figura 2.11. Valoración digital de la retracción de las fascias braquiales.

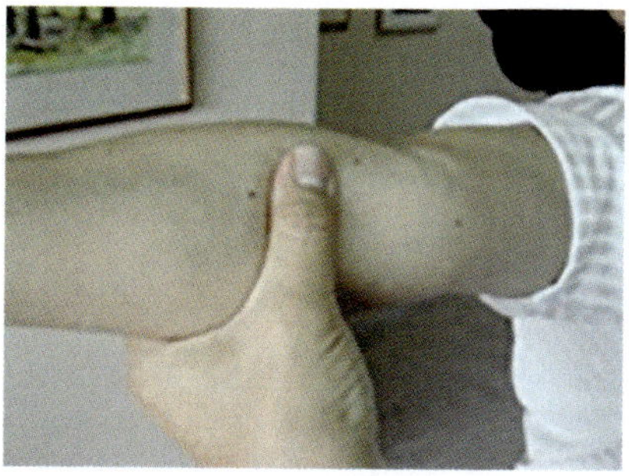

Figura 2.12. Valoración digital de la retracción de las fascias en el codo y el antebrazo.

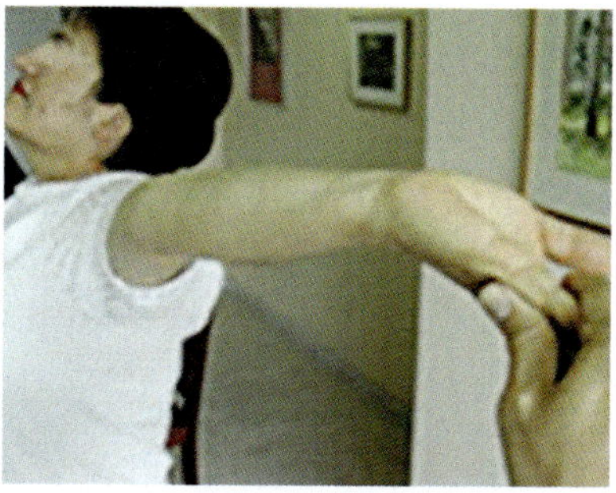

Figura 2.13. Valoración de la retracción de las fascias mediante la posición de extensión y supinación de los grupos flexopronadores del miembro superior.

En las etapas tardías se puede encontrar un seudoneuroma (figura 2.14), o dar positivo el test de flexión del codo que consiste en la aparición de parestesias durante la flexión máxima del codo con el antebrazo en supinación (figura 2.15), o apreciarse una luxación sintomática evidente del nervio durante la flexión, o el desarrollo de la deformidad en garra (figura 2.16) de atrofia de la musculatura intrínseca (figura 2.17), o el signo de Froment positivo (figura 2.18), este último como resultado del imbalance muscular (3, 4).

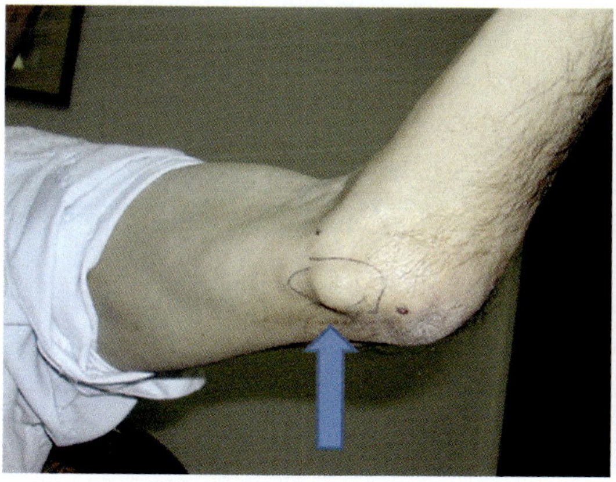

Figura 2.14. Pseudoneuroma del nervio cubital proximal al canal epitrócleo-olecraneano.

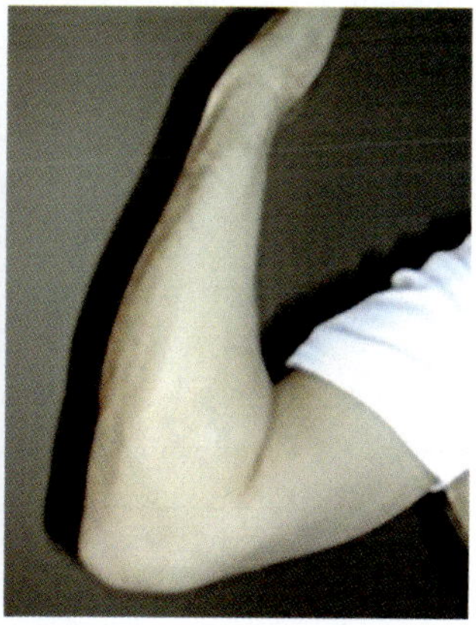

Figura 2.15. Test de flexión del codo. Puede evidenciar una subluxación anterior del cubital.

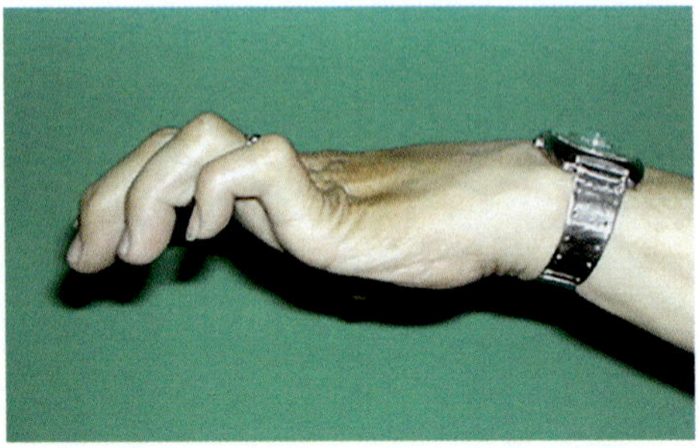

Figura 2.16. Mano en garra secundaria a la parálisis de la musculatura intrínseca dependiente del nervio cubital.

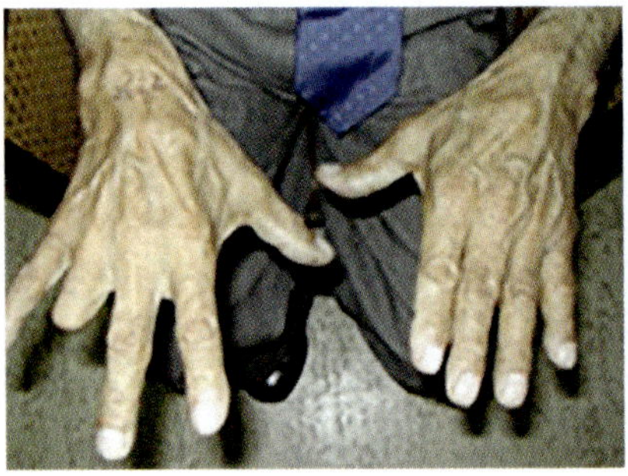

Figura 2.17. Atrofia de la musculatura intrínseca dependiente del nervio cubital.

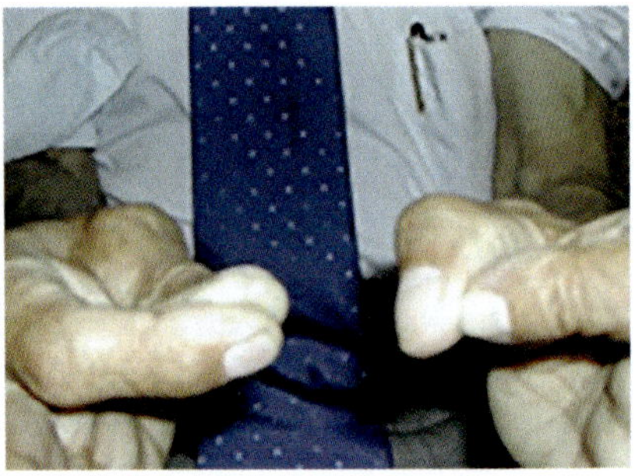

Figura 2.18. Signo de Froment.

4.1.1.2. Síndrome del canal de Guyon

En la muñeca, el síndrome del canal de Guyon (Félix Guyon, 1861) (figura 2.19) produce una lesión baja; la sintomatología es mixta —sensitiva y motora—, el signo de Tinel puede ser positivo o encontrarse dolor a la presión sobre el canal, puede encontrarse hipoestesia o anestesia en el área del cubital, y paresia o parálisis de la musculatura intrínseca. Los flexores profundos de 4° y 5° dedos no se afectan (1, 7). En algunos casos es originado por la presencia de gangliones (3, 4, 7). El diagnóstico es esencialmente clínico y puede corroborarse con estudios electrodiagnósticos. Se debe hacer el diagnóstico diferencial con el síndrome de Ramsay Hunt (figura 2.20). El tratamiento es quirúrgico e incluye la sección del ligamento palmar y la descompresión de las ramas motoras hipotenares (7).

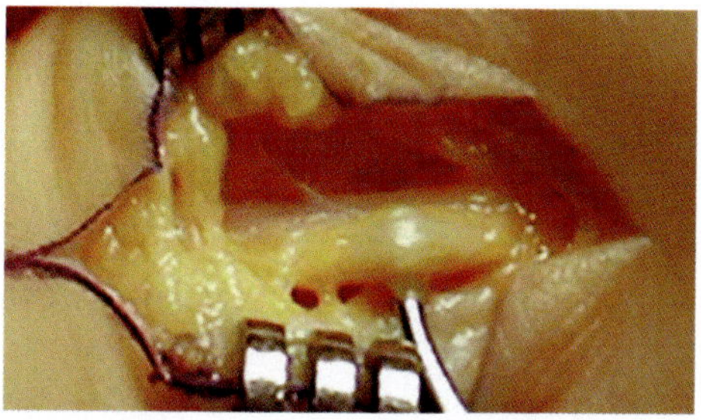

Figura 2.19. Nervio cubital en el canal de Guyon.

4.1.1.3. Síndrome de Ramsay Hunt

Es el resultado de la compresión de la rama motora en la arcada formada por el oponente y el flexor corto del 5° dedo (Hunt, 1908) (6). Se caracteriza por dolor a la presión, paresia o parálisis de la musculatura intrínseca (figura 2.21), y por no existir alteraciones de la sensibilidad. El tratamiento consiste en la liberación quirúrgica de la arcada de Hunt (4), para lo cual realizamos una vía de acceso en líneas quebradas (figura 2.22), se identifica y libera el canal de Guyon (figura 2.23), se visualizan el nervio cubital y la rama motora, la cual transcurre por el lado medial del nervio (figura 2.24) y se independiza del mismo después de atravesar el canal de Guyon; en este punto se angula para continuar su curso en sentido lateral pasando por debajo de la porción sensitiva del nervio y profundizándose hacia la arcada de Hunt (figura 2.25), la cual se secciona (figura 2.26).

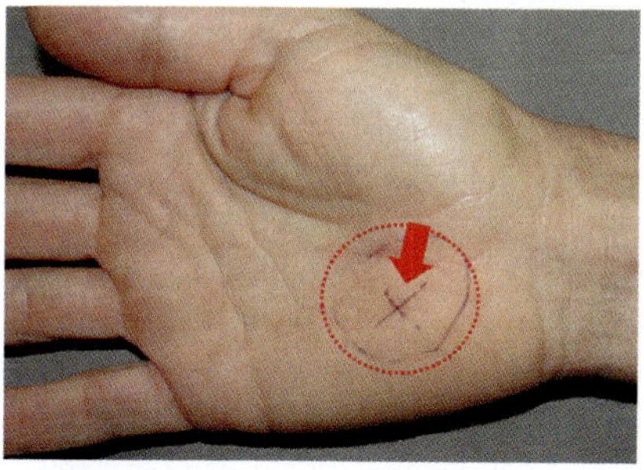

Figura 2.20. Síndrome de Ramsay Hunt. Dolor puntual en la arcada, sin alteraciones de la sensibilidad.

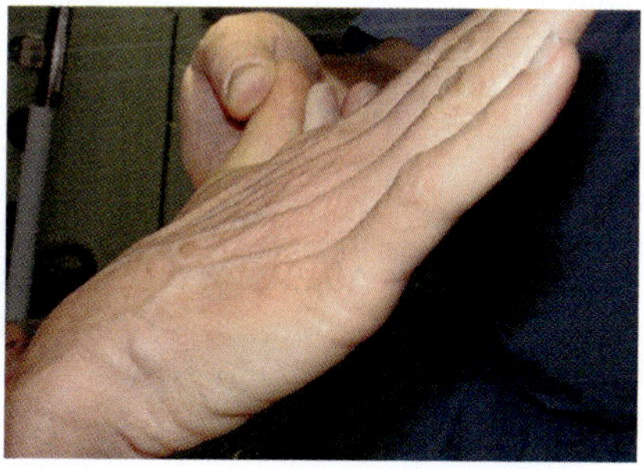

Figura 2.21. Paresia de la musculatura intrínseca dependiente del nervio cubital.

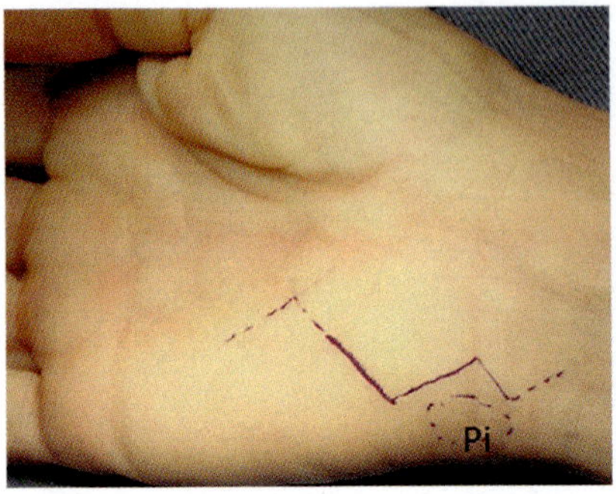

Figura 2.22. Vía de acceso para realizar la liberación quirúrgica de la arcada de Hunt.

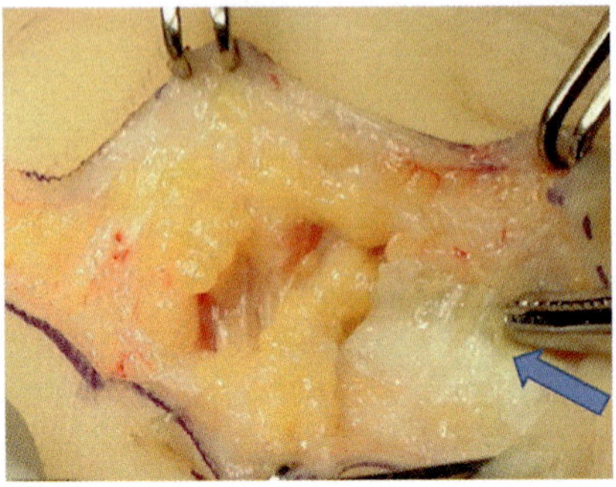

Figura 2.23. Identificación del canal de Guyon para su liberación en sentido distal.

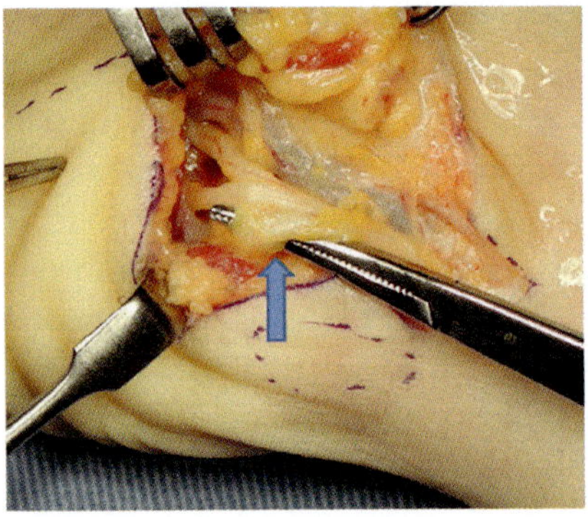

Figura 2.24. Identificación de la rama motora del nervio cubital en el lado medial del nervio, ya independiente y angulada para continuar su curso en sentido lateral.

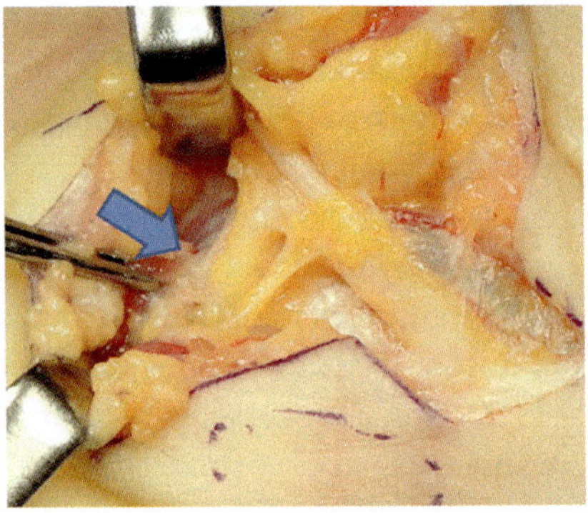

Figura 2.25. Identificación de la arcada de Hunt.

Es de primordial importancia integrar al concepto anatómico habitual el de las variantes anatómicas tanto en los aspectos de sensibilidad como en los motores.

Tratamiento

En todo cuadro clínico, tanto agudo como crónico, lo prioritario es hacer el diagnóstico etiológico, iniciar el tratamiento correspondiente y definir el tiempo de evolución.

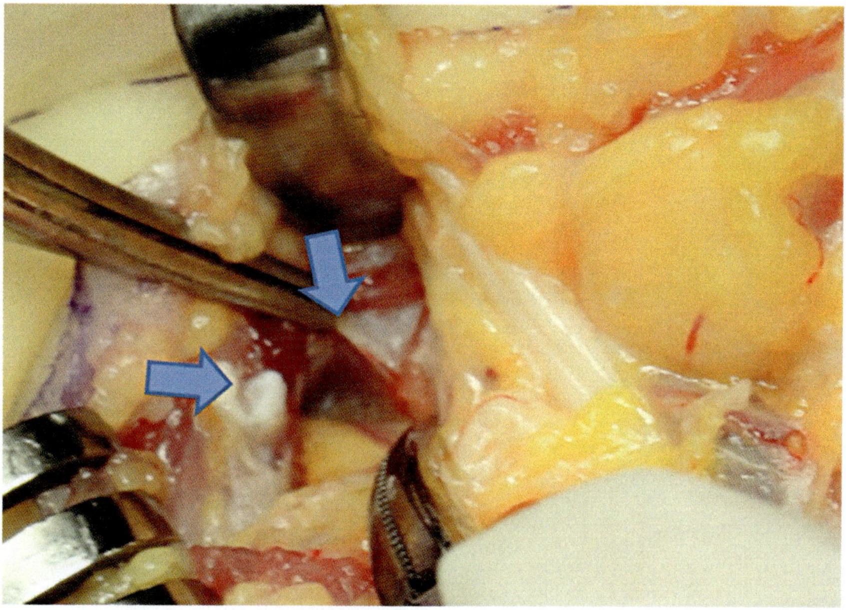

Figura 2.26. Sección de la arcada de Hunt.

Tratamiento en etapas tardías

En las etapas tardías por lo general es necesario recurrir a la descompresión quirúrgica del canal cubital, en la cual se realiza una descompresión proximal hasta la arcada de Struthers (figura 2.27) y distal (figura 2.28), extendiéndola hasta la arcada del flexor carpi ulnaris (arcada de Osborne) (figura 2.29); puede ser necesario resecar el septo intercompartimental (figura 29). Después de abrir el canal epitrócleo-olecraneano se evalúa el grado de subluxación anterior del nervio durante la flexión del codo (figura 2.30), y si se considera necesario, se realiza una epicondilectomía medial con el fin de eliminar el elemento contra el cual choca el nervio durante la flexión (figura 2.31) (1, 5); en nuestra experiencia, es conveniente realizar esta epicondilectomía en todos los casos.

Otros procedimientos quirúrgicos. Han sido descritas varias técnicas tales como las transposiciones subcutánea (8), submuscular (5) transmuscular y otras (1, 3, 5, 8). El método preferido por el autor es el arriba descrito.

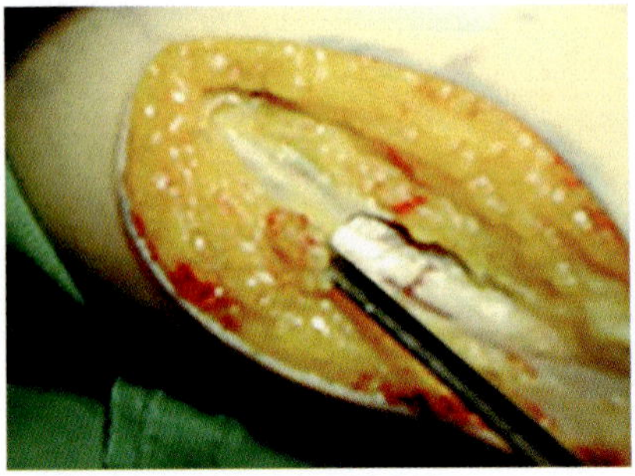

Figura 2.27. Descompresión proximal hasta la arcada de Struthers.

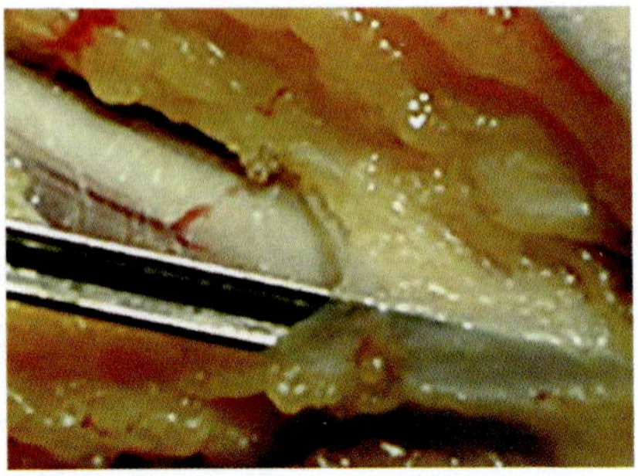

Figura 2.28. Liberación distal.

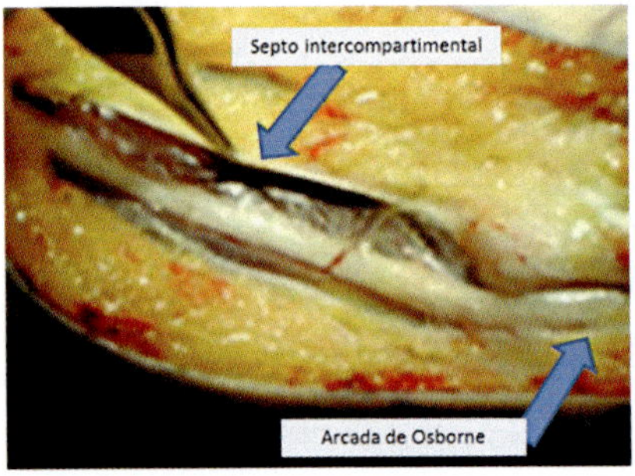

Figura 2.29. Resección del septo intercompartimental y liberación de la arcada de Osborne

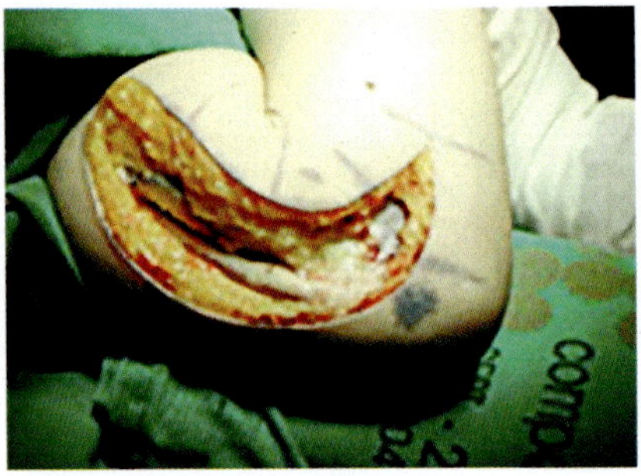

Figura 2.30. Evaluación de la subluxación.

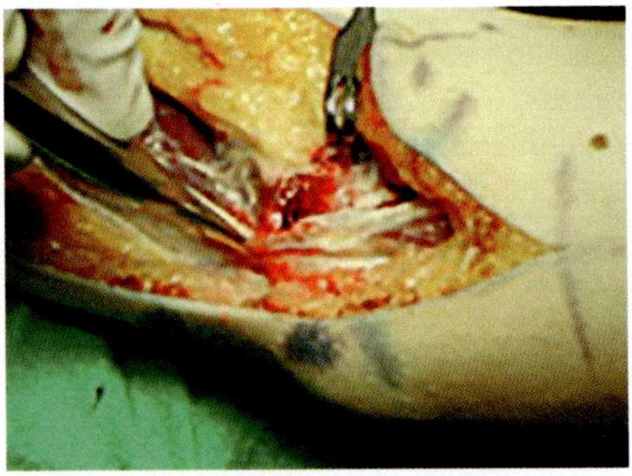

Figura 2.31. Epicondilectomía medial.

Tratamiento en etapas tempranas

En las etapas tempranas se puede realizar un tratamiento conservador, en el cual es primordial el control del factor etiológico. A este se le puede agregar la realización de ejercicios específicos diseñados para buscar un estiramiento de las fascias braquiales y antebraquiales (figura 2.32), de las unidades miotendíneas del antebrazo (figura 2.33), y para restituir los planos de deslizamiento intertendinosos e intermusculares. En ocasiones se puede recomendar un ciclo de aines y terapia física. No consideramos apropiado aplicar infiltraciones de corticoides (5).

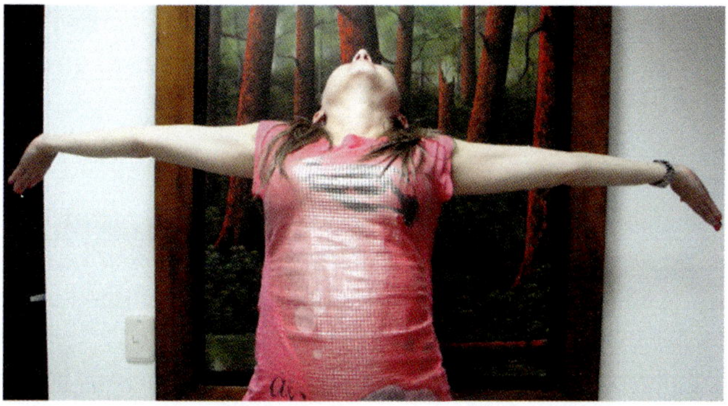

Figura 2.32. Estiramiento de las fascias braquiales y antebraquiales.

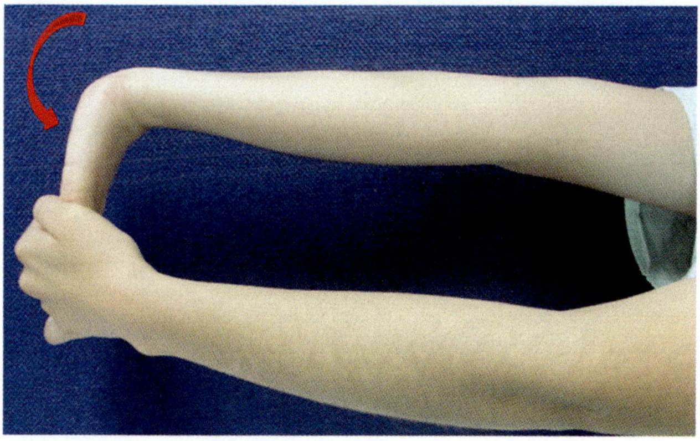

Figura 2.33. Estiramiento de los grupos flexo-pronadores del antebrazo.

4.2. Atrapamientos del nervio mediano

El nervio mediano emite sus primeras ramas distalmente al pliegue de flexión del codo, siendo la primera aquella que inerva el músculo pronator teres. Le siguen aquellas del flexor carpi radialis, las del flexor digitorum superficialis de los dedos 2°, 3°, 4° y 5°, y las del flexor digitorum profundis de los dedos 2° y 3°. En el antebrazo distal inerva el flexor pollicis longus y el pronator quadratus, y después de pasar el canal del carpo se divide en la rama motora tenar que inerva a los músculos opponens pollicis, abductor pollicis brevis y a una mitad del flexor pollicis brevis, en las ramas para los lumbricales de 2° y 3° dedos, y las ramas sensitivas para los dedos 1°, 2°, 3° y mitad lateral del 4°. Existen gran cantidad de variantes anatómicas significativas que es necesario tener en cuenta (4).

4.2.1. Niveles de compresión

En el brazo se puede encontrar el ligamento de Struthers, estructura que puede ser causa de atrapamiento. En el antebrazo proximal ocurren con frecuencia el síndrome del pronador redondo y el síndrome del interóseo anterior (2, 3). En la muñeca y la mano se presentan el atrapamiento de la rama sensitiva tenariana, el síndrome del túnel carpiano y el atrapamiento de la rama motora tenar. Los atrapamientos en el brazo, en el antebrazo proximal y en el canal del carpo se presentan con cuadros clínicos y examen físico diferentes, pero con semejanzas que pueden llevar a errores de diagnóstico. En general, el cuadro clínico se puede describir como "confuso, profuso y difuso".

4.2.1.1. Atrapamiento del nervio mediano en el brazo

El atrapamiento producido por el ligamento de Struthers (figura 2.34) se presenta con un cuadro de dolor local y de parestesias en la mitad externa de la mano (1). Al examen físico se encuentra dolor a la compresión, y la maniobra de pronación y flexión del antebrazo contra resistencia da positiva.

4.2.1.2. Síndrome del pronador redondo

En las *etapas tempranas* el cuadro clínico presenta dolor vago y difuso en el aspecto anterior del antebrazo proximal, signo de Tinel positivo a la presión en el área de la arcada del pronador redondo, ausencia de parestesias o disestesias, signo de Phalen negativo y ausencia de paresias o parálisis (1, 3, 4).

En las *etapas avanzadas* el cuadro clínico presenta dolor en el aspecto anterior del antebrazo proximal, signo de Tinel positivo, parestesias o disestesias en la mitad externa de la mano, signo de Phalen negativo, y paresia o parálisis de los flexores superficiales de los dedos —del profundo del índice y del flexor largo del pulgar— (4). Con frecuencia, el síndrome del pronador redondo pasa desapercibido como consecuencia de limitar el examen físico a la mano ante la sospecha de un síndrome del túnel carpiano (9) (figuras 2.35 y 2.36).

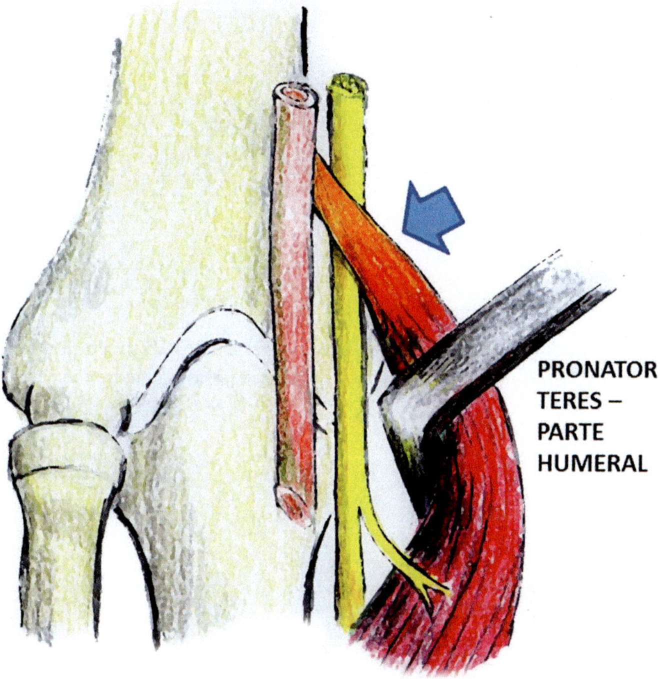

Figura 2.34. Ligamento de Struthers.

El síndrome del pronador redondo puede presentarse como efecto secundario de alteraciones en diversas estructuras anatómicas: en primer lugar, de la expansión aponeurótica del bíceps o lacertus fibrosus, en cuyo caso se puede poner en evidencia en el examen físico mediante la maniobra de provocar dolor que se aumenta al ofrecer resistencia a la supinación y a la flexión del codo (3) (figura 2.37). En este caso sería suficiente tratamiento la sección del mismo (1, 4) (figura 2.38). En segundo lugar, de la arcada conformada por la confluencia de las dos porciones que forman el músculo pronador redondo: la epitroclear (porción superficial) y la cubital (porción profunda) (figura 2.39). Si este es el sitio de la compresión, se puede evidenciar mediante cuatro maniobras de examen físico: supinación pasiva máxima con el codo en extensión (figura 2.40), la misma agregando presión digital en el área de la arcada (figura 2.41), o pronación y flexión de la muñeca contra resistencia (figura 2.42), o la misma agregando presión digital (figura 2.43); estas maniobras incrementan el cuadro de dolor (4, 3). El tratamiento correspondiente es la sección de dicha arcada (figura 2.44) (1, 4).

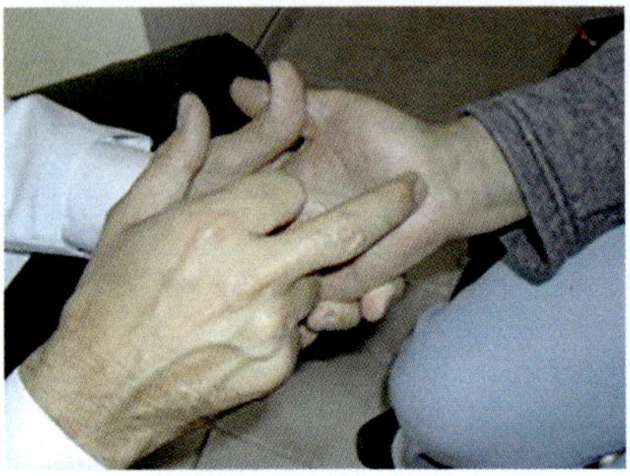

Figura 2.35. Evaluación insuficiente ante la sospecha de un síndrome del túnel carpiano.

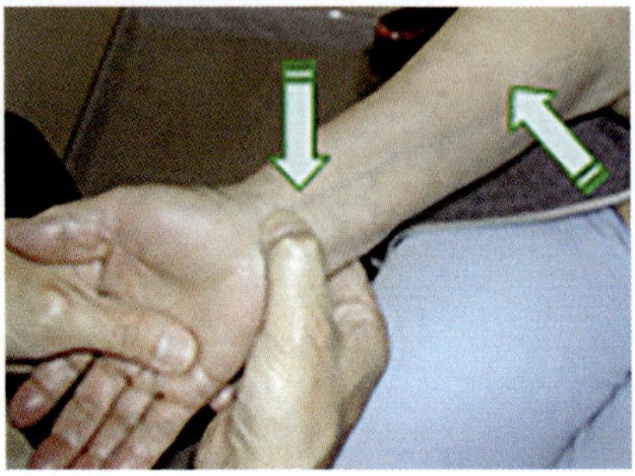

Figura 2.36. Es recomendable evaluar, además del área del canal del carpo, la de la arcada del pronador redondo

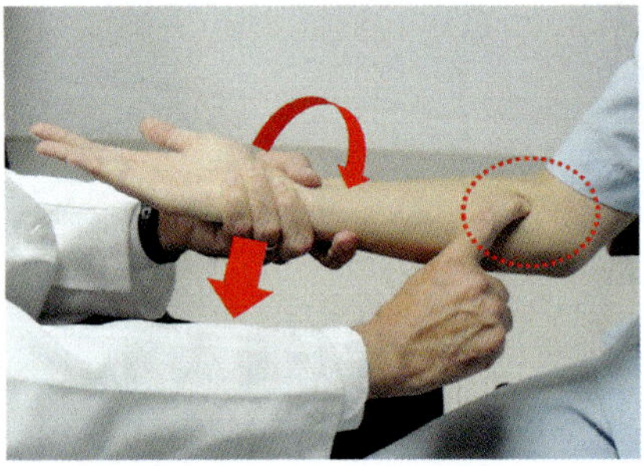

Figura 2.37. Maniobra de resistencia a la supinación y a la flexión del codo. Indica compresión por parte de la expansión aponeurótica del bíceps.

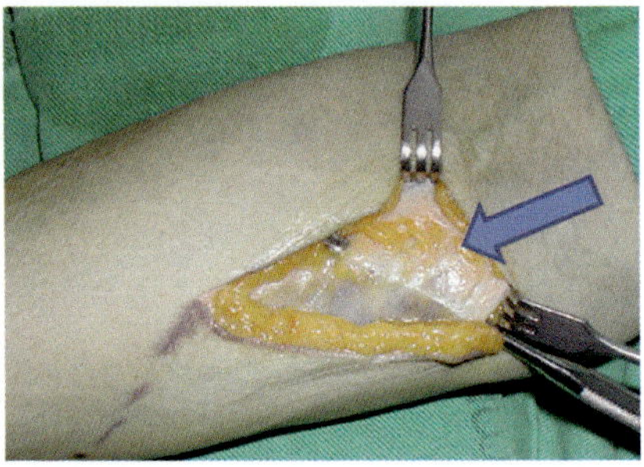

Figura 2.38. Lacertus fibrosus del bíceps.

En tercer lugar, como efecto de la arcada del músculo flexor superficial de los dedos, formada por la confluencia de los vientres superficial y profundo que lo conforman (figura 2.45). Se pone en evidencia mediante la maniobra de oponer resistencia a la acción del flexor superficial del tercer dedo, con lo cual se incrementa el cuadro de dolor (figura 2.46). La sección de dicha arcada mejora el cuadro clínico (figura 2.47).

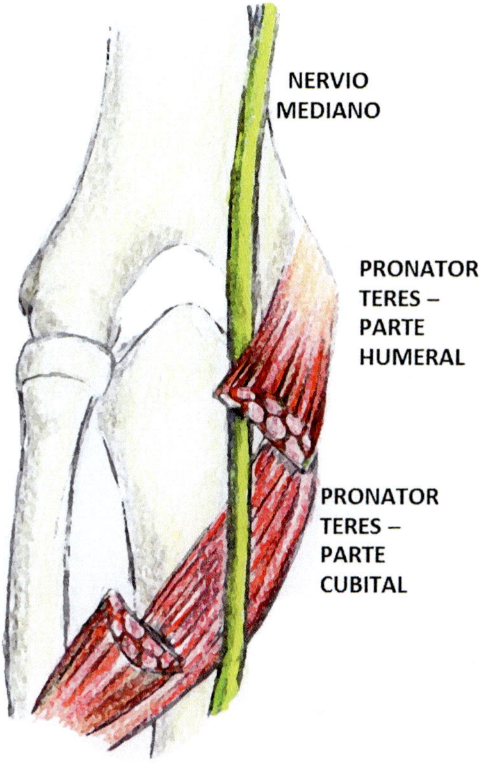

Figura 2.39. Porciones epitroclear y cubital que conforman el músculo pronador redondo.

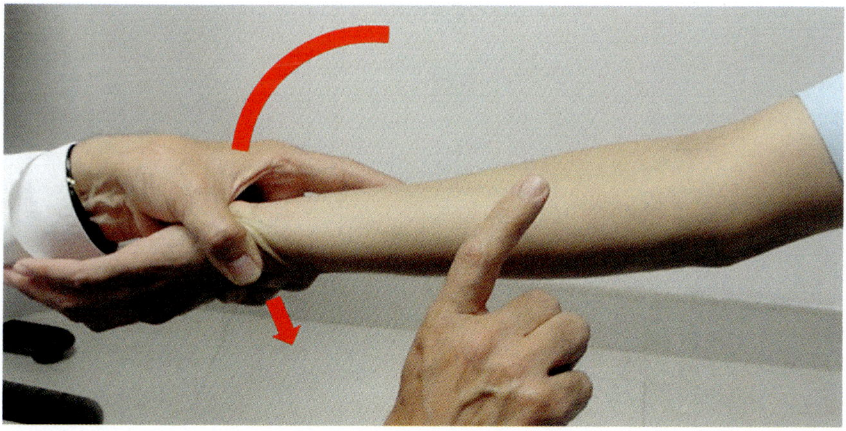

Figura 2.40. Maniobra de supinación pasiva máxima con el codo en extensión sin presión digital. Produce dolor al estrechar la arcada del pronador redondo.

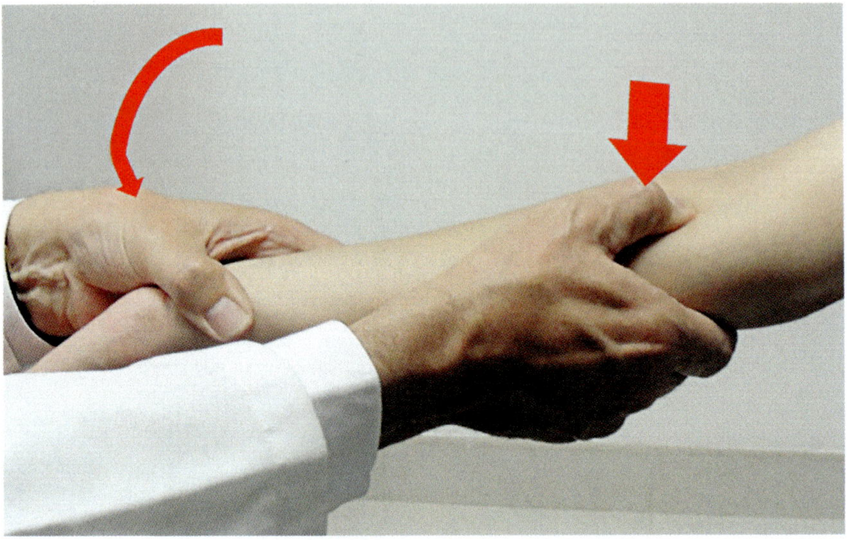

Figura 2.41. Maniobra de supinación pasiva máxima con el codo en extensión con presión digital sobre la arcada del pronador redondo.

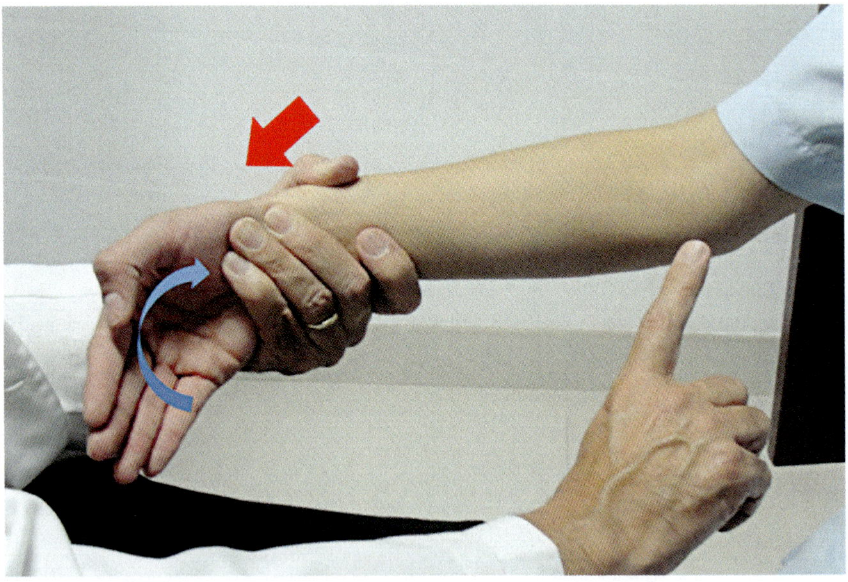

Figura 2.42. Maniobra de pronación contra resistencia, sin presión digital.

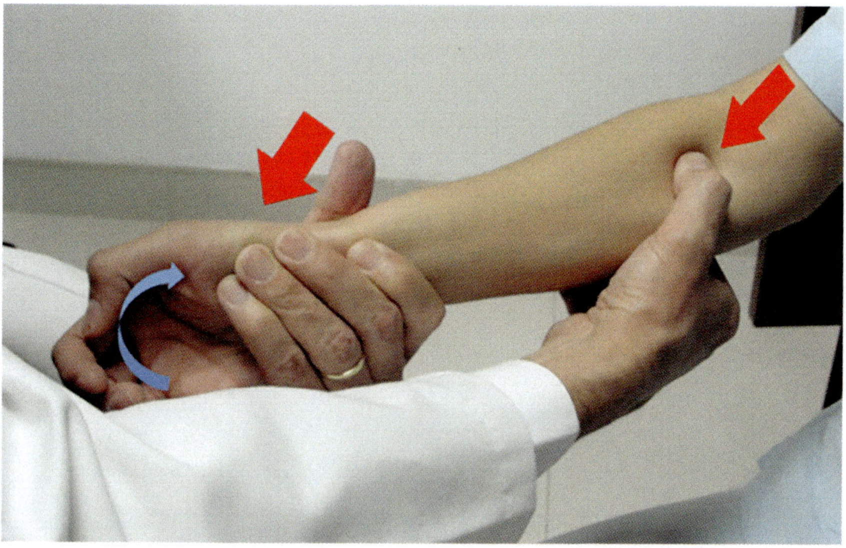

Figura 2.43. Maniobra de pronación contra resistencia, con presión digital.

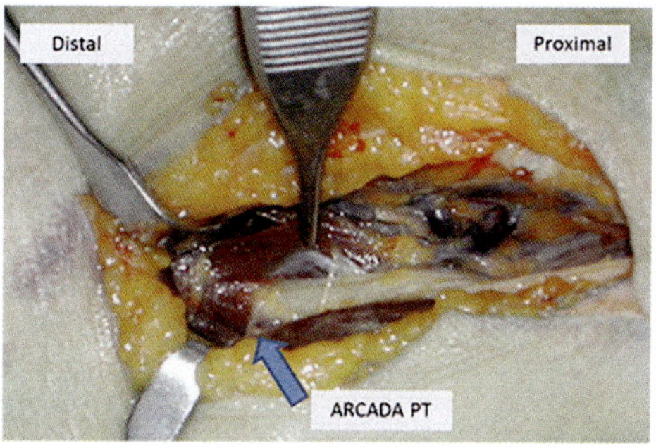

Figura 2.44. Sección de la arcada del pronador redondo.

4.2.1.3. Síndrome del interóseo anterior

En ocasiones se presenta la compresión aislada del nervio interóseo anterior, lo que da origen al cuadro clínico conocido como síndrome del interóseo anterior, el cual consiste en dolor vago en el antebrazo proximal, paresia o parálisis del flexor largo del pulgar, del flexor profundo del índice y del pronador cuadrado, en ausencia de alteraciones de la sensibilidad (1-3, 9). Puede ser causado por variaciones anatómicas de unidades musculotendíneas o de vasos sanguíneos, bursitis, tumores o estados de fibrosis y de retracción tisular secundarios a trauma, o por compresión externa prolongada. En el examen físico es típico el signo de presentar incapacidad para formar una O con los dedos pulgar e índice (4, 9) (figura 2.48). El tratamiento debe ir encaminado en primer lugar a corregir el factor causal, y puede requerirse realizar la liberación quirúrgica de la arcada del flexor superficial (figura 2.49). No consideramos apropiado aplicar infiltraciones de corticoides locales (9).

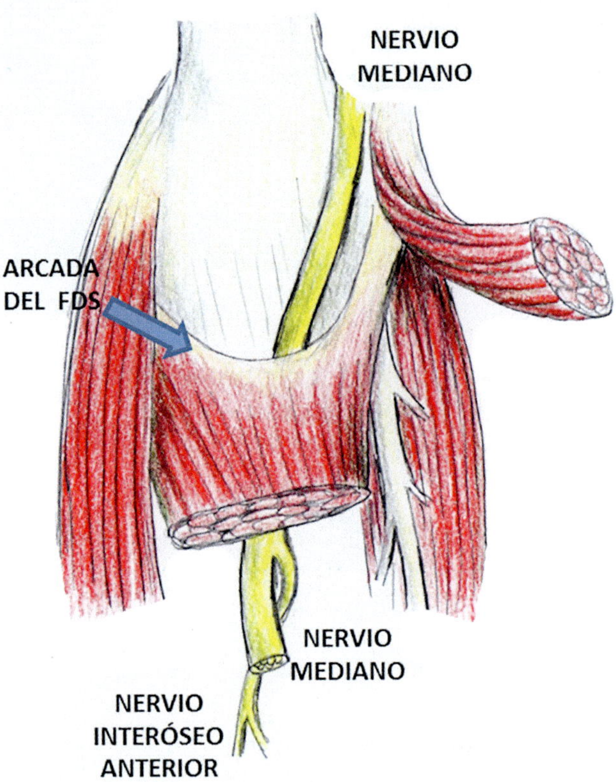

Figura 2.45. Porciones superficial y profunda que conforman el músculo flexor superficial (FDS) de los dedos y su arcada.

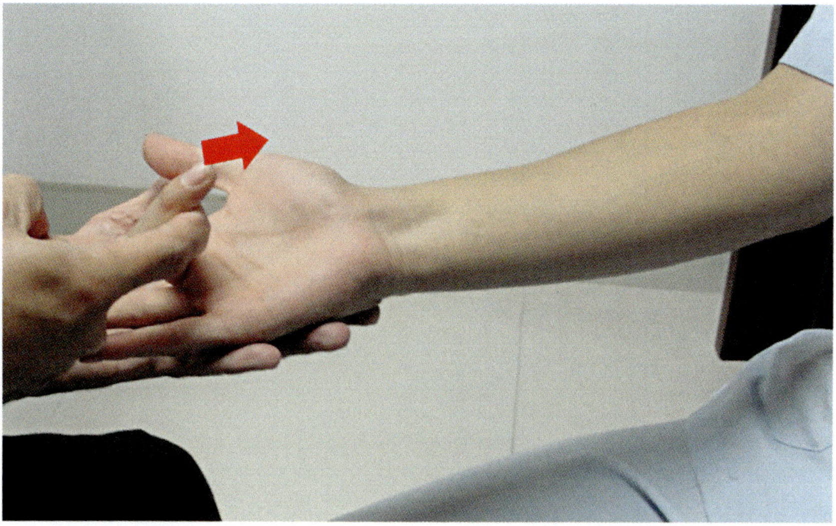

Figura 2.46. Maniobra de oponer resistencia a la acción del flexor superficial del tercer dedo.

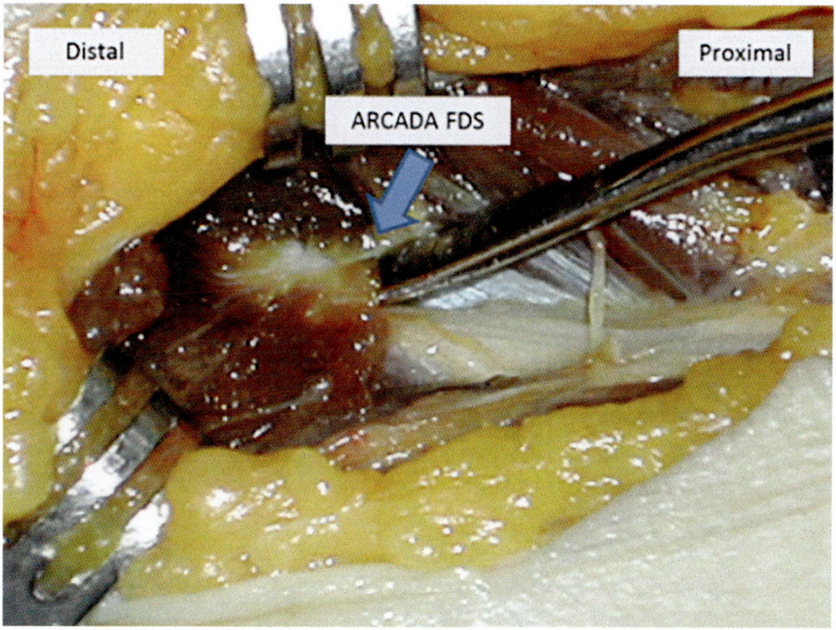

Figura 2.47. Identificación de la arcada del músculo flexor superficial de los dedos.

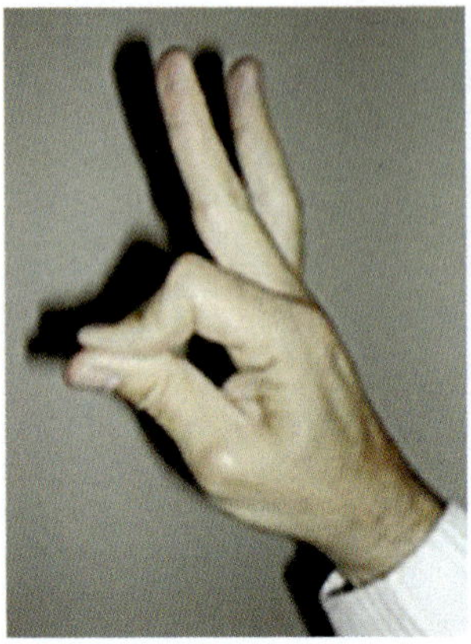

Figura 2.48. Signo clínico representativo en el síndrome del interóseo anterior. Incapacidad para formar una O con los dedos pulgar e índice.

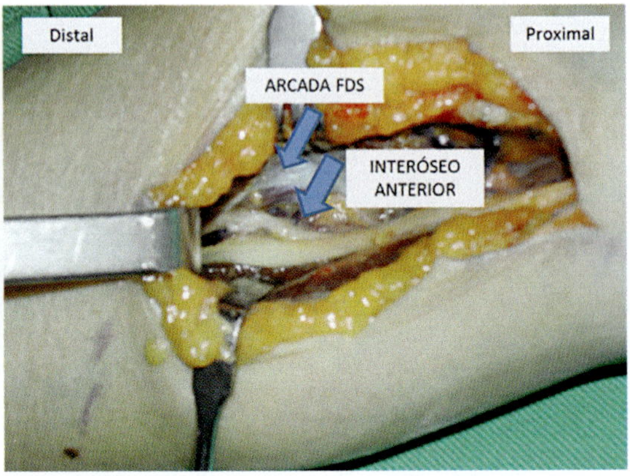

Figura 2.49. Liberación quirúrgica de la arcada del flexor superficial para la descompresión del nervio interóseo anterior.

4.2.1.4. Atrapamiento del nervio mediano en la muñeca y la mano

Rama sensitiva tenariana. La compresión de esta rama produce disestesias, hipoestesia o anestesia en el área sensitiva que inerva en la eminencia tenar (figura 2.50) (4). En ocasiones se asocia a la tenosinovitis estenosante del flexor carpi radialis (FCR).

El síndrome del túnel carpiano, objeto de capítulo aparte, es la consecuencia de un aumento de presión en el canal del carpo. En las etapas tempranas el tratamiento debe encaminarse en primera instancia a la corrección del factor etiológico como se comentó al comienzo de este capítulo, disponiendo además de otras medidas como el uso de antiinflamatorios, ejercicios de estiramiento, terapia física y, eventualmente, infiltración de corticoides. En etapas avanzadas por lo general es necesario recurrir a la liberación quirúrgica. Es preciso insistir en descartar un síndrome del pronador redondo que podría estar presente en forma principal o concomitante.

La compresión aislada de la rama motora tenar, de la cual existen múltiples variedades anatómicas (1, 4), produce un cuadro de dolor local y disminución de la fuerza de pinza, y conduce a la atrofia de los músculos oponente, abductor corto y de la mitad superficial del flexor corto del pulgar (figura 2.51). Puede ser causa de los procesos inflamatorios postraumáticos o por sobreuso, o de la hipertrofia muscular. Si no mejora con terapia física, aines y reposo, puede requerir la descompresión quirúrgica específica (4).

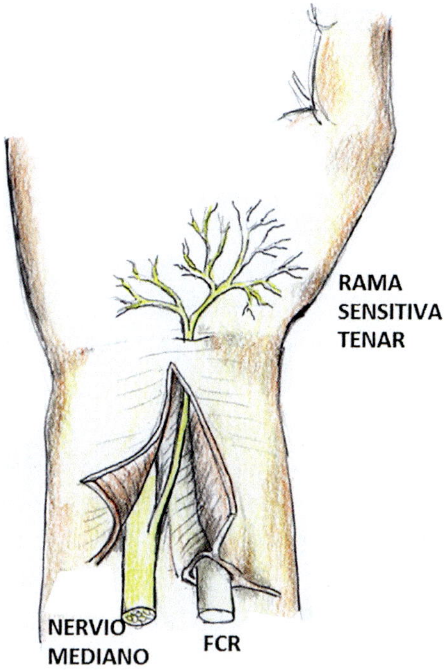

Figura 2.50. Área de distribución de la rama sensitiva tenar del nervio mediano.

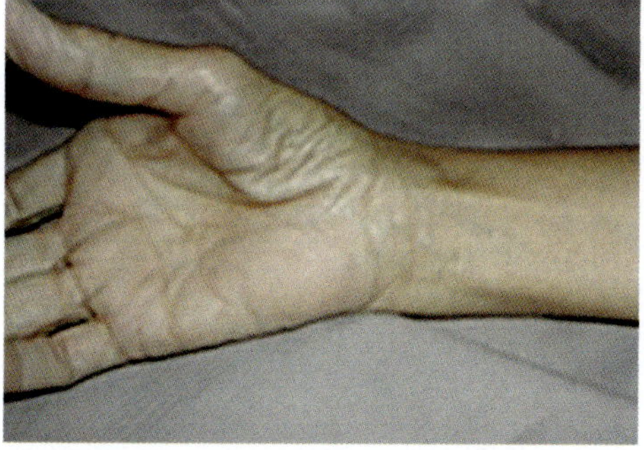

Figura 2.51. Atrofia tenar típica del síndrome del túnel carpiano crónico.

4.3. Atrapamientos del nervio radial

El nervio radial inerva en el brazo al tríceps, al anconeus, al braquio radialis y al extensor carpi radialis longus. En el antebrazo, al extensor carpi radialis brevis, al extensor común de los dedos y propio del meñique, al extensor carpi ulnaris, al extensor pollicis longus, al abductor pollicis brevis y al extensor indicis proprius (4).

En el brazo se encuentra el septo intercompartimental lateral (1), estructura que puede dar origen a atrapamientos (10) con frecuencia secundarios a fracturas y contusiones. En el antebrazo proximal ocurre con frecuencia el síndrome del Interóseo Posterior. En el tercio distal del antebrazo puede ocurrir el atrapamiento de la rama sensitiva, que da lugar al síndrome de Wartenberg.

4.3.1. Codo y antebrazo proximal

4.3.1.1. Síndrome del canal radial

El radial es un canal mal definido que comprende un segmento limitado proximalmente por la inserción proximal del braquioradial y distalmente por la arcada distal del supinator (figura 2.52) (4).

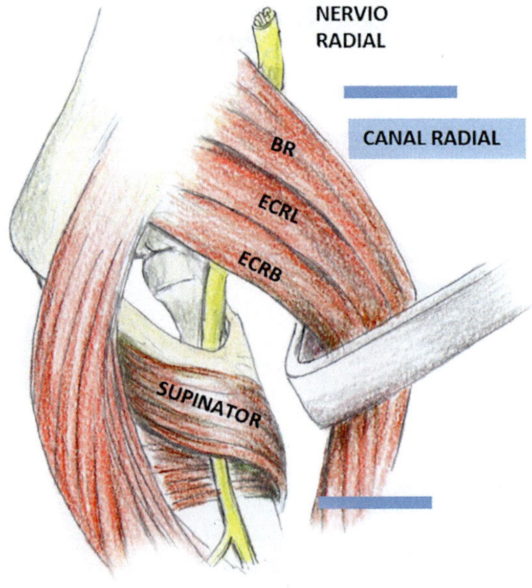

Figura 2.52. Canal radial.

Niveles de compresión en el canal radial

Se identifican cinco estructuras que en forma sucesiva pueden ocasionar cuadros de atrapamiento del nervio radial en el antebrazo: en la parte proximal, bandas fibrosas anteriores a la cabeza del radio al inicio del canal radial, vasos recurrentes de la arteria radial que constituyen la llamada red de Henry y que en nuestra experiencia hemos encontrado en dos planos, al primero lo hemos llamado red vascular superficial (figuras 2.53 y 2.54) y al segundo red profunda o red de Henry propiamente dicha (figuras 2.55 y 2.56); el borde tendinoso del extensor carpi radialis brevis, la arcada de Frohse formada por un engrosamiento tendinoso del borde proximal de la porción superficial del músculo Supinator (figuras 2.57 y 2.58), y en el punto de emergencia del nervio por debajo del borde distal de la misma porción del músculo (figura 2.59) (1, 4, 12). Otras causas menos frecuentes de atrapamiento son la presencia de masas tales como lipomas (figura 2.60), condromatosis sinovial o bandas fibrosas del borde distal del supinador (4).

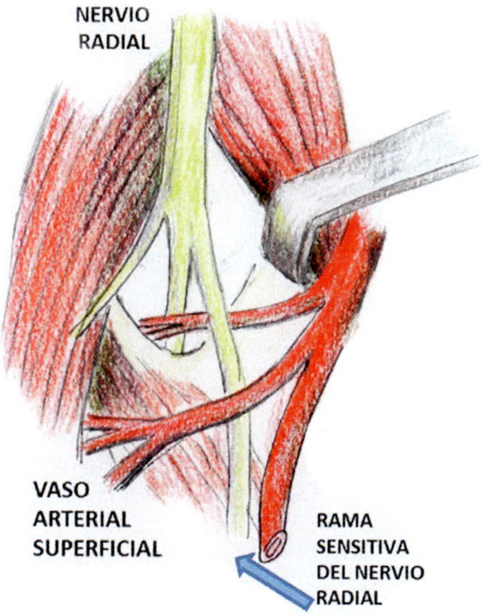

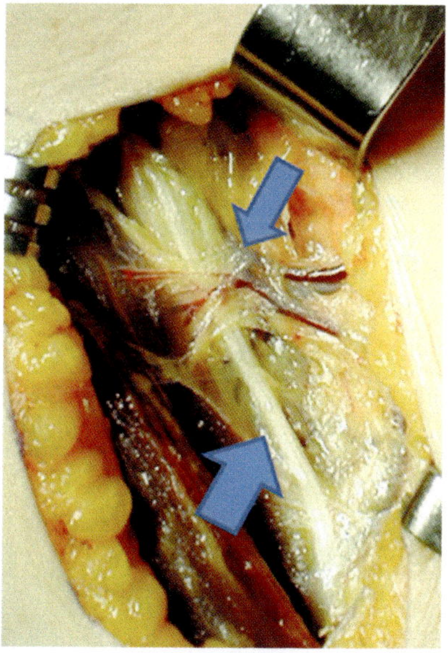

Figuras 2.53 y 2.54. Red vascular superficial anterior a la rama sensitiva del radial.

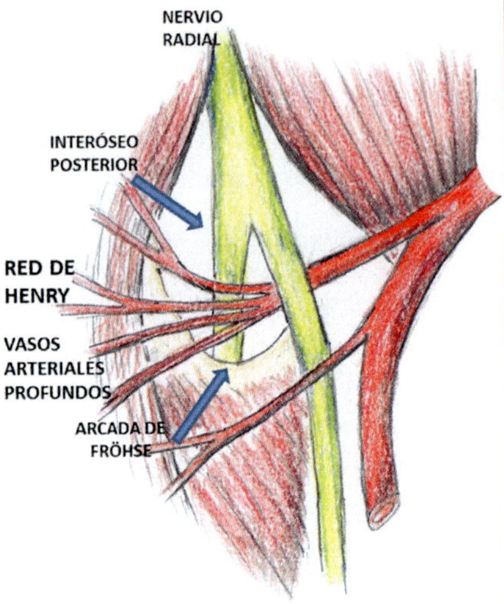

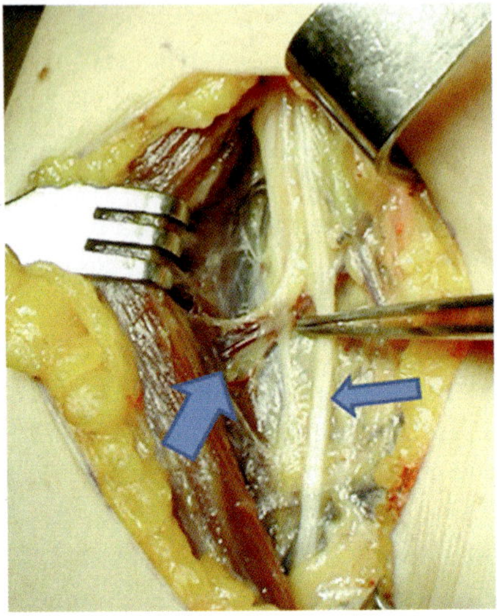

Figuras 2.55 y 2.56. Red vascular de Henry, profunda, posterior a la rama sensitiva del radial.

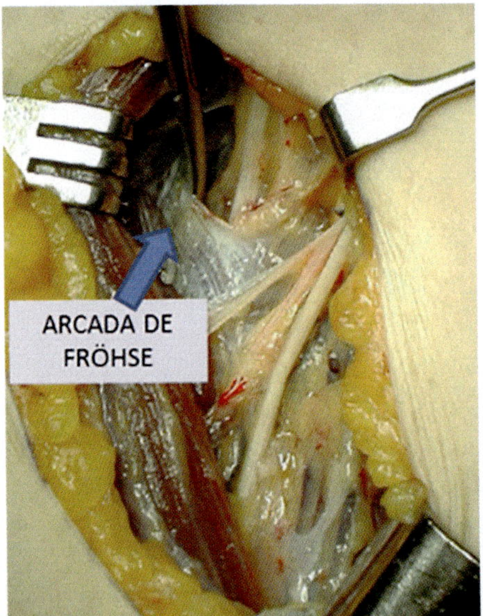

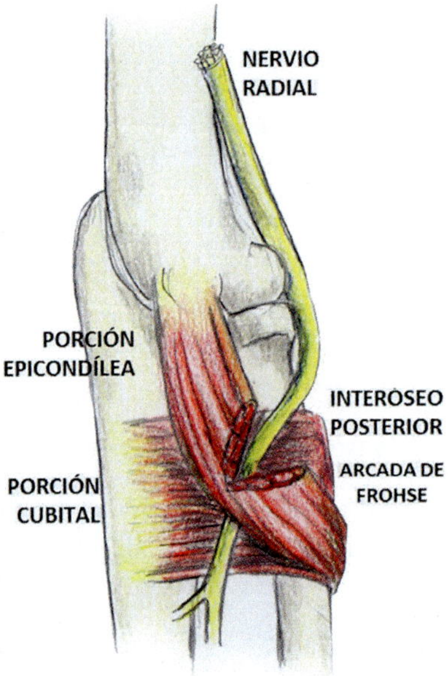

Figuras 2.57 y 2.58. Arcada de Frohse, formada por un engrosamiento tendinoso del borde proximal de la porción epicondílea del músculo Supinator.

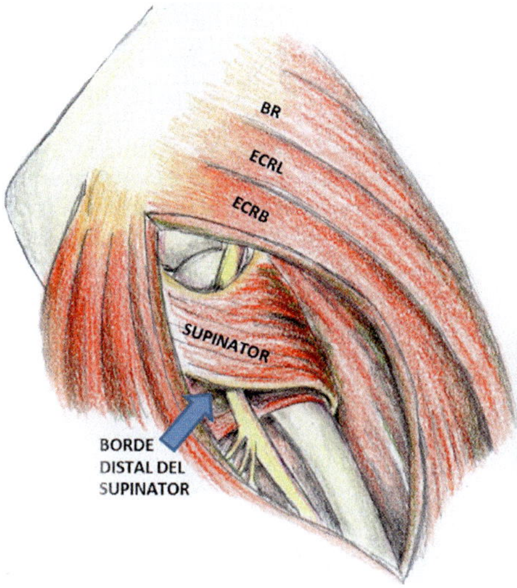

Figura 2.59. Punto de emergencia del nervio interóseo posterior por debajo del borde distal de la porción superficial del Supinator.

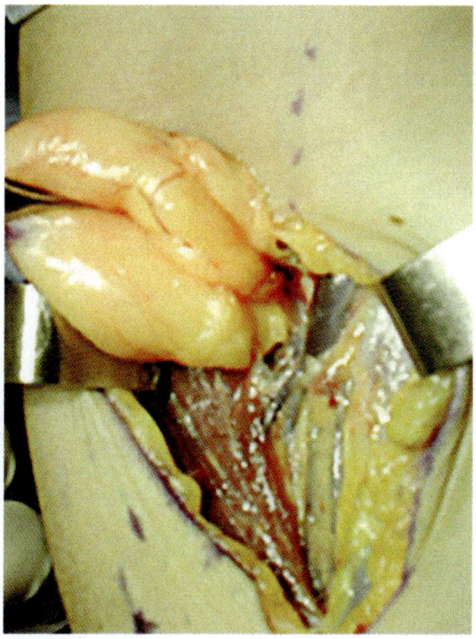

Figura 2.60. Lipoma causante de un síndrome del interóseo posterior.

Cuadro clínico

En las *etapas tempranas* este se caracteriza por la presencia de dolor mal localizado y mal definido, referido sin precisión alrededor de la masa muscular del dorso del tercio proximal del antebrazo, difuso, confuso y profuso, bizarro, con irradiación proximal o distal, con o sin disestesias en el área sensitiva o alrededor del epicóndilo lateral (figura 2.61). El hecho de que la historia clínica sea imprecisa, como la del ejemplo presentado en la figura 2.62, ya debe poner en alerta y orientar al facultativo hacia la sospecha diagnóstica del síndrome del interóseo posterior.

Examen físico

El signo de Tinel suele ser positivo examinado mediante presión digital o por percusión (figura 2.63). También se puede poner en evidencia por medio de *maniobras especiales de provocación* diseñadas para cada uno de los niveles de compresión arriba mencionados: si al realizar la maniobra de supinación pasiva máxima con el codo en flexión se desencadena el dolor (figura 2.64), se sospecha compresión del nervio por bandas fibrosas anteriores a la cabeza del radio. Mediante la maniobra de pronación pasiva máxima con el codo en flexión de 45° y la muñeca en flexión máxima se sospecha compresión por el borde anterior del ECRB.

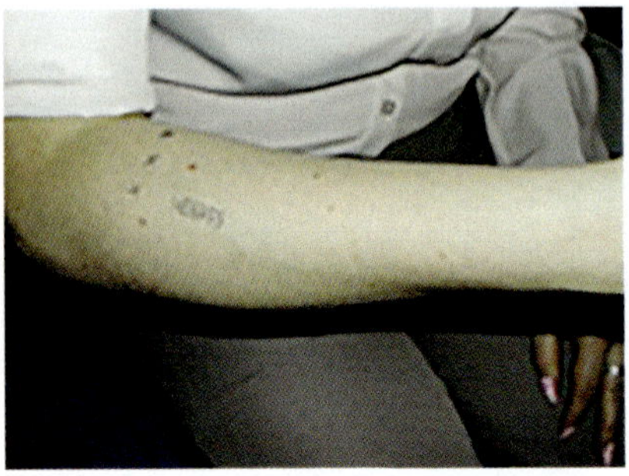

Figura 2.61. Área imprecisa de dolor en el síndrome del interóseo posterior.

> **"Doctor: vengo porque mi mano está mal. A veces me duele pero no sé dónde. A veces me falta la fuerza, voy a tratar de abrir un frasco y no puedo, me duele y como que me da un corrientazo, es algo raro que me sube al codo y a veces hasta el hombro y también hasta el cuello. Siento como la mano abierta y a veces se me duerme pero no sé, a veces el dedo mostrador, a veces el pequeñito, a veces todos. Estoy deseperado, doctor. Llevo así mucho tiempo y es un cansancio que no me deja trabajar."**

Figura 2.62. Ejemplo de relato de motivo de consulta "difuso, confuso y profuso".

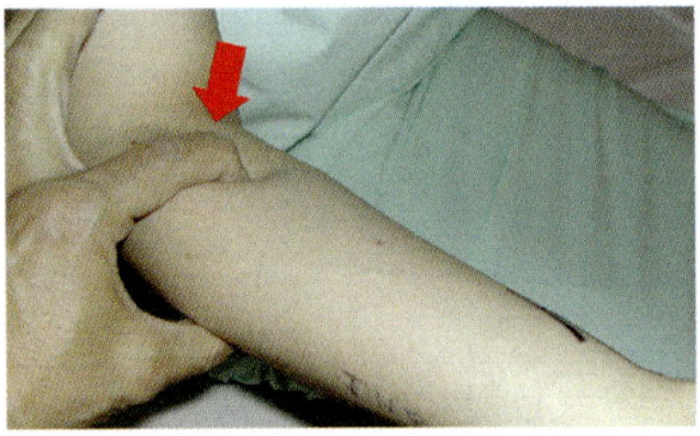

Figura 2.63. Valoración del signo de Tinel mediante presión digital.

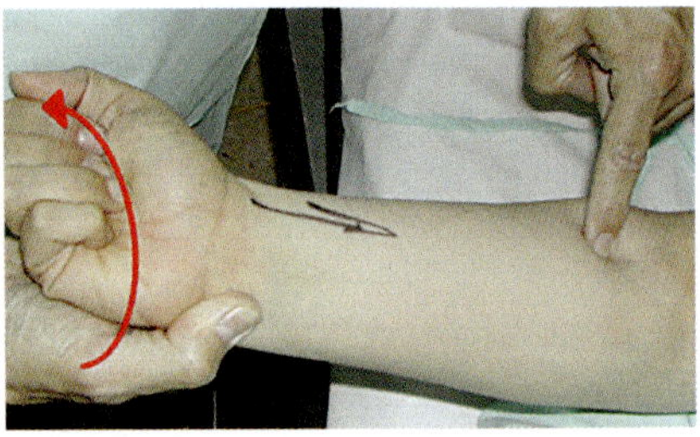

Figura 2.64. Maniobra de supinación pasiva máxima con el codo en flexión, que indica compresión del nervio por bandas fibrosas anteriores a la cabeza del radio.

Al realizar supinación activa contra resistencia sin presión digital, durante la cual se cierra activamente la arcada de Frohse (figura 2.65), o la misma aplicando presión digital sobre dicha arcada (figura 2.66), o realizando una pronación pasiva forzada para elongar el músculo Supinator y de esta manera cerrar la arcada (figura 2.67) se evidencia compresión en la arcada de Frohse. La extensión contra resistencia del tercer dedo es otra maniobra útil aunque controvertida (figura 2.68) (11).

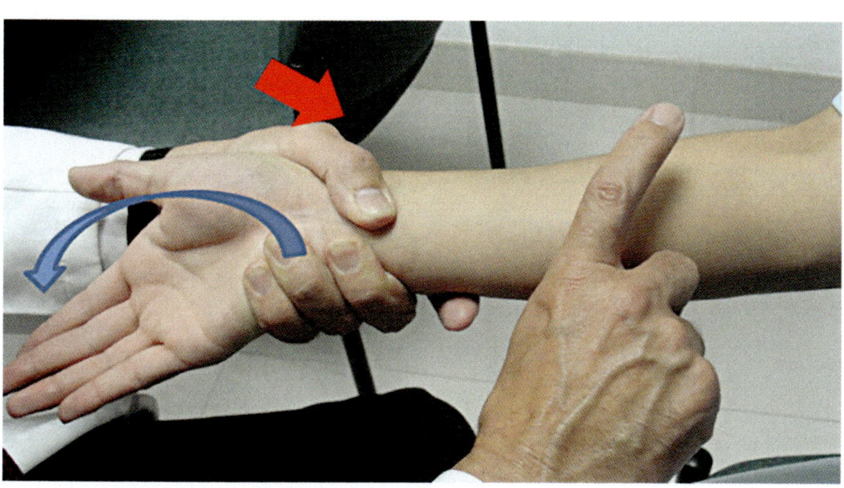

Figura 2.65. Maniobra de supinación activa contra resistencia sin presión digital.

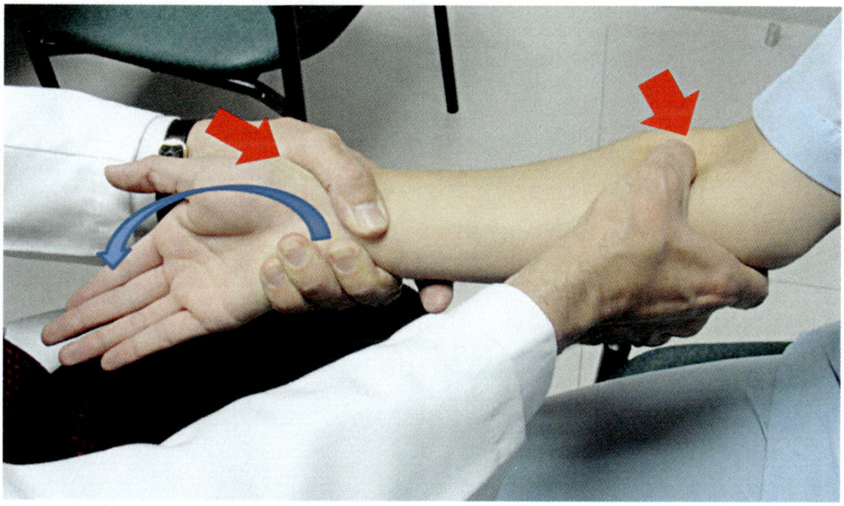

Figura 2.66. Maniobra de supinación activa contra resistencia con presión digital.

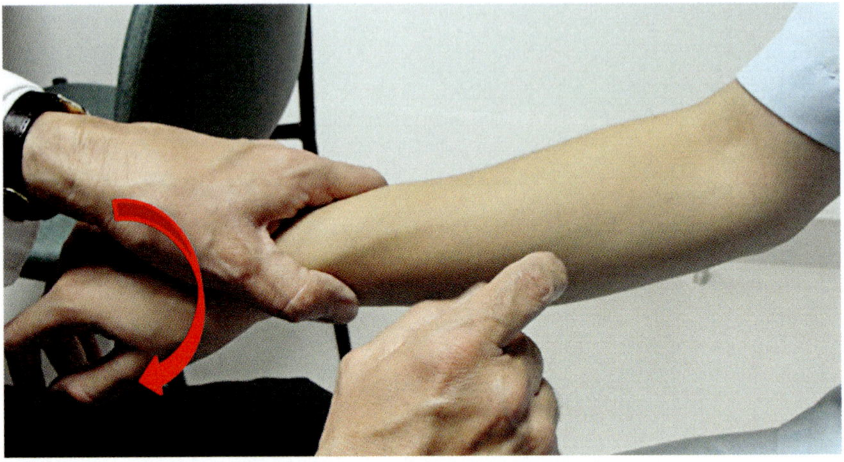

Figura 2.67. Maniobra de pronación pasiva forzada. Estira el músculo supinator, cierra la arcada de Frohse y si desencadena dolor indica compresión en la arcada.

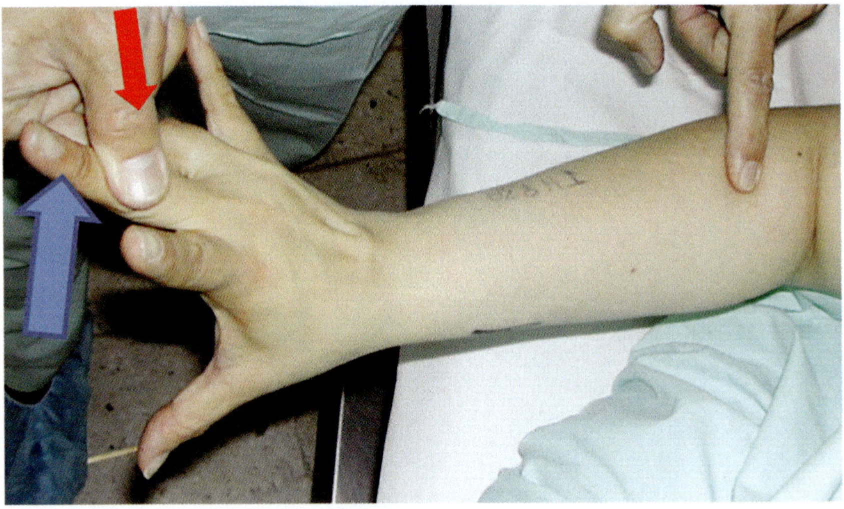

Figura 2.68. Maniobra de extensión contra resistencia del tercer dedo. Desencadena dolor en la masa muscular extensora.

Tratamiento

Es fundamental e indispensable hacer el diagnóstico etiológico e instaurar el tratamiento correspondiente. En etapas tempranas se pueden utilizar como herramientas para el tratamiento la administración de antiinflamatorios no esteroideos, de corticoides intramusculares en los cuadros agudos, la terapia física y la realización de ejercicios para estiramiento del extensor digitorum communis (EDC) (figura 2.69) y del extensor carpi radialis brevis (ECRB) (figura 2.70).

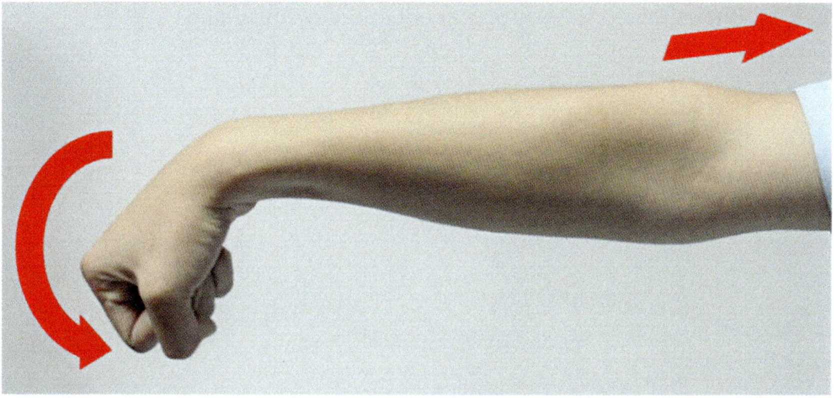

Figura 2.69. Ejercicio para estiramiento del extensor digitorum communis (EDC).

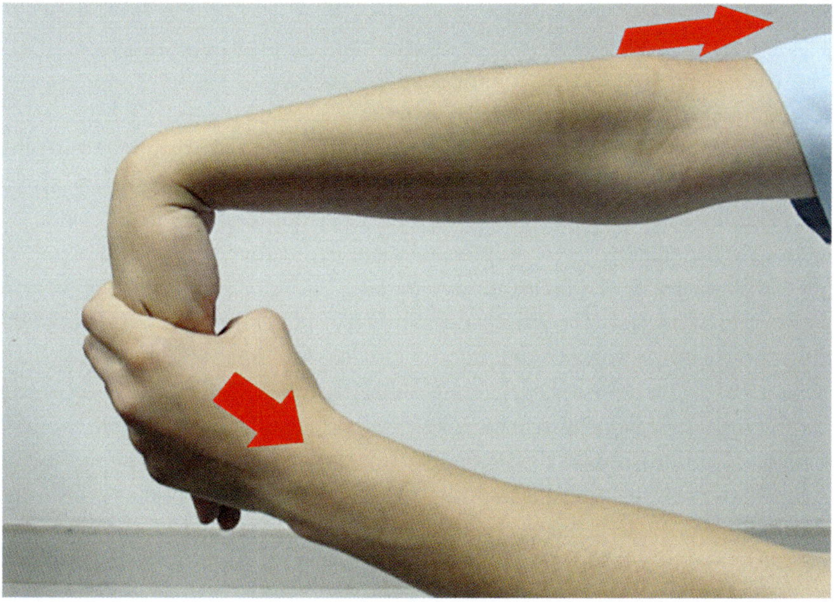

Figura 2.70. Ejercicio para estiramiento del extensor carpi radialis brevis (ECRB).

En las *etapas avanzadas* se puede presentar el mismo cuadro clínico pero además con paresia o parálisis de los músculos extensores (figura 2.71). También se puede considerar una etapa como avanzada por la persistencia de los síntomas en el tiempo, por la cronicidad y por el fracaso de los tratamientos médicos. En estas situaciones se indica el tratamiento quirúrgico.

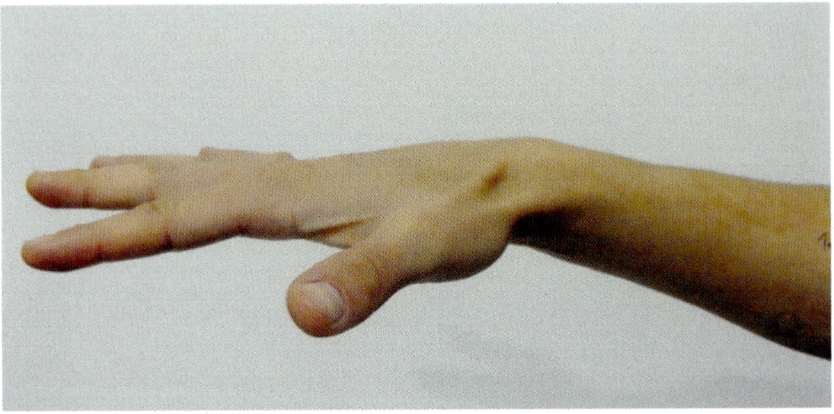

Figura 2.71. Paresia de los músculos inervados por el nervio interóseo posterior

Descompresión quirúrgica

Utilizamos una incisión de 3,5 cm en S itálica, iniciada 2 cm distalmente al pliegue de flexión del codo. Teniendo en cuenta que con gran frecuencia coexisten los síndromes del interóseo posterior y del pronador redondo, y que puede ser necesario hacer las dos descompresiones simultáneamente, nos alejamos de la propuesta de hacer dos incisiones separadas y hacemos solo una y la situamos en el centro (figura 2.72). Para la descompresión del interóseo posterior identificamos el borde anterior del braquio radialis, seccionamos la aponeurosis y separamos la rama sensitiva del nervio radial (figura 2.73) después de exponer y de seccionar los vasos transversos superficiales que pueden aparecer en número variable. Continuamos la disección identificando y separando la rama motora para el extensor carpi radialis brevis (ECRB) y los vasos circunflejos profundos del plexo venoso de la red de Henry (figura 2.74), los cuales también pueden aparecer en número variable. Al profundizar la exposición identificamos el nervio interóseo posterior y su ingreso a la arcada de Frohse (figura 2.75), la cual seccionamos (figura 2.76). Puede considerarse, además, seccionar por completo el vientre superficial del Supinator (4). También está descrita la descompresión por vía posterior (4, 11).

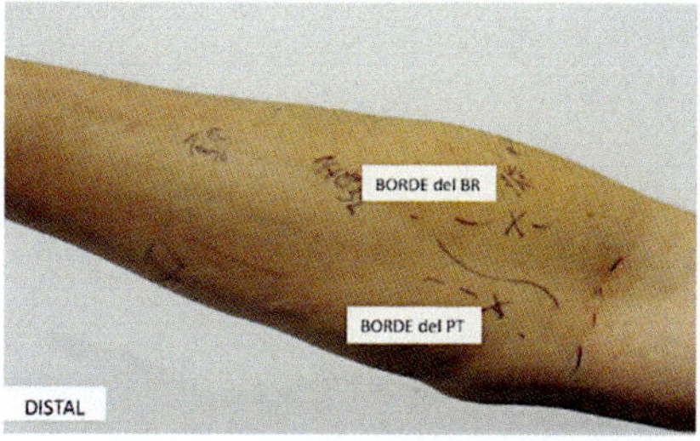

Figura 2.72. Incisión mediana en S itálica.

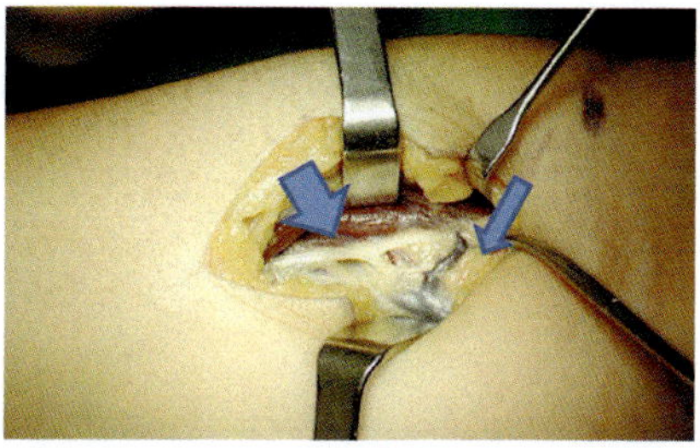

Figura 2.73. Exposición de la rama sensitiva del nervio radial y de los vasos transversos superficiales.

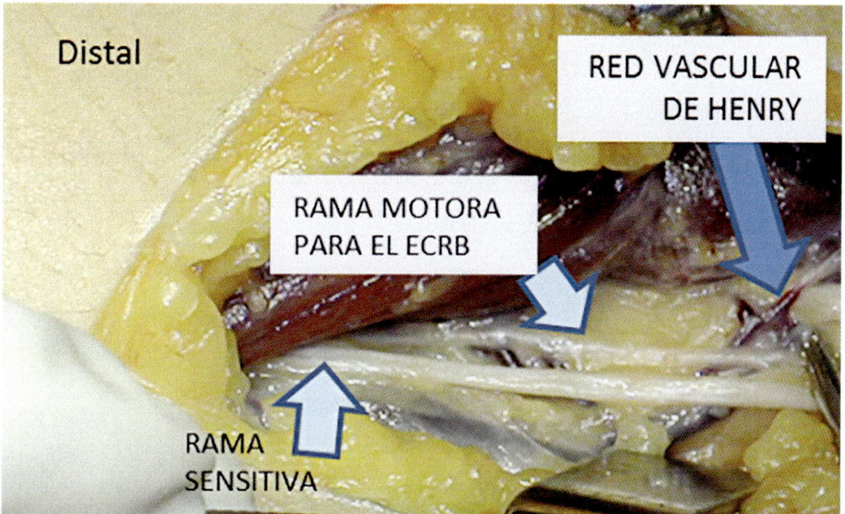

Figura 2.74. Red vascular de Henry.

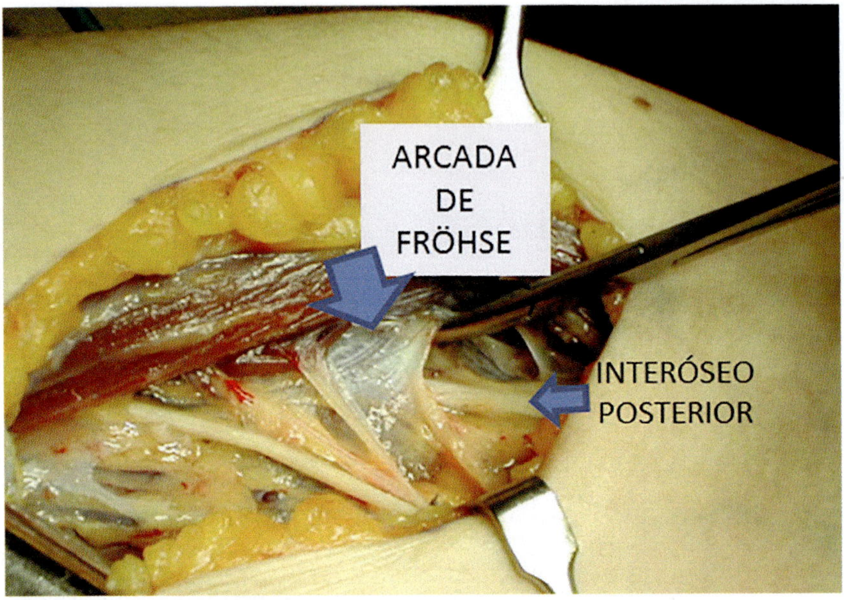

Figura 2.75 Identificación de la arcada de Frohse.

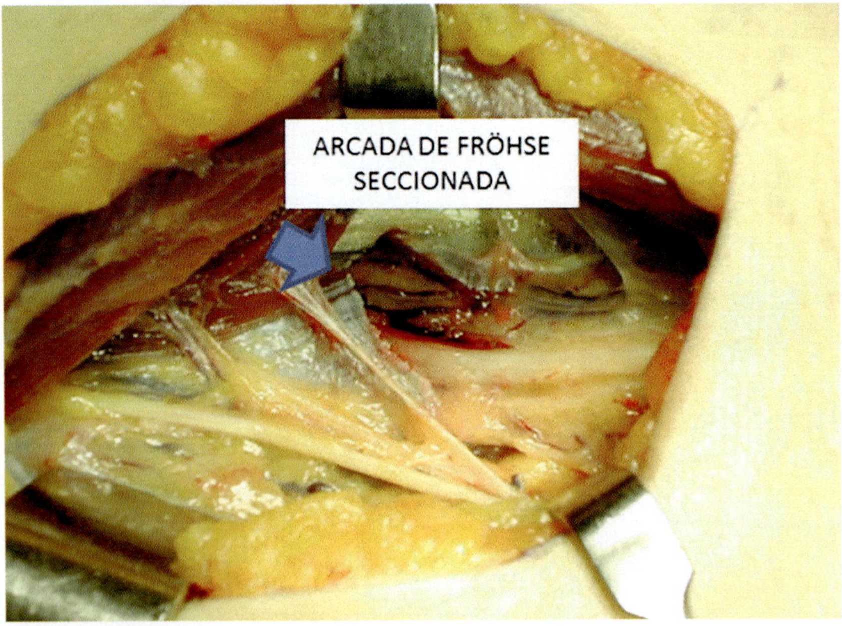

Figura 2.76. Sección de la arcada de Frohse.

4.3.2. Antebrazo distal

4.3.2.1. Síndrome de Wartenberg: queralgia parestésica (1932)

Este síndrome es producido por el atrapamiento de la rama sensitiva del nervio radial en el tercio medio del antebrazo al pasar del compartimento anterior al dorsal por debajo del braquirradial (1, 4, 12). Se caracteriza por un cuadro de dolor en el aspecto dorso-lateral del tercio medio del antebrazo, y de disestesias y parestesias de carácter permanente en el primer espacio interóseo dorsal entre el pulgar y el índice, en el área sensitiva correspondiente a dicha rama (figura 2.77). Es de rara ocurrencia y generalmente postraumático. Es pertinente hacer el diagnóstico diferencial con la neuritis traumática de la misma rama sensitiva (figura 2.78) que se produce más distal alrededor de la muñeca, por trauma directo o por compresión secundaria al uso ajustado de relojes de pulso metálico (figura 2.79).

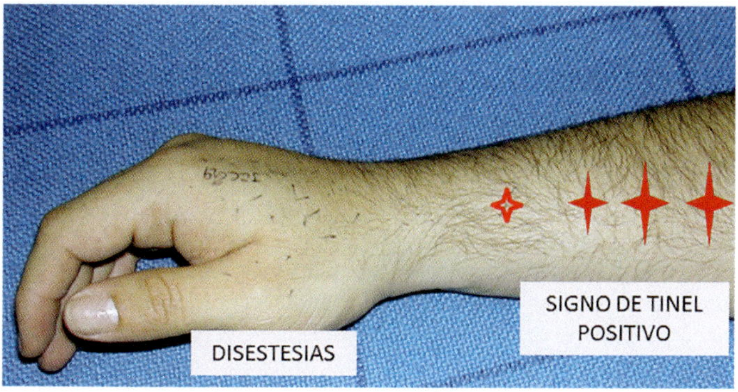

Figura 2.77. Síndrome de Wartenberg.

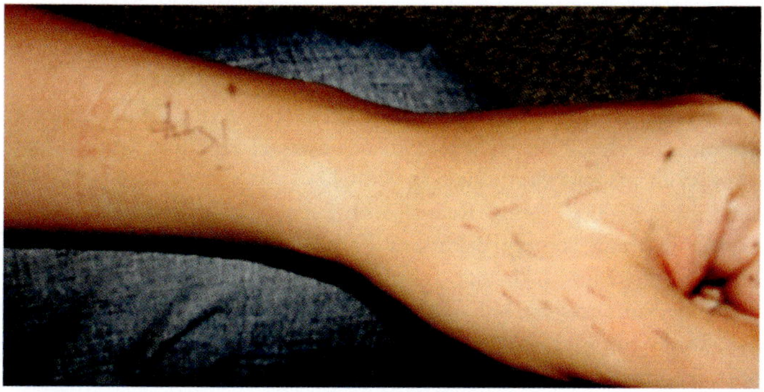

Figura 2.78. Neuritis traumática de la rama sensitiva del nervio radial.

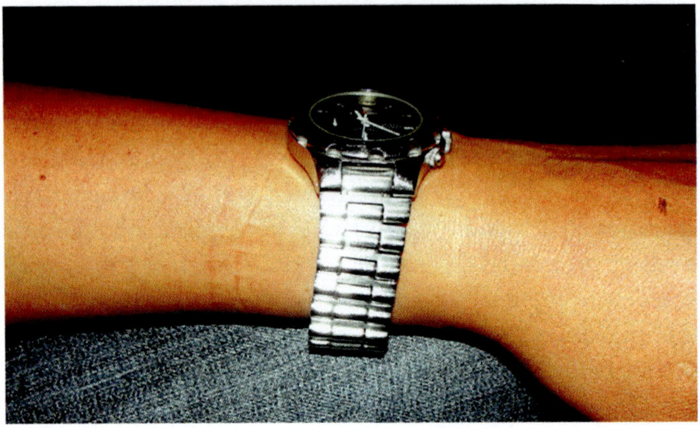

Figura 2.79. Ejemplo de pulso metálico que comprime la rama sensitiva del radial.

REFERENCIAS

1. Eversmann W, Green DP. Operative Hand Surgery. Vol 2. New York: Churchill Livingstone; 1993.
2. Spinner M. Compressions Nerveuses au Niveau du Bras, du Coude et de l'Avant-Bras. En: Tubiana R. Traité de Chirurgie de la Main. Tome 4. Paris. Milan. Barcelone. Bonn: Masson; 1991. p. 418-447.
3. Szabo R. Compressive Neuropathies. Comprehensive Review Course in Hand Surgery. Dallas: Program Syllabus, American Society for Surgery of the Hand; 1966.
4. Spinner M. Injuries to the Major Branches of Peripheral Nerves of the Forearm. Second Edition. Philadelphia. London. Toronto: W. B. Saunders Company; 1978.
5. Magalon G, Lebreton E, Benaim LJ. Compressions du Nerf Cubital au Coude. En Tubiana R. Traité de Chirurgie de la Main. Tome 4. Paris. Milan. Barcelone. Bonn: Masson; 1991. p. 447- 455.
6. Tinel J. The "Tigling" Sign in Peripheral Nerve Lesions. En: Spinner. Injuries to the Major Branches of Peripheral Nerves of the Forearm. Second Edition. Philadelphia. London. Toronto: W. B. Saunders Company; 1978.
7. Louis DS. Guyon's Canal Release. En: Blair WF. Techniques in Hand Surgery. Baltimore. Philadelphia. London. Paris. Bangkok. Buenos Aires. Hong Kong. Munich. Sydney. Tokyo. Wroclaw: Williams & Wilkins; 1996. p. 728-732
8. Thornburg LE. Cubital Tunnel Release with Subcutaneous Transposition. En Blair WF. Techniques in Hand Surgery. Baltimore. Philadelphia. London. Paris. Bangkok. Buenos Aires. Hong Kong. Munich. Sydney. Tokyo. Wroclaw: Williams & Wilkins; 1966. p. 733-738.
9. Szabo R. Median nerve Release: Proximal Forearm. En: Blair WF. Techniques in Hand Surgery. Baltimore. Philadelphia. London. Paris. Bangkok. Buenos Aires. Hong Kong. Munich. Sydney. Tokyo. Wroclaw: Williams & Wilkins; 1966. p. 754-764.
10. Wilhelm A. Compressions Proximale du Nerf Radial. En: Tubiana R. Traité de Chirurgie de la Main. Tome 4. Paris. Milan. Barcelone. Bonn : Masson; 1991. p. 455-465.

11. Foster RJ. Radial Tunnel Syndrome: Decompression by a Posterior Lateral Approach. En: Blair WF. Techniques in Hand Surgery. Baltimore. Philadelphia. London. Paris. Bangkok. Buenos Aires. Hong Kong. Munich. Sydney. Tokyo. Wroclaw: Williams & Wilkins; 1966. p. 746.
12. Sunderland S. Nervios periféricos y sus lesiones. Barcelona. Madrid. Buenos Aires. Bogotá. Caracas. Lima. México. Quito. Rio de Janeiro. San Juan de Puerto Rico. Santiago de Chile: Salvat Editores; 1985. p. 630.

3

Consideraciones clínicas y quirúrgicas alrededor del síndrome del túnel carpiano

1. INTRODUCCIÓN

El tratamiento abierto del síndrome del túnel carpiano es quizás el procedimiento más efectuado en ortopedia, en cirugía plástica y en cirugía de la mano, y existen diferentes formas de realizar el procedimiento, por lo cual es un reto abordarlo como tema de análisis. Sin embargo, hay algunos aspectos sobre los cuales consideramos que vale la pena enfatizar en la discusión, estos son: el diagnóstico, la etiopatogenia y el tratamiento.

2. EL DIAGNÓSTICO: ASPECTOS OLVIDADOS

2.1. El signo de Tinel

Clásicamente el signo de Tinel ha sido descrito de la siguiente manera: percutiendo a lo largo del nervio mediano en dirección de proximal a distal en la muñeca, se produce una sensación de electricidad en los dedos (1). Sin embargo, hemos observado que la valoración de este signo es más compleja, puesto que puede ser positivo sobre el ligamento transverso, o proximal o distal a él, con lo cual podríamos considerar tres variedades: la *central* (figura 3.1), la *proximal* (figura 3.2) y la *distal* (figura 3.3), hallazgos que *sugieren la localización del punto de regeneración axonal* (2). Por lo demás, es conveniente agregar que se puede buscar tanto con una maniobra de *presión* (figura 3.2), como con una de *percusión* (figura 3.4), tal como lo describió originalmente Tinel (2).

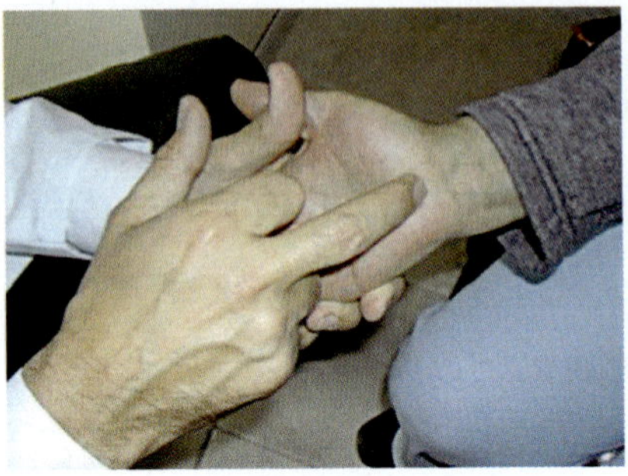

Figura 3.1. Signo de Tinel evaluado en la porción central. *Variedad central.*

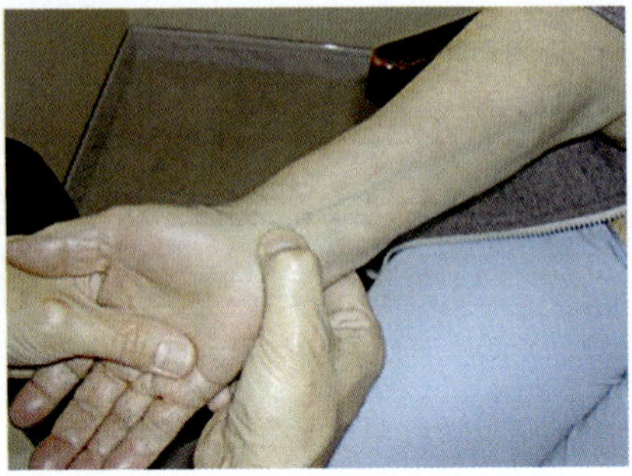

Figura 3.2. Signo de Tinel evaluado mediante una maniobra de presión digital en la porción proximal. *Variedad proximal.*

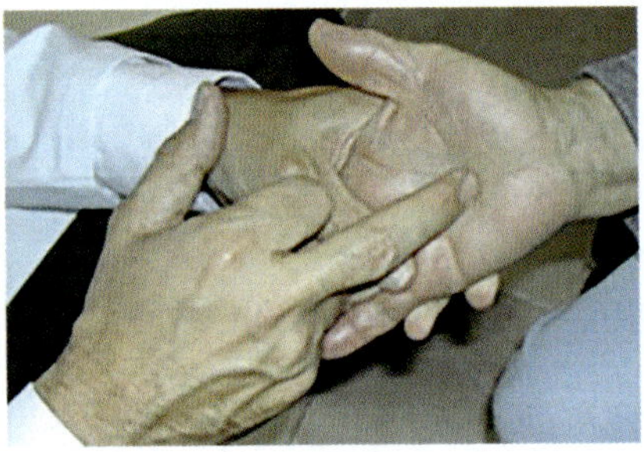

Figura 3.3. Signo de Tinel evaluado en la porción distal. *Variedad distal.*

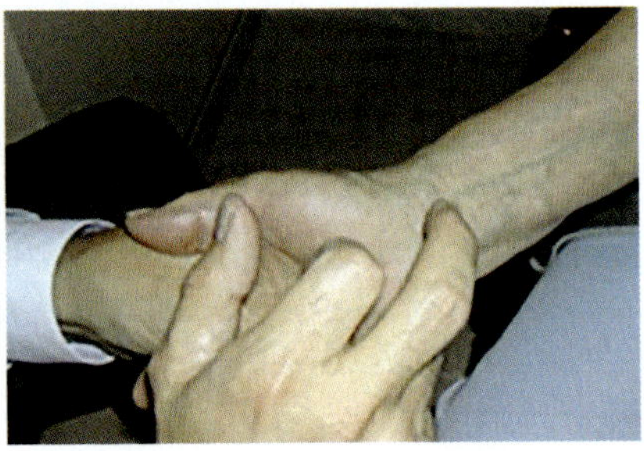

Figura 3.4. Signo de Tinel evaluado mediante una maniobra de percusión digital.

2.2. El signo de Hunter

Este es un signo que ha dejado de tenerse en cuenta en la práctica general, pero que es de gran utilidad. Se busca forzando la extensión de la muñeca y de los dedos con el codo en extensión (figura 3.5). Si es positivo se producen dolor y parestesias, y significa que el nervio está adherido, "fijado", a las estructuras vecinas (3).

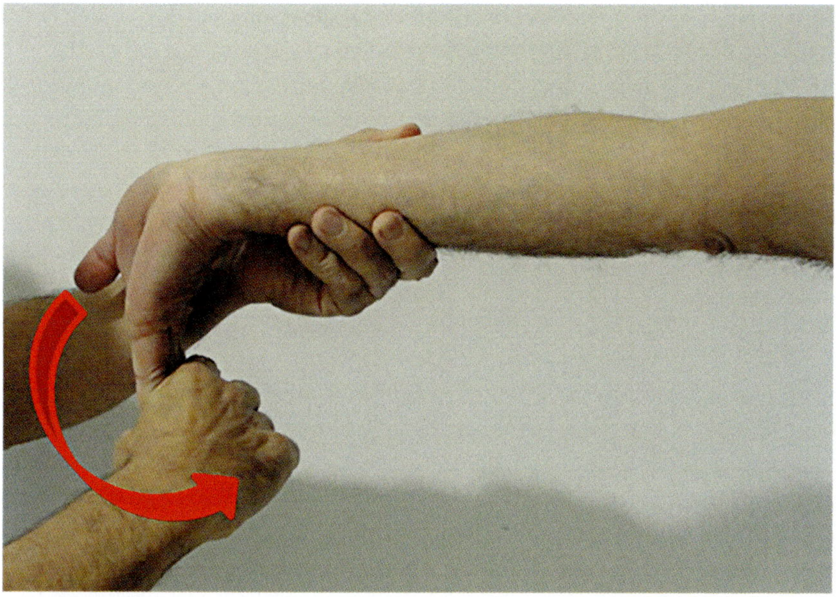

Figura 3.5. Signo de Hunter. Se producen dolor o disestesias al provocar el deslizamiento de los tendones flexores en sentido distal dentro del túnel del carpo.

2.3. El tiempo de evolución

Aún después de una cuidadosa anamnesis suele haber gran imprecisión en la definición del tiempo de evolución, lo cual podría sugerir que la *cronicidad es relativa.*

Hemos observado que tanto el signo de Tinel como las parestesias y las disestesias tienden a desaparecer con el paso del tiempo. Bajo este hallazgo podemos entonces asumir que la ausencia de tales signos y síntomas, antes de establecerse una anestesia, hacen parte de un cuadro clínico crónico.

2.4. La distribución de las parestesias

Las parestesias suelen ser de distribución incierta. La tradición nos inclina a considerar que la sensibilidad en la palma de la mano se encuentra distribuida en una mitad dada por el nervio mediano y la otra por el cubital. Sin embargo, este puede ser un concepto equívoco ya que en la consulta diaria esto no se da en forma precisa. Debemos tener en cuenta la inmensa cantidad de variaciones anatómicas que, como lo describen Omer y Spinner (4), pueden llevar a los extremos de la "mano toda del cubital" o a la "mano toda del mediano".

Vale la pena mencionar aquí un síntoma infrecuente y no valorado: el prurito palmar. Hemos observado en algunos casos que este desaparece después del tratamiento.

Todos estos aspectos se deben tener en cuenta para escoger y orientar la técnica quirúrgica.

3. LA ETIOPATOGENIA: ASPECTOS OLVIDADOS

Como esta expresión lo indica, el *síndrome del túnel carpiano* no es una entidad patológica única sino un conjunto de síntomas que se pueden originar en una amplia gama de causas y tener muy diversas presentaciones. Por ser de tan frecuente ocurrencia, la expresión *síndrome del túnel carpiano* tiene la tendencia a ser equívoca y, por tanto, a inducir a error minimizando tanto el problema clínico como el quirúrgico llevando a pensar que se trata de una sola entidad clínica. De aquí que la escogencia del tratamiento deba hacerse sobre un fundamento diagnóstico amplio y preciso basado esencialmente en el diagnóstico etiológico y el tiempo de evolución al cual nos referiremos con el término *cronicidad* (tabla 1), separándonos del diagnóstico sindromático habitual.

Tabla 1. Bases para evaluar el síndrome del túnel carpiano y para escoger el tipo de tratamiento.

1. Diagnóstico etiológico
2. Tiempo de evolución

Son diversos los factores que pueden modificar las estructuras vecinas alrededor de los nervios y alterar entonces el entorno anatómico llevando a situaciones de compresión de los nervios que se producen de preferencia en áreas en donde la anatomía propicia que esto ocurra, tal como en los túneles y las arcadas. En la tabla 2 se presenta el resumen de los posibles factores etiológicos (5).

Tabla 2. Fisiopatología del síndrome del túnel carpiano. Bases para un diagnóstico etiológico.

1. Edema de origen hormonal	Hipotiroidismo, embarazo, lactancia, anticonceptivos, eclampsia
2. Edema de otras causas	Cardiopatía, nefropatía, desnutrición
3. Retracciones fasciales o miotendíneas	Mala postura
4. Procesos inflamatorios postraumáticos	Contusión, sobreuso, sobreesfuerzo, vibración
5. Procesos inflamatorios sistémicos	Enfermedad reumática, lupus Esclerodermia Amiloidosis Otras
6. Enfermedades metabólicas	Gota, obesidad
7. Hipertrofia muscular	Ejercicio, gimnasio, trabajo
8. Cambios en la estructura osteo-articular	Artritis carpiana DISI VISI, fracturas consolidadas en posición viciosa, luxaciones, subluxaciones
9. Variantes anatómicas	Músculos, tendones, vasos, nervios
10. Cambios postraumáticos	Fibrosis, retracciones compartimentales
11. Masas	Gangliones, tumores, hematomas
12. Músculos lumbricales de origen proximal	Hipertrofia?
13. Idiopático	

Ya hemos señalado la importancia que tiene el tiempo de evolución del estado de compresión del nervio para anticipar los cambios anatómicos que en él puedan haber ocurrido y así orientar el tratamiento. Según Kerwin *et al.* (5), se pueden establecer tres estados (tabla 3):

Tabla 3. Síndrome del túnel carpiano. Tiempo de evolución - cronicidad.

1. Temprano	Síntomas moderados, intermitentes, de menos de un año Predominio nocturno Sin cambios morfológicos mayores en el nervio mediano
2. Intermedio	Parestesias constantes Latencia motora distal prolongada Edema epineural e intrafascicular en el nervio mediano
3. Avanzado	Hipoestesia, paresia tenar, atrofia Edema endoneural, fibrosis intraneural, desmielinización parcial y degeneración axonal en el nervio mediano

4. EL TRATAMIENTO

En cuanto al tratamiento del síndrome del túnel del carpo consideraremos dos aspectos: el tratamiento médico y el quirúrgico. En primer lugar nos referiremos al tratamiento quirúrgico con el fin de analizar los problemas que surgen alrededor de la técnica.

4.1. Tratamiento quirúrgico

El problema de la incisión

La primera liberación quirúrgica fue descrita por Herbert Galloway en 1924 (6). Sin embargo, las primeras descripciones formales para la liberación quirúrgica del ligamento transverso como tratamiento del síndrome del túnel carpiano fueron publicadas en 1933 por Learmonth (7) y posteriormente en 1950 por Phalen (8). Desde ese entonces se han descrito gran variedad de incisiones y podemos identificar cuatro etapas caracterizadas por modificaciones trascendentales (tabla 4). Podríamos afirmar que la primera etapa se basó en describir una técnica de liberación según criterios anatómicos, la segunda se centró en lograr realizar la liberación mediante una incisión palmar pequeña, en la tercera etapa se describió una técnica para liberación endoscópica, y la cuarta se caracteriza por el uso de mini-incisiones. Como describimos a continuación, en cada una de estas etapas las incisiones han sido sustancialmente diferentes.

Tabla 4. Liberación del túnel carpiano, el problema de la incisión.

Primera etapa	Liberación según criterios anatómicos
Segunda etapa	Liberación mediante una incisión palmar pequeña
Tercera etapa	Liberación endoscópica
Cuarta etapa	Mini-incisiones

4.1.1. Primera etapa. Liberación según criterios anatómicos

A lo largo de esta etapa hemos identificado cómo diferentes cirujanos han diseñado diversas formas de hacer la incisión, tal como lo podemos observar a continuación en las figuras 3.6 a la 3.10.

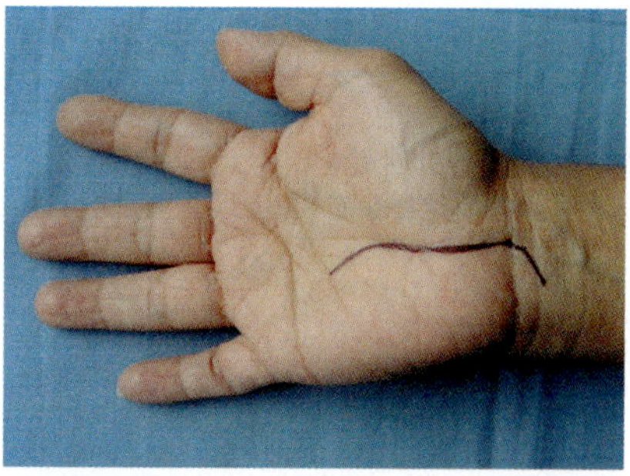

Figura 3.6. Flynn, 1966.

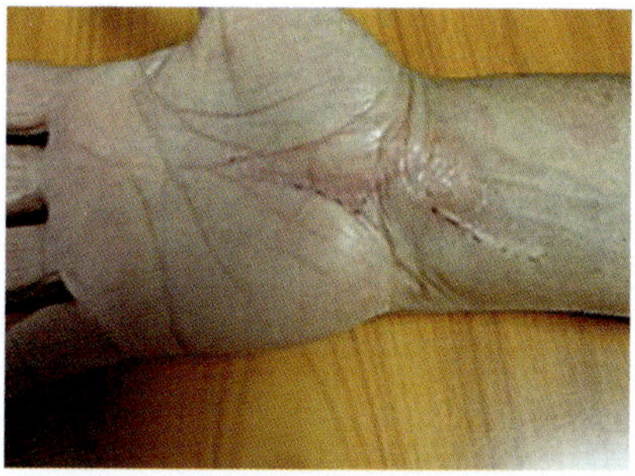

Figura 3.7. Laignelet, 1975.

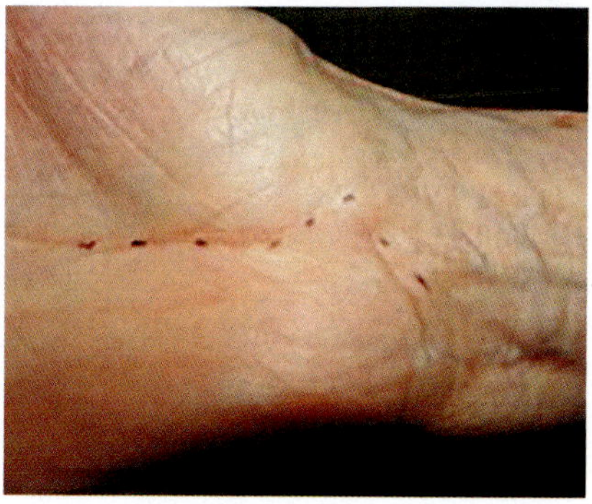

Figura 3.8. Hermida, 1975.

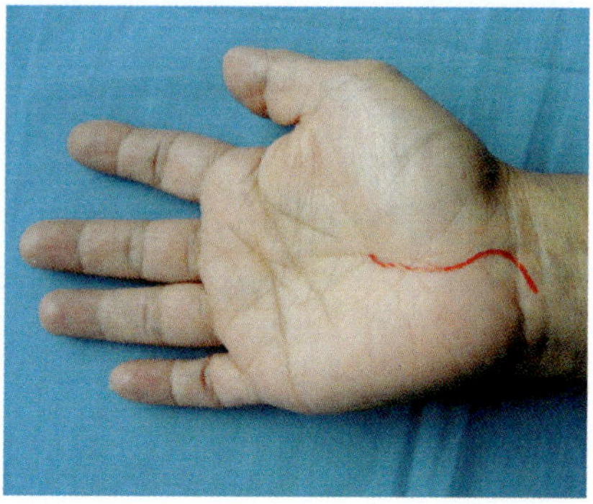

Figura 3.9. Pulvertaft, 1977.

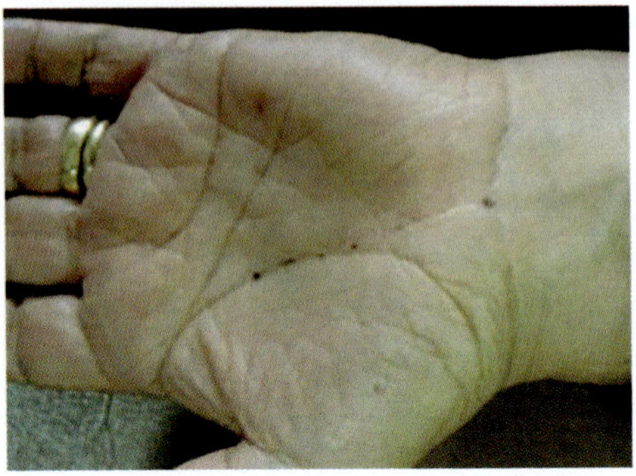

Figura 3.10. Carroll, 1985.

Al identificar el área señalada con el círculo en la figura 3.11 como un área disfuncional en la cual se presentaban en el posoperatorio dolor y disestesias, el autor modificó la incisión haciéndola más corta, como se aprecia en la figura 3.12. La forma y la localización de la incisión han continuado siendo modificadas con el transcurrir de los años (figuras 3.13 y 3.14), y hemos encontrado incluso incisiones transversales como la ejemplificada en la figura 3.15.

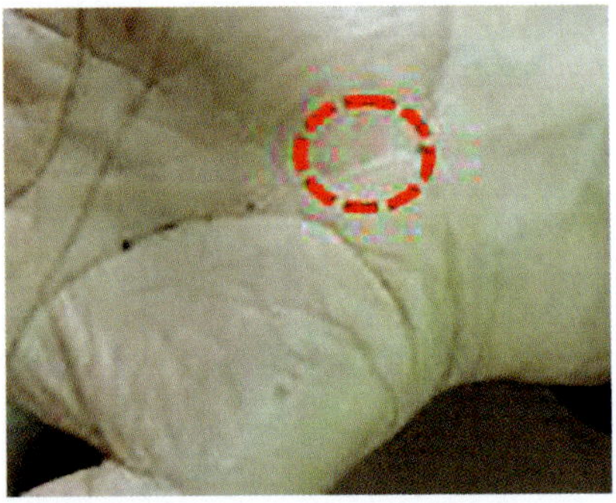

Figura 3.11. Meléndez, 1988. Segmento de incisión proximal considerado como disfuncional.

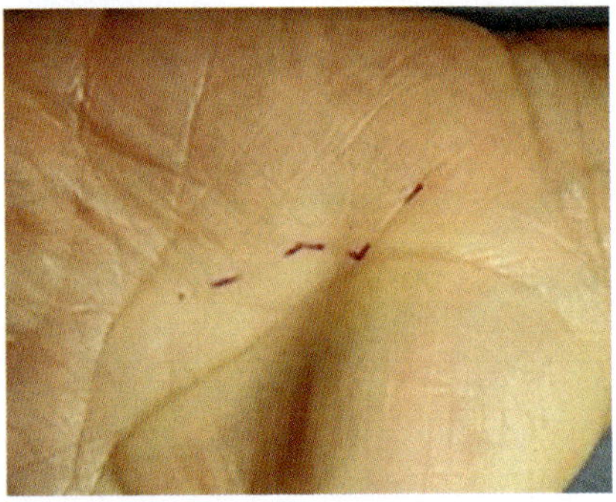

Figura 3.12. Meléndez, 1988. Modificación introducida: supresión de un segmento proximal.

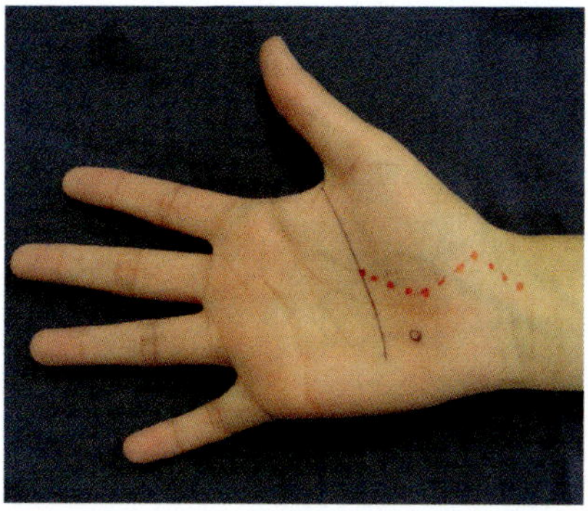

Figura 3.13. Steinberg, Szabo, 1996.

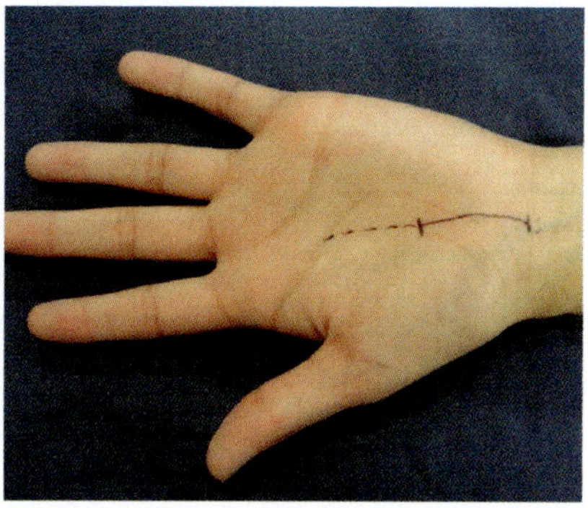

Figura 3.14. Catalano, 2012.

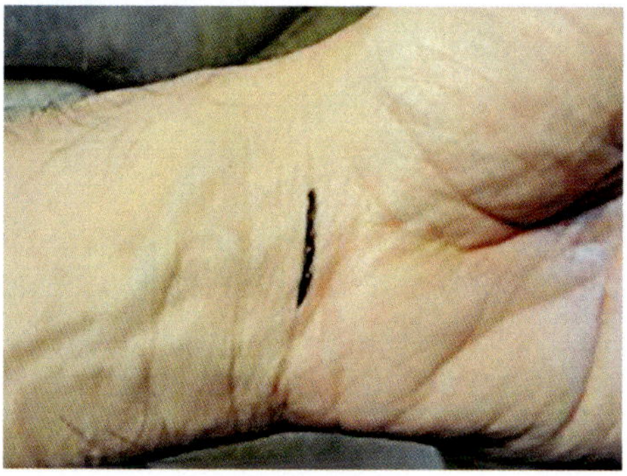

Figura 3.15. Incisión transversal.

Ante este panorama no cabe menos que preguntarse: ¿Por qué tanta variedad? ¿Cuál es la mejor? ¿Con qué criterios se debe planear un abordaje quirúrgico? A lo anterior podemos responder analizando en primer lugar cuáles son los objetivos que se persiguen, y cuáles los aspectos condicionantes. Veamos:

Objetivos

- Tener un claro acceso visual al campo quirúrgico.
- Disminuir el riesgo de lesionar estructuras anatómicas de existencia inesperada.
- Poder realizar con seguridad el procedimiento que se planea.

- Seccionar en su totalidad el retináculo flexor. En este punto debemos resaltar la conformación anatómica del retináculo descrita por Cobb *et al.* (9) en tres porciones, a saber:
  - Porción proximal: constituye el ligamento anular anterior de la muñeca, y es continuación de la fascia antebraquial.
  - Porción media: es el ligamento transverso del carpo propiamente dicho.
  - Porción distal: se la conoce como porción oblicua. Forma una unión aponeurótica entre los músculos tenares y los hipotenares.

Aspectos condicionantes

Cuando hablamos de "aspectos condicionantes" nos referimos a diversos aspectos anatómicos y tenemos en cuenta, por una parte, que la anatomía no es idéntica en todas las personas y, por otra, que tanto la causa que llevó al estado de compresión como el tiempo que ha permanecido el nervio comprimido originan transformaciones anatómicas que durante el procedimiento quirúrgico exigen rasgos de técnica quirúrgica particulares, como veremos a continuación.

Estos aspectos condicionantes determinan los criterios de planeación quirúrgica y los podemos dividir en dos grupos como se ilustra en la tabla 5.

Tabla 5. Aspectos condicionantes.

Variantes anatómicas
Alteraciones anatómicas adquiridas

Variantes anatómicas. Durante el desarrollo fetal se define la forma que tendrán las diversas estructuras del cuerpo en el futuro adulto. La expresión "variante anatómica" se utiliza para referirse a estructuras anatómicas cuya forma se aleja del promedio considerado normal. Estas variantes se pueden presentar en todas las estructuras anatómicas, y es muy importante conocerlas para evitar su lesión durante un acto quirúrgico. Veamos las más relevantes para el capítulo que nos ocupa:

- Variantes anatómicas más notorias del nervio mediano.
  - Rama sensitiva y rama motora tenar: como podemos apreciar en los esquemas tomados de Spinner (4) y modificados (figuras 3.16 y 3.17),

hay más de quince variantes de la rama motora y más de cinco de la rama sensitiva tenar; la figura 3.18 nos ilustra sobre otra variante de la rama motora no descrita allí y que consiste en una duplicación de la rama motora con punto de emergencia en la línea media del nervio.

- Otra de las variantes de frecuente ocurrencia en los nervios es la conocida anastomosis de Riche-Cannieu (figura 3.19) o unión mediano-cubital en la palma de la mano. Es importante tener en cuenta esta variante puesto que puede lesionarse con suma facilidad durante un procedimiento quirúrgico con el consiguiente detrimento funcional que puede ser variable y tanto sensitivo como motor. Riche y Cannieu describieron en 1897 esta anastomosis, y su función puede ser la de transporte en una o en otra dirección, desde el extremo en que toda la mano sea inervada por el nervio cubital hasta el extremo opuesto en que toda dependa del nervio mediano (10).
- Otras variantes frecuentes son la presencia de derivaciones de la rama sensitiva tenar del mediano, subcutáneas, superficiales, o que cruzan transversalmente como la "rama palmar cutánea" descrita por Steinberg y Szabo (11) (figura 3.20); además, agrupaciones de corpúsculos de Paccini y la bifurcación del nervio mediano (12).

▪ Variantes anatómicas de los tendones. Entre estas variantes es frecuente encontrar un palmaris longus localizado por dentro del canal carpiano y adherido al nervio mediano bajo una misma envoltura, conocido como Palmaris Profundus (figura 3.21) (13). Esta variante se ha considerado como probable factor causal. Nuestra recomendación es realizar una separación completa del nervio y del tendón. Si se decide resecar el tendón recomendamos hacerlo hasta el antebrazo mediante una incisión adicional, puesto que si se secciona en su parte distal únicamente puede retraerse y causar un atrapamiento o una neuritis por tracción. Con menor frecuencia se pueden encontrar también tendones flexores accesorios. Otras variantes con frecuencia observadas son el origen tenar de los músculos hipotenares (figura 3.22) y el origen hipotenar de los músculos tenares.

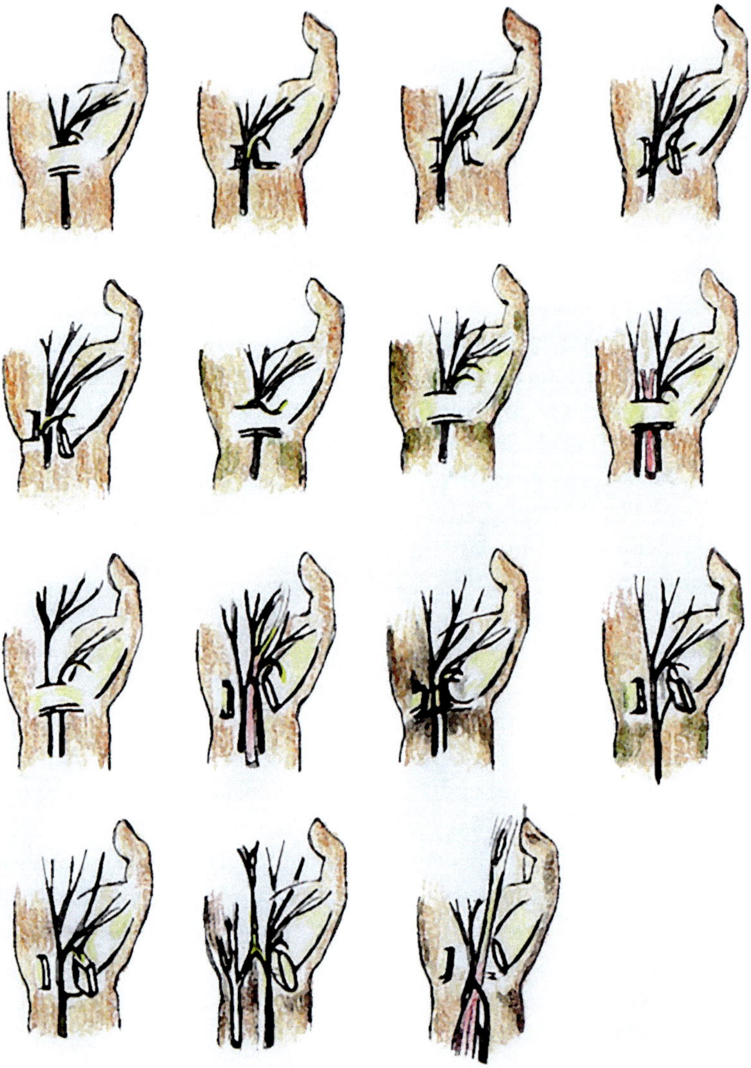

Figura 3.16. Variantes anatómicas de la rama motora tenar del nervio mediano.

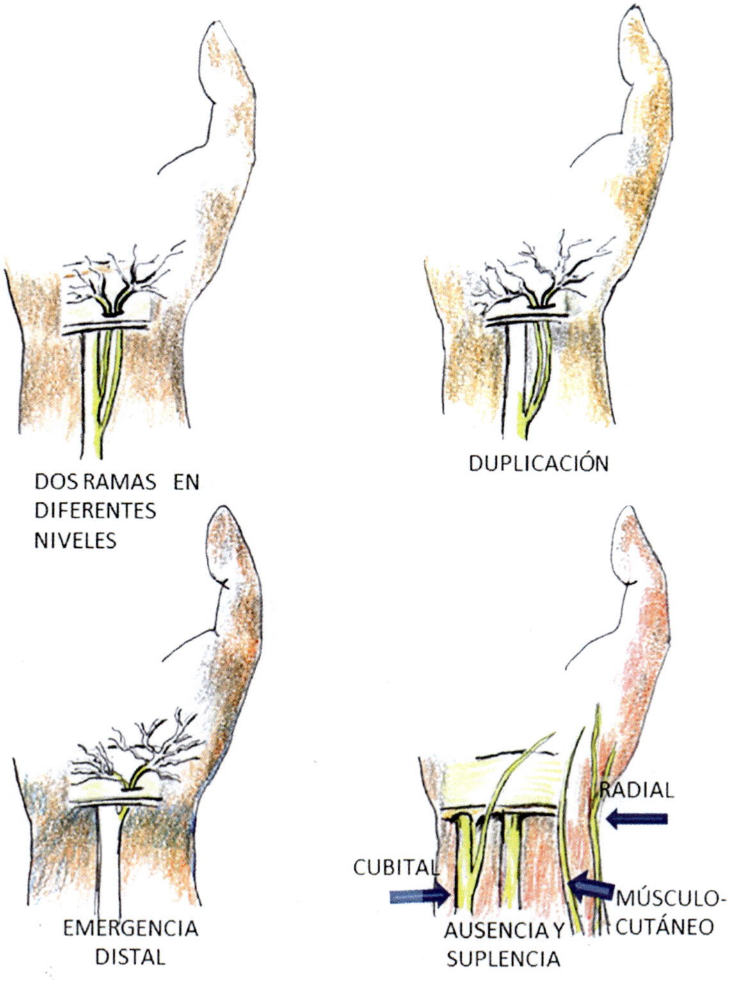

Figura 3.17. Variantes anatómicas de la rama sensitiva tenar del nervio mediano.

Alteraciones anatómicas adquiridas. En el síndrome del túnel carpiano ocurren muchas variaciones adquiridas de la anatomía local, dependiendo de la etiología y del tiempo de evolución o cronicidad.

Como consecuencia de un tiempo de evolución prolongado se destaca el estrechamiento del nervio mediano en el segmento inmediatamente por debajo del ligamento transverso que se describe clásicamente como el *signo del reloj de arena* (figura 3.23), y que genera una firme retracción del epineuro (figura 3.24). Consideramos pertinente en este caso realizar una epineurotomía o una epineurectomía segmentarias.

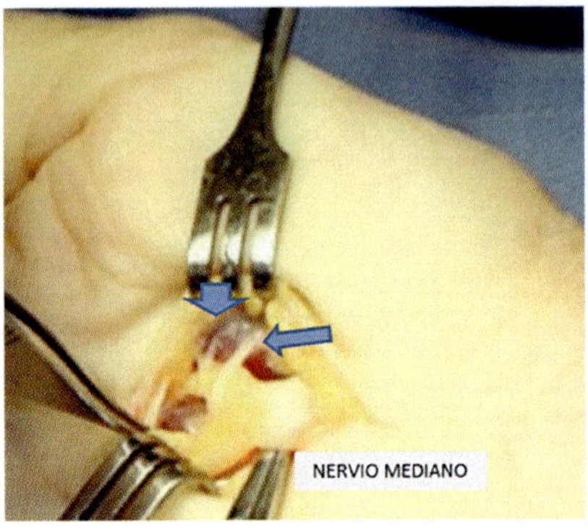

Figura 3.18. Rama motora tenar duplicada. Emergencia mediana.

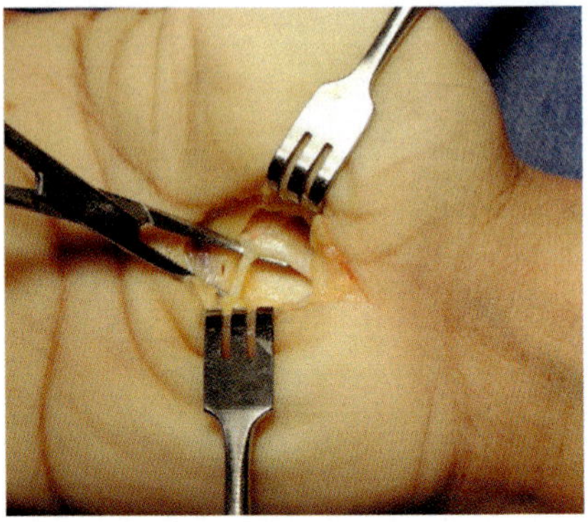

Figura 3.19. Anastomosis de Riche-Cannieu.

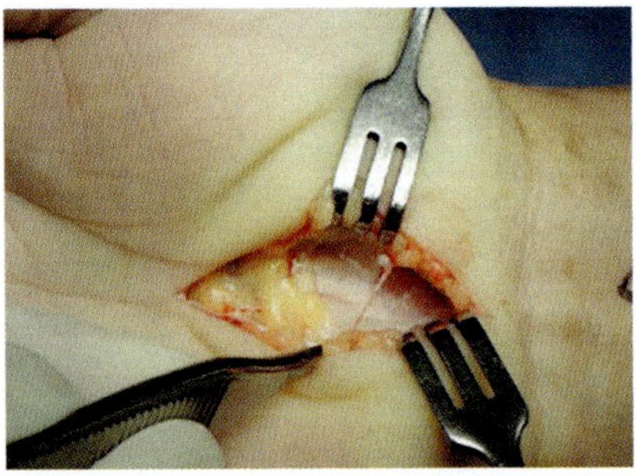

Figura 3.20. Variantes anatómicas: ramas de la rama sensitiva tenar del mediano, subcutáneas, transversales, superficiales.

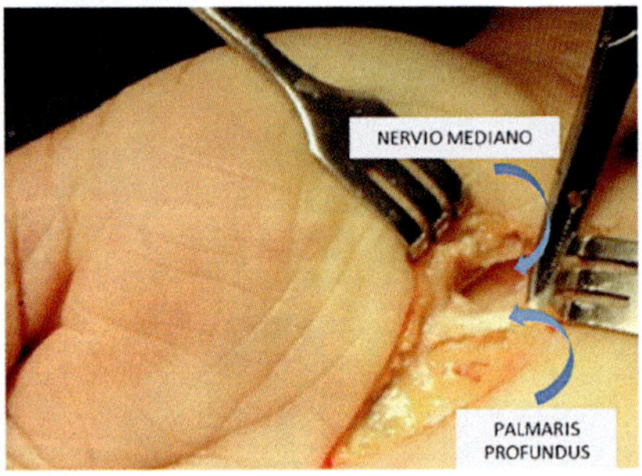

Figura 3.21. Palmaris profundus adherido al nervio mediano.

Otras variaciones anatómicas adquiridas están relacionadas con cambios en el aspecto de las membranas sinoviales, en general dependientes de la etiología y de la cronicidad. El ejemplo más frecuente de estos cambios lo encontramos en estados crónicos como el que se presenta en la figura 3.25, de diez años de evolución, en el cual la sinovial se encuentra firmemente adosada al nervio, a las paredes del canal y a todos los tendones flexores. Dado su aspecto la hemos denominado *sinovitis adhesiva* (figura 3.25). En esta situación consideramos conveniente realizar una sinovectomía segmentaria.

Para tal efecto nos basamos en el concepto de Zbrodowski (14), quien describe la membrana sinovial en el túnel carpiano como una estructura continua, similar a la pleura, con una porción visceral y una parietal (figura 3.26), y realizamos la sinovectomía en forma progresiva, primero en el grupo superficial y después en el profundo.

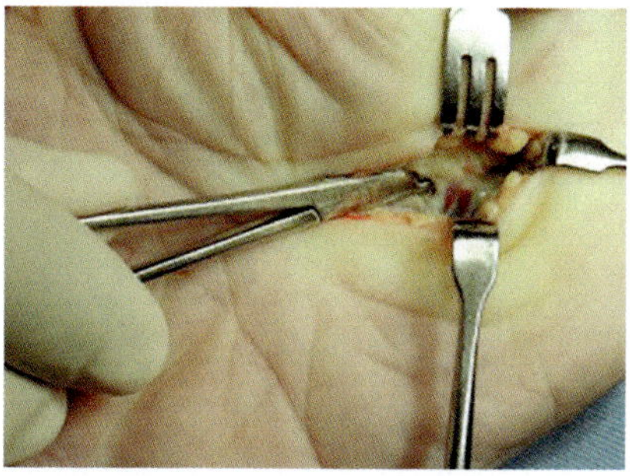

Figura 3.22. Origen tenar de los músculos hipotenares.

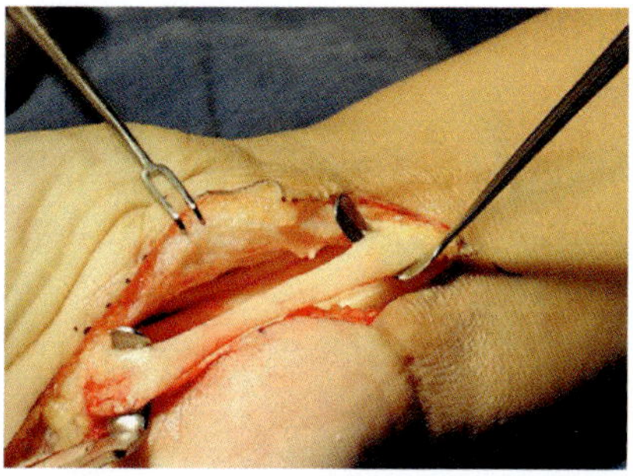

Figura 3.23. Estrechamiento segmentario del nervio mediano conocido como el *signo del reloj de arena.*

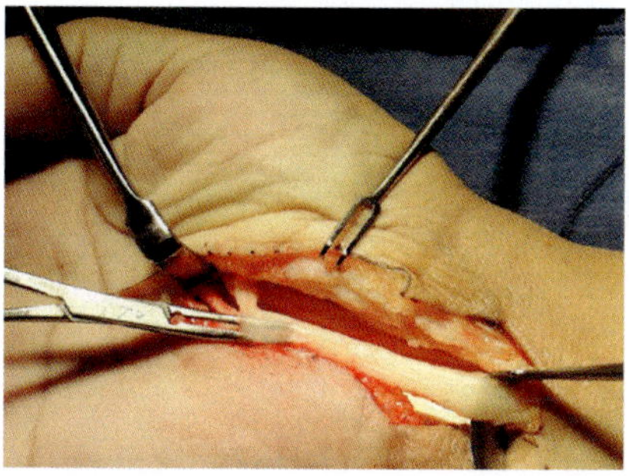

Figura 3.24. Retracción del epineuro bien definida, tornándose este en un tejido de consistencia dura.

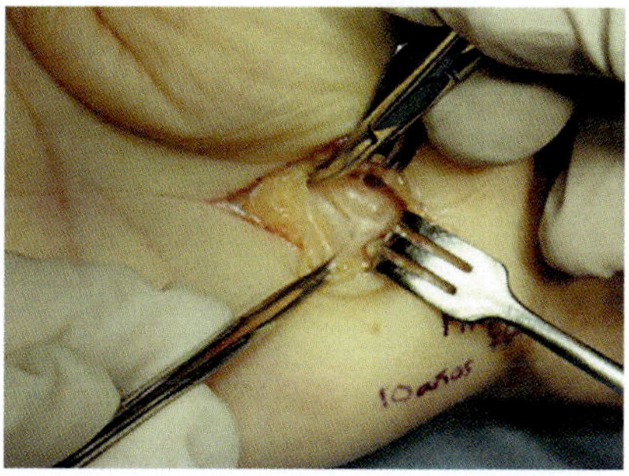

Figura 3.25. Sinovitis adhesiva alrededor del nervio mediano y de los tendones flexores.

En las sinovitis infecciosas y postraumáticas se encuentra por lo general una sinovial densa y firmemente adherida (figura 3.27). En los casos en que el STC está asociado a un hipotiroidismo —el cual puede ser la causa— son notorios los cambios de sinovitis adhesiva (figura 3.28).

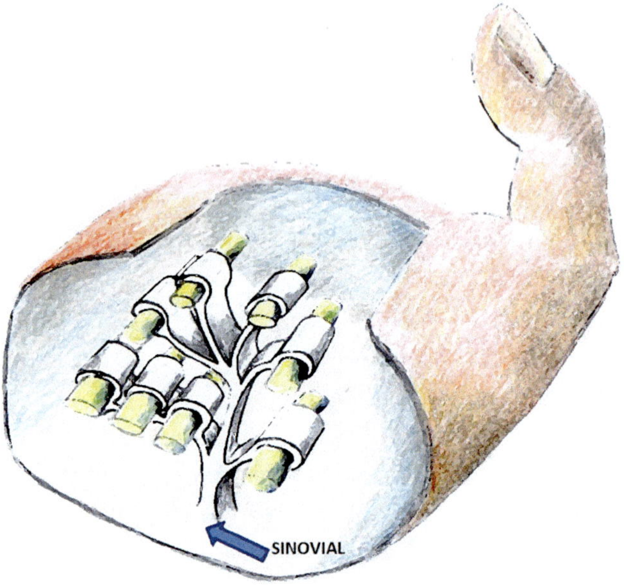

Figura 3.26. Distribución continua de la membrana sinovial alrededor de los tendones en el canal del carpo.

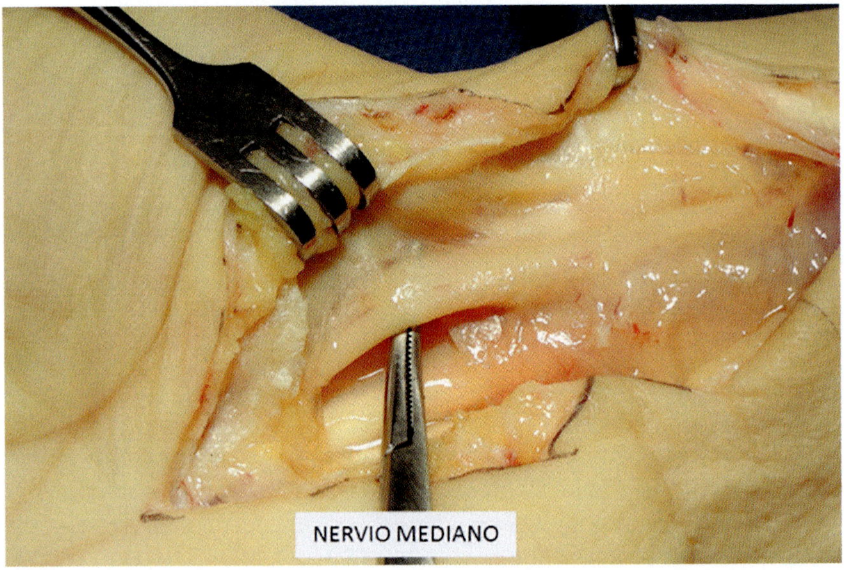

Figura 3.27. Sinovitis adhesiva extensa alrededor del nervio mediano, secundaria a trauma con fractura del radio distal.

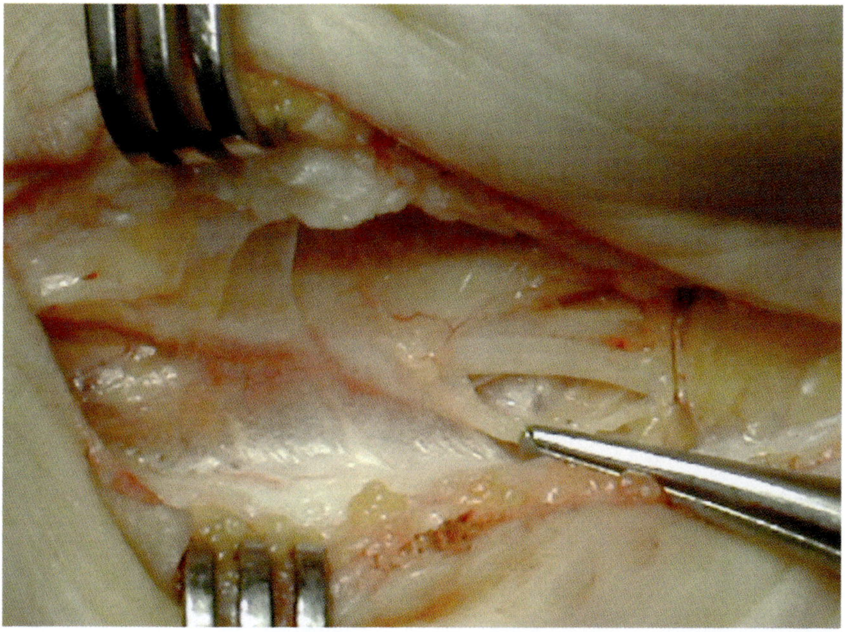

Figura 3.28. Sinovitis adhesiva en un caso de STC crónico asociado a hipotiroidismo.

En sinovitis inflamatorias como las de la enfermedad reumática y otras autoinmunes, encontramos sinoviales hiperplásicas, edematosas, friables y con características propias adheridas a los tendones, a las paredes del canal y al nervio mediano. En las sinovitis por enfermedad granulomatosa, además, se encuentran cuerpos libres que se describen como "granos de arroz", como en el caso de la TBC.

En los casos de sinovitis gotosa, además de encontrarse esta infiltrada por material tofáceo, se pueden encontrar tofos en la masa tendinosa.

Valga la pena mencionar también aquí que, ante la presencia de cambios prominentes o hiperplasia sinovial, es pertinente solicitar el estudio de anatomía patológica del tejido sinovial extirpado, ya que hay afecciones como la amiloidosis que pueden cursar en forma silenciosa y diagnosticarse de manera casual con este último estudio.

4.1.2. Segunda etapa. Liberación mediante incisión palmar pequeña

En 1966 Lee, Kevin, Plancher y Strickland publicaron (15) un método para la "liberación del túnel carpiano mediante una incisión palmar pequeña" (figuras 3.29 y 3.30) utilizando líneas como referencias anatómicas en la palma de la mano a fin de localizar el punto correspondiente al borde distal de la parte transversa del ligamento, y realizando en forma subcutánea la sección de dicho ligamento en sentido retrógrado, con un instrumento de su diseño y al que denominaron "carpal tunnel tome". Bien podríamos considerar este procedimiento como un antecesor de las técnicas endoscópicas.

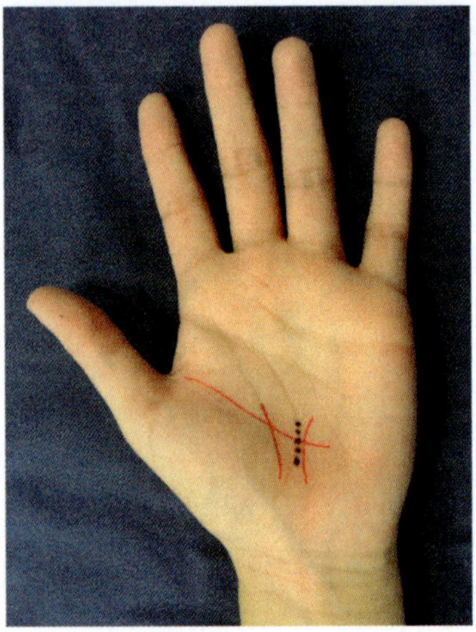

Figura 3.29. Incisión palmar pequeña publicada en 1966 por el grupo arriba mencionado.

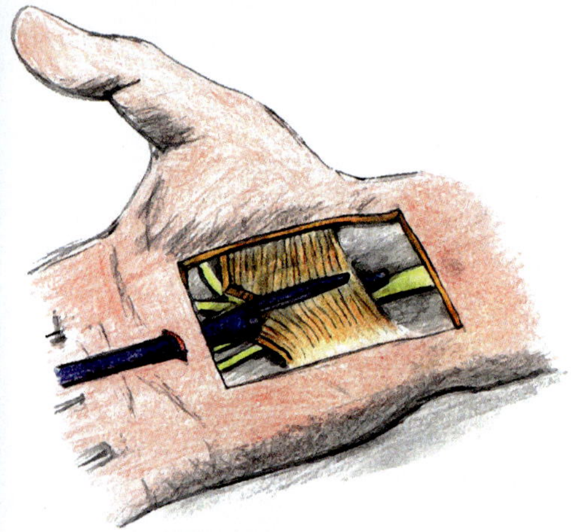

Figura 3.30. Instrumento diseñado por el mismo grupo para la sección del ligamento transverso del carpo.

4.1.3. Tercera etapa. Procedimientos endoscópicos

En 1953, Kaplan (16, 17) describió una línea de referencia anatómica "diseñada desde el ápex del pliegue interdigital entre el pulgar y el dedo índice hacia el lado cubital de la mano, paralela al pliegue de flexión medio de la palma", la cual se llamó "la línea cardinal de Kaplan" (figura 3.31); esta línea representaba un límite distal para diseñar incisiones con miras a la liberación del túnel carpiano sin lesionar el arco palmar superficial, concepto que se llamó una "zona segura". Panchal *et al.* (17) establecieron que tanto para las liberaciones abiertas como para las endoscópicas las incisiones debían estar limitadas distalmente por la intersección de una línea longitudinal con la línea cardinal original de Kaplan, y definieron las líneas de referencia longitudinales, una por el borde medial del segundo dedo para proteger la rama motora tenar del nervio mediano, y otra por el borde lateral del cuarto dedo.

Estas líneas, y otras descritas posteriormente, se constituyeron en importantes referencias topográficas y espaciales de anatomía quirúrgica que permiten imaginar la localización de determinadas estructuras anatómicas, tales como el arco palmar superficial, la rama motora tenar del nervio mediano, y el borde distal del ligamento transverso propiamente dicho. Con base en estos conceptos anatómicos, Tan (18) definió una "zona de seguridad" descrita como un corredor rectangular comprendido entre el gancho del hamato y el borde medial del palmaris longus y delimitado distalmente por la línea cardinal de Kaplan (figura 3.32), zona indicada por él para realizar con seguridad tanto los procedimientos de incisión mínima como aquellos endoscópicos.

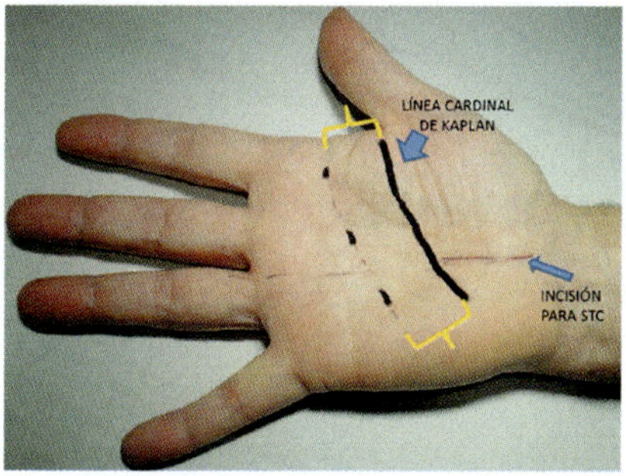

Figura 3.31. Incisión para la liberación abierta del túnel carpiano guiada por las referencias de la línea cardinal original de Kaplan con la intersección de una línea longitudinal que sigue el borde lateral del cuarto dedo.

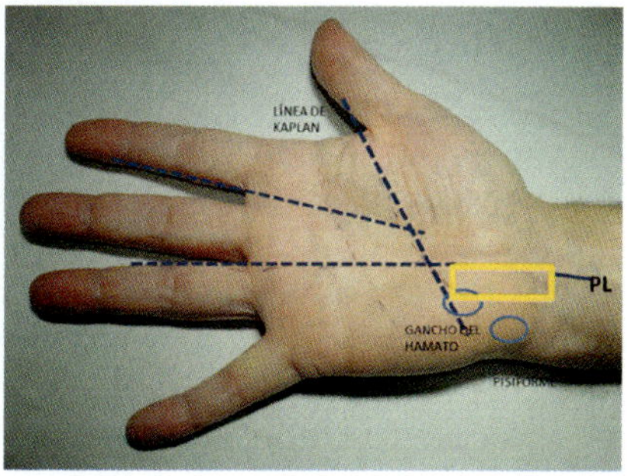

Figura 3.32. Corredor de seguridad de Virak Tan: entre el borde medial del Palmaris Longus y el gancho del Hamato, limitado por la línea cardinal de Kaplan.

Basados en referencias anatómicas similares, James Chow en 1989 (19) (figura 3.33) y Agee en 1992 (20, 21) (figura 3.34), establecieron también referencias de líneas para definir puntos de acceso de instrumentos endoscópicos y desarrollaron las primeras técnicas que permitieron realizar la sección endoscópica del ligamento transverso con el objetivo de utilizar incisiones mínimas y preservar la anatomía. En la técnica de Chow se diseñaron dos incisiones denominadas portales, una proximal y una distal; en la de Agee únicamente la proximal, y posteriormente en 1995, Mirza describió otra técnica utilizando un único portal distal (22).

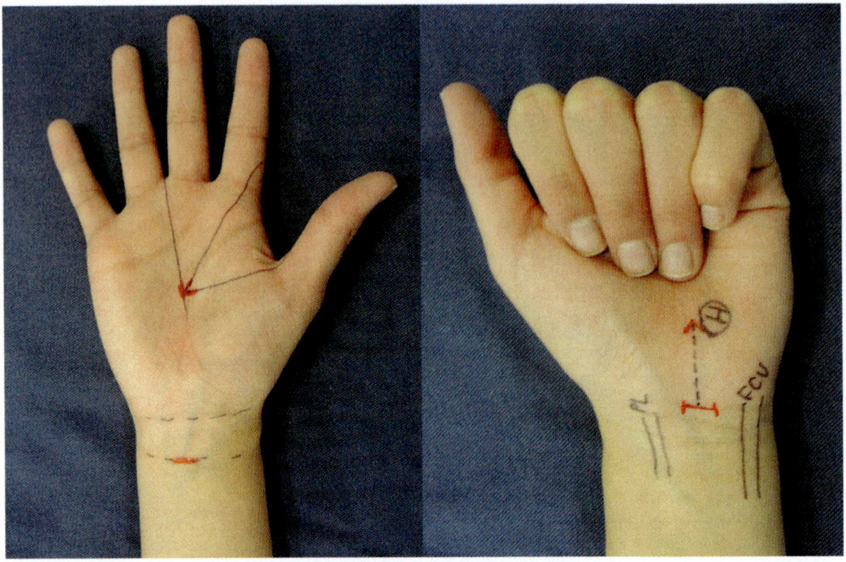

Figuras 3.33 y 3.34. Referencias para portales endoscópicos de Chow (1989) y de Agee (1992) respectivamente.

4.1.4. Cuarta etapa. Mini-incisiones

Con el auge de la artroscopia durante la última década, se puso en boga el concepto de cirugía mínimamente invasiva que, aplicado a las técnicas para la liberación abierta del túnel carpiano, ha llevado a la utilización de incisiones muy pequeñas denominadas mini-incisiones, como las presentadas en las siguientes seis fotografías de pacientes intervenidos por diferentes cirujanos (figuras 3.35 a 3.40). Ninguno de estos pacientes fue intervenido mediante endoscopia ni con la utilización de instrumentos como el *palmar stripper* de Lee *et al.*, ya mencionado. Para determinar la posición de estas incisiones en general se toman como referencias las líneas de Kaplan y aquellas diseñadas para las técnicas endoscópicas. Podemos observar que todas se localizan en diferente sitio, y que todas están dentro de la "zona de seguridad" descrita por Tan y Capo (18). A su vez, dentro de este corredor rectangular podemos clasificar las localizaciones en distales, centrales y proximales, y en laterales y mediales.

En nuestro concepto, estas mimi-incisiones se alejan de los criterios antes mencionados en la primera etapa de este capítulo y se apartan de los criterios anatómicos allí descritos.

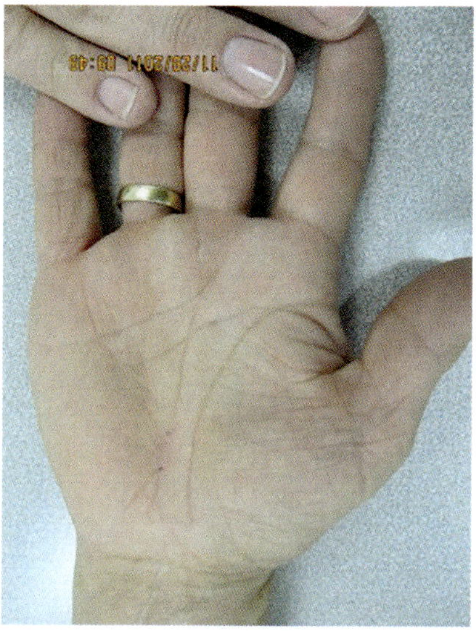

Figura 3.35. Distal medial.

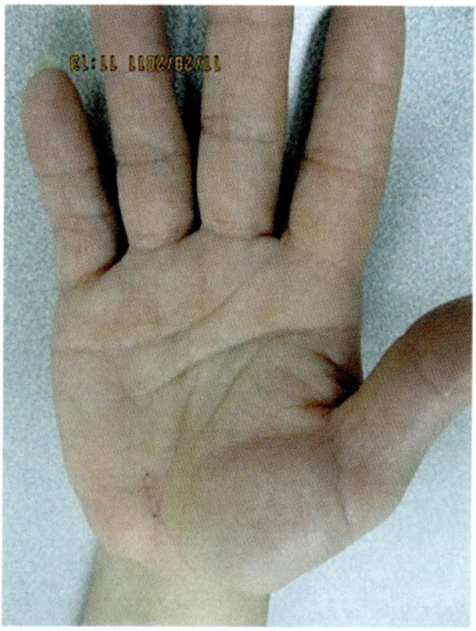

Figura 3.36. Central medial.

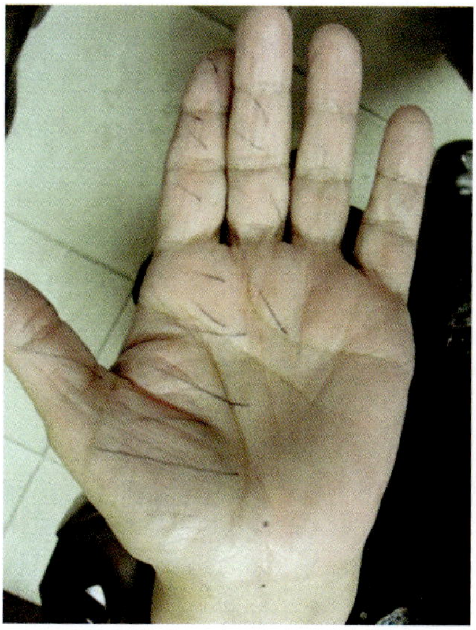

Figura 3.37. Proximal lateral.

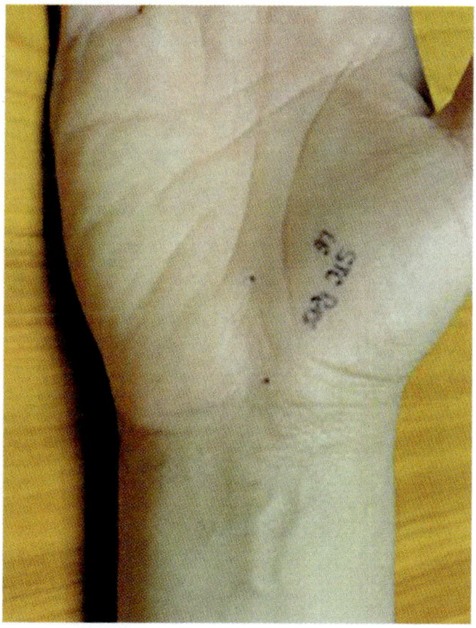

Figura 3.38. Central lateral.

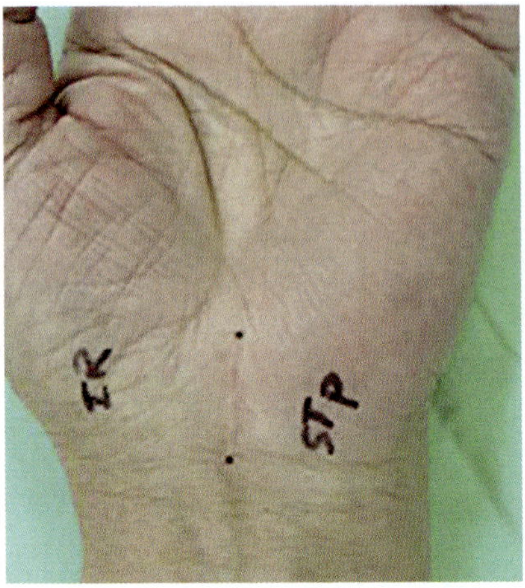

Figura 3.39. Proximal lateral.

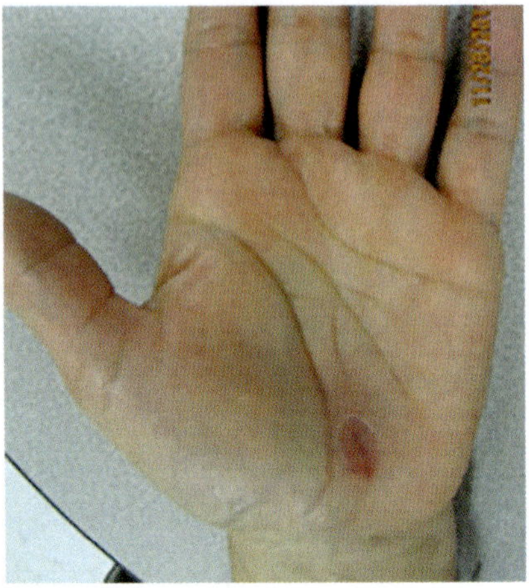

Figura 3.40. Central.

4.1.5. Técnica preferida por el autor

4.1.5.1. Incisión mínima necesaria

La técnica preferida por el autor es la abierta, y el tamaño de la incisión está diseñado con el objetivo de cumplir con los criterios mencionados en la primera parte de esta exposición. Por esta razón la hemos denominado *incisión mínima necesaria.* Realizamos una incisión mediana palmar de 25 a 30 mm de longitud, localizada exactamente sobre los pliegues de la palma y acomodándose a la forma como estos se presenten (figura 3.41). En nuestra experiencia desde 1985, la cicatriz resultante es imperceptible, lo cual cumple a satisfacción el objetivo estético, y se ciñe al concepto de *unidades estéticas* posteriormente desarrollado por Laverde (23).

Como se mencionó, a partir de 1988 evitamos incidir en el centímetro más proximal que termina en el pliegue de flexión de la muñeca; adoptamos esta modificación al observar con frecuencia síntomas de dolor y disestesias en este segmento, lo cual nos llevó a considerarlo como una zona disfuncional y a denominarlo *zona roja* (figura 3.41). No incluimos en el corte con el bisturí el tejido celular subcutáneo; este debe ser separado (figura 3.42) evitando lesionar eventuales ramas sensitivas transversas y ramas terminales de corpúsculos de Paccini, y teniendo el cuidando de no despegar por los lados sus uniones con la fascia palmar superficial, lo que puede ocurrir fácilmente por la tracción de los separadores. A renglón seguido realizamos una escisión longitudinal de la fascia sin seccionar sus fibras (figura 3.43) y la sección de la porción distal (porción oblicua) del retináculo flexor (figura 3.44). A través de este orificio identificamos con un instrumento romo el vértice antero-medial del canal del carpo (figura 3.45) y seccionamos parcialmente el ligamento transverso (figura 3.46).

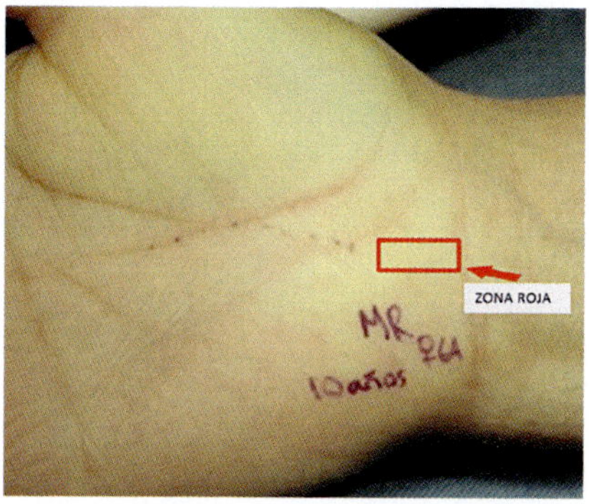

Figura 3.41. Diseño de la incisión. Mediana, adaptada a las líneas de la piel, detenida en su extremo proximal 1 cm antes del pliegue de flexión de la muñeca, respetando la *zona roja.*

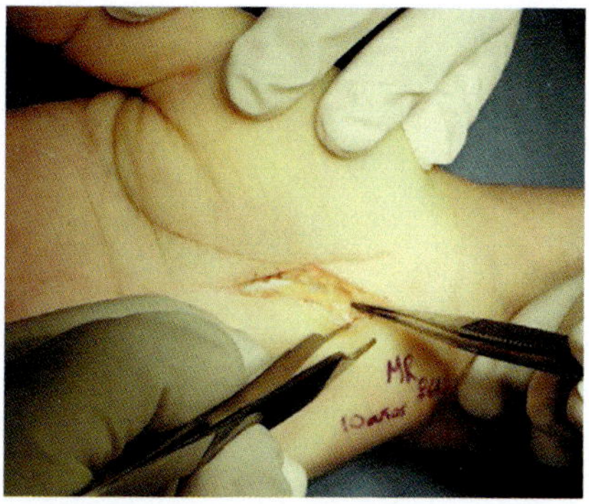

Figura 3.42. Separación del tejido celular subcutáneo evitando lesionar ocasionales ramas sensitivas transversas.

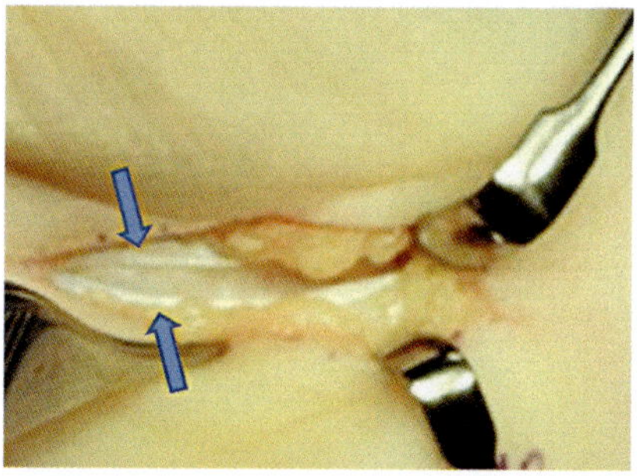

Figura 3.43. Escisión longitudinal fascia palmar.

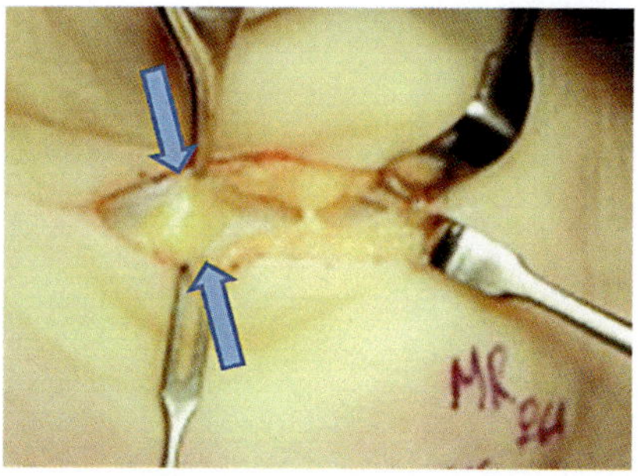

Figura 3.44. Sección de la porción distal del retináculo flexor (porción oblicua).

Después de separar las fibras de unión del palmaris longus o de inserciones musculares que se encuentran en la superficie palmar del ligamento transverso, completamos la sección de la porción transversa del retináculo flexor (figura 3.47) y, a renglón seguido, realizamos la sección subcutánea de la porción proximal del retináculo flexor bajo visión directa, utilizando una tijera roma en posición semiabierta y fija (figura 3.48).

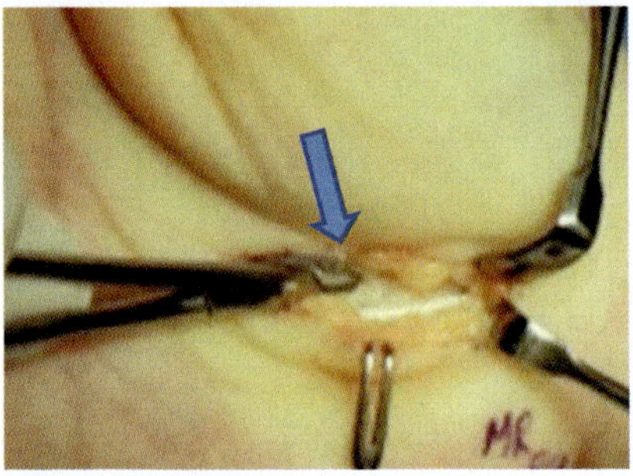

Figura 3.45. Localización del ángulo antero-medial del canal carpiano por detrás del ligamento transverso (porción media del retináculo flexor).

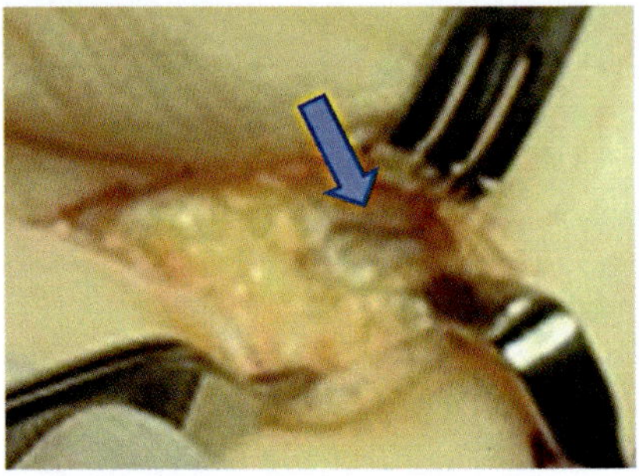

Figura 3.46. Sección parcial de la porción transversa del retináculo flexor en su parte distal

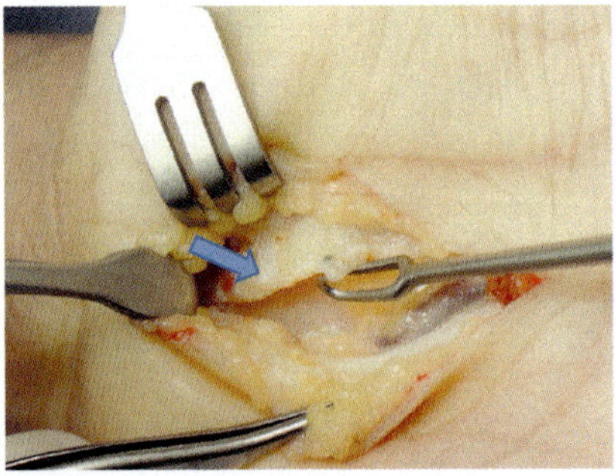

Figura 3.47. Sección completa de la porción transversa del retináculo flexor.

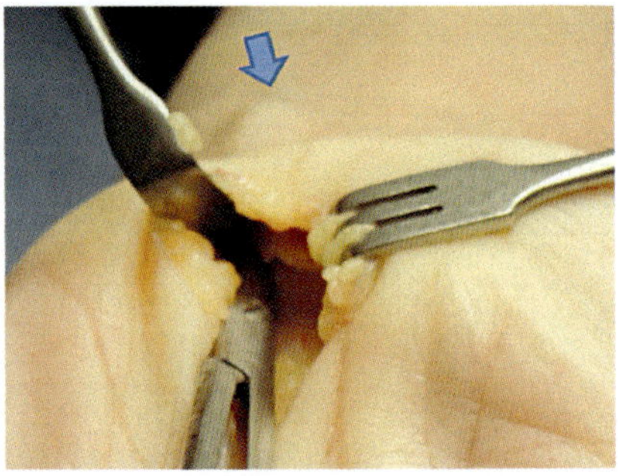

Figura 3.48. Sección subcutánea bajo visión directa de la porción proximal del retináculo flexor (ligamento anular).

Completada la apertura del retináculo flexor en sus tres porciones procedemos a evaluar el contenido del canal para descartar la presencia de masas, de variantes anatómicas o de variaciones anatómicas adquiridas. Entre estas últimas, en primer lugar examinamos el aspecto y la forma del nervio mediano, en el cual podemos encontrar desde atrapamientos severos con estrechamientos segmentarios —el signo del reloj de arena—, hasta atrapamientos en los cuales el nervio se encuentra rodeado por una sinovial densa (figura 3.49) y adherida tanto a este como a los tendones flexores y a las paredes del canal. Estos cambios sinoviales, como ya lo comentamos, los hemos denominado *sinovitis adhesiva*. En estos casos realizamos diferentes procedimientos sobre el nervio, tales como una simple epineurolisis, una epineurectomía segmentaria o una neurolisis fascicular. En segundo lugar evaluamos el aspecto de la sinovial de los tendones flexores (figura 3.50). Podemos encontrar una sinovitis adhesiva, hiperplásica o con cambios inflamatorios correspondientes a entidades clínicas como la enfermedad reumática, la gota o enfermedades granulomatosas; en estas situaciones realizamos una sinovectomía segmentaria de los tendones flexores (figura 3.51).

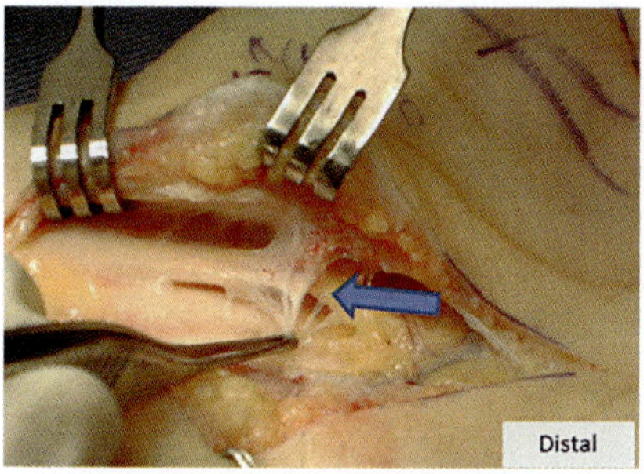

Figura 3.49. Evaluación de las alteraciones sinoviales y del nervio mediano. Se señala la presencia de sinovitis adhesiva.

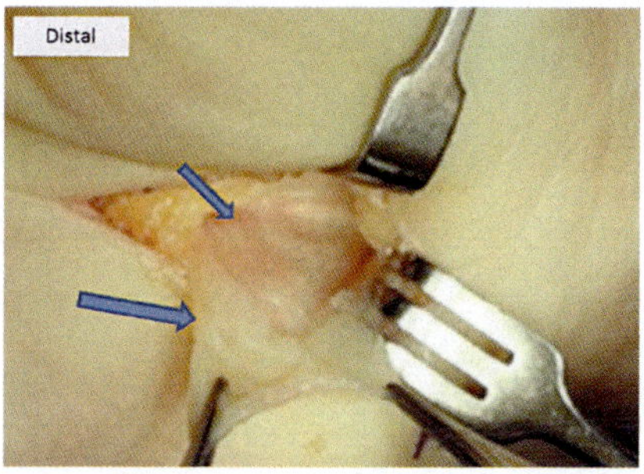

Figura 3.50. Epineurectomía y sinovectomía segmentarias del nervio mediano (flecha superior) y de los tendones flexores (flecha inferior).

En presencia de atrapamientos francos del nervio, o cuando hay paresia o atrofia del músculo oponente del pulgar o alteraciones electromiográficas, realizamos una liberación de la rama motora en la arcada del músculo (figura 3.52). Antes de proceder al cierre colocamos 4 cc de bupivacaína subcutánea (figura 3.53).

Basados en la comparación de los resultados obtenidos con las técnicas abiertas y las endoscópicas, en los cuales se reportaba una evolución posoperatoria con menores molestias locales con las endoscópicas, con disminución del dolor en los pilares tenar e hipotenar, mejor recuperación de la fuerza de agarre y más rápido reintegro al trabajo (20, 24), a partir de 1993

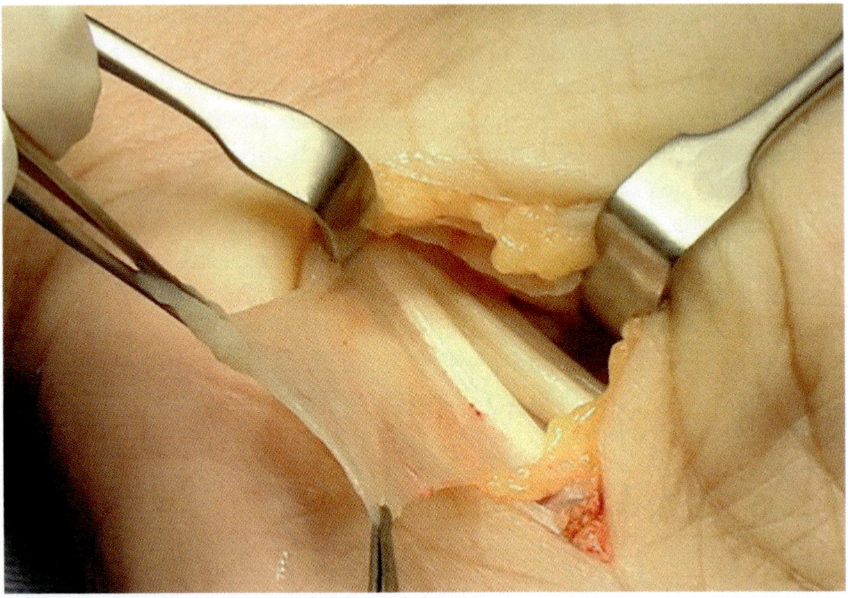

Figura 3.51. Sinovectomía segmentaria progresiva de los tendones flexores.

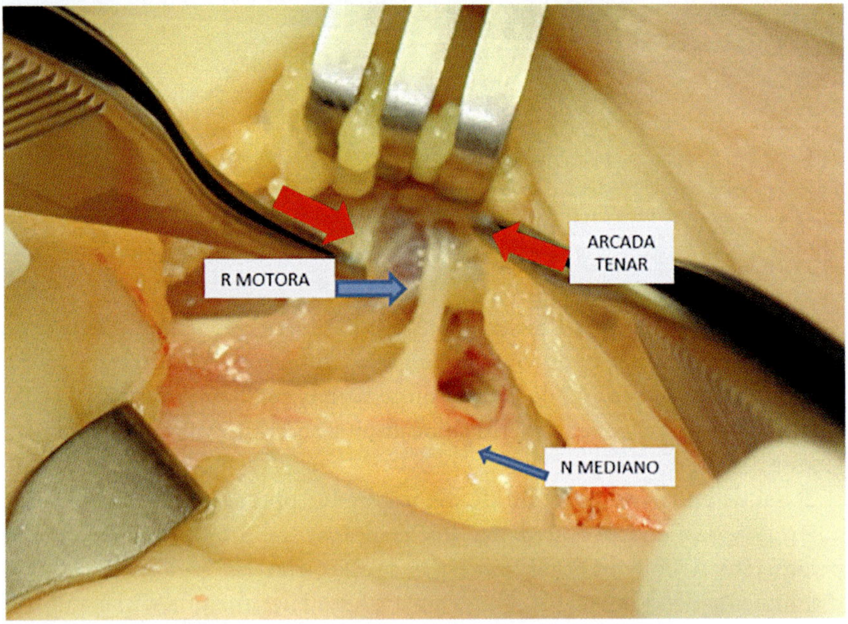

Figura 3.52. Liberación de la rama motora tenar en su arcada.

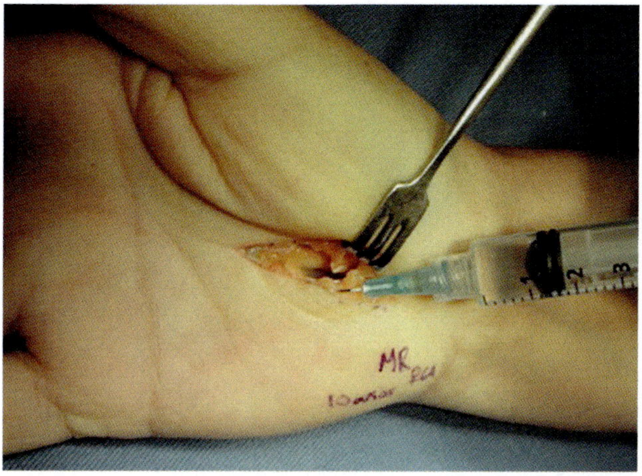

Figura 3.53. Aplicación de bupivacaína subcutánea.

comenzamos a realizar la sutura de la fascia palmar superficial bajo la hipótesis de que el no seccionarla durante las técnicas endoscópicas representaba una diferencia sustancial ante las técnicas abiertas. Hemos asumido que con la sutura (figura 3.54) se independizan los planos de cicatrización profundos de los superficiales y se preserva el ancho de la fascia, además de contribuir a evitar la translación anterior de los tendones flexores en el segmento del túnel y a enfrentar los bordes de sección del ligamento transverso lo cual favorece la cicatrización. Lo realizamos con sutura no absorbible cinco ceros, y procedemos a cerrar la piel con puntos evertores de los bordes y con la misma sutura (figura 3.55). Con la adición de este paso a la técnica la evolución posoperatoria mejoró en los aspectos ya mencionados.

Valga la pena aclarar aquí que en las liberaciones estándar no realizamos ningún tipo de reconstrucción del ligamento transverso tales como plastias en zeta, colgajos grasos o colgajos musculares o fasciales; únicamente en cirugías para el tratamiento de reintervenciones en casos de síndrome del túnel carpiano persistente, recidivante o recalcitrante, utilizamos algunas veces la rotación de un colgajo local del propio ligamento transverso.

Una vez terminado el procedimiento colocamos una férula antebraquiopalmar para inmovilizar la muñeca en veinte grados de extensión con los siguientes fines:

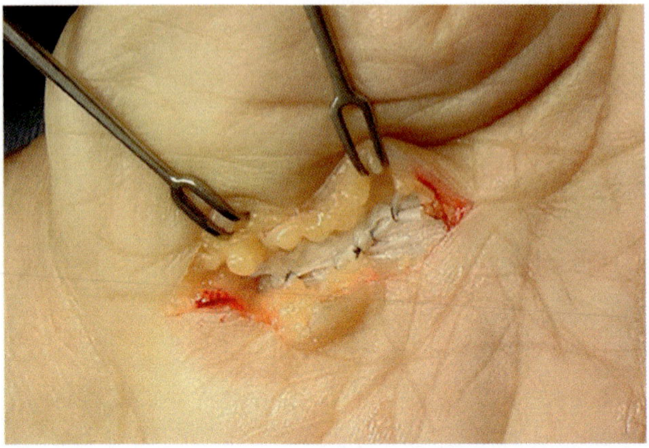

Figura 3.54. Sutura de la fascia palmar supercifial.

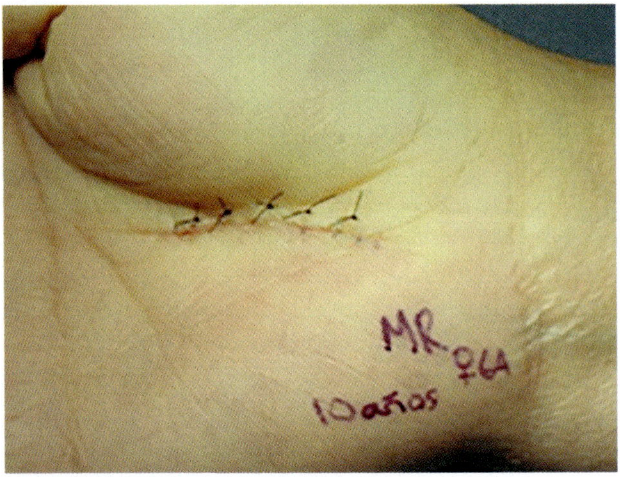

Figura 3.55. Cierre de la herida.

- Evitar que durante el posoperatorio inmediato el paciente adopte espontáneamente la posición de la muñeca en flexión, también llamada *posición antálgica*.
- Posicionar los tendones flexores hacia el piso del canal para evitar la subluxación anterior de los mismos en forma de cuerda de arco (25, 26).
- Mantener la muñeca y la mano en *posición de inmovilización*, también llamada *posición de protección* o *posicición de equilibrio funcional*.

- Facilitar al paciente mantener la mano en posición vertical permitiendo realizar ejercicios de extensión y de flexión de los dedos y de elevación del miembro superior para prevenir la formación de edema el cual, de presentarse, podría generar diversas complicaciones tales como contracturas articulares y distrofia.

Mantenemos la férula únicamente durante una semana, de acuerdo con las conclusiones de Szabo (26) después de analizar estudios realizados sobre los efectos de la inmovilización mantenida por diferentes periodos de tiempo.

4.1.5.2. Acerca de la incisión

A lo largo de esta presentación hemos visto una gran variedad de formas de realizar la incisión para la liberación abierta, así como varios métodos para realizar incisiones pequeñas y técnicas endoscópicas. Ante esto no podemos menos que preguntarnos:

- ¿Por qué tanta variedad para la liberación abierta?
- ¿Cuál es la mejor incisión?
- ¿Con qué criterios se debe planear un abordaje quirúrgico?
- ¿Cuál es el método más aconsejable?

Sobre estos aspectos existe una vieja controversia, y es frecuente escuchar de parte de un cirujano que la mejor incisión es la que él realiza ya que está familiarizado con los detalles.

En cuanto a la mayor o menor conveniencia entre la liberación abierta o la endoscópica existe la misma controversia, ya discutida desde 1966 (25, 26).

Según nuestro concepto, basado en las consideraciones expresadas a lo largo de este trabajo, la mejor incisión o el mejor método es el apropiado según la etiología y la cronicidad de un caso determinado.

La respuesta a las anteriores preguntas frente a la decisión de la escogencia del método o del tipo de incisión, entonces, se basa en que *lo fundamental es cumplir con los criterios mencionados:* las incisiones presentadas como etapa 1, los cumplen; las técnicas de liberación mediante una incisión palmar pequeña (etapa 2), y las técnicas de liberación endoscópica (etapa 3) los cumplen parcialmente y, por tanto, sus indicaciones serían limitadas. Las mini-incisiones (etapa 4) se alejan de los criterios antes mencionados y consideramos, en primer lugar, que en la medida en que es restringida la visibilidad que permiten del campo operatorio representan mayores riesgos y, en segundo lugar, que la cicatriz no representa ventajas funcionales ni estéticas.

Acerca de la utilización de referencias de líneas y de puntos para diseñar el sitio y la forma de la incisión consideramos que estas guías fueron inicialmente diseñadas para los procedimientos endoscópicos y posteriormente extrapoladas para las incisiones en las técnicas abiertas, y creemos que generan una peligrosa sensación de seguridad que puede ser equívoca.

La estética de la cicatriz depende de la medida en que la incisión se ajuste a los principios biomecánicos de la piel para evitar retracciones como las que se aprecian en la figura 3.56. Como se mencionó, nuestra recomendación es localizarla sobre los pliegues de la palma, con lo cual se obtienen resultados totalmente funcionales y estéticos, como los presentados en las figuras 3.57, 3.58 y 3.59.

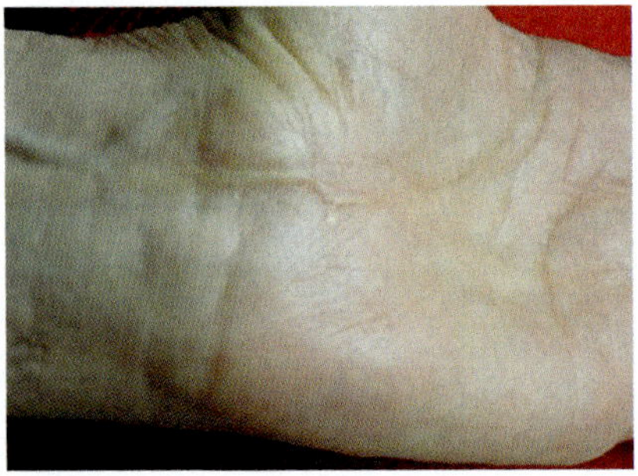

Figura 3.56. Cicatriz disfuncional que cruza en forma inapropiada los pliegues de flexión.

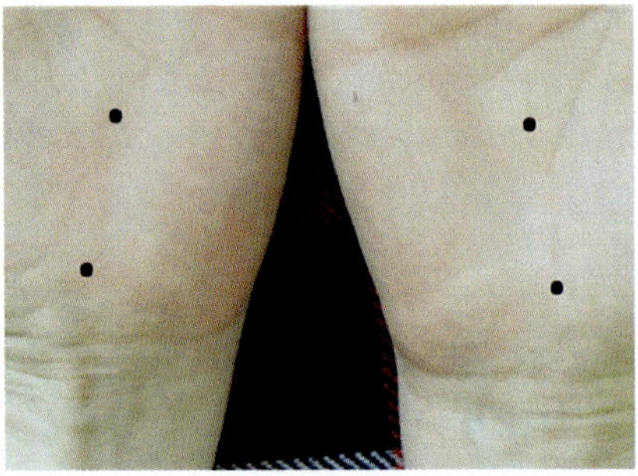

Figura 3.57. Cicatriz resultante de una incisión localizada sobre los pliegues de la palma.

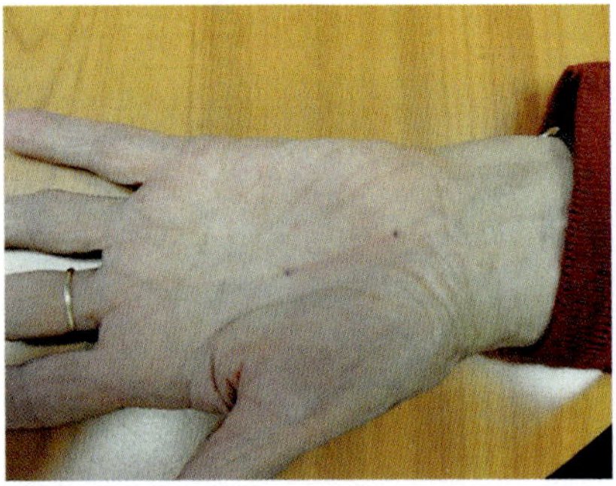

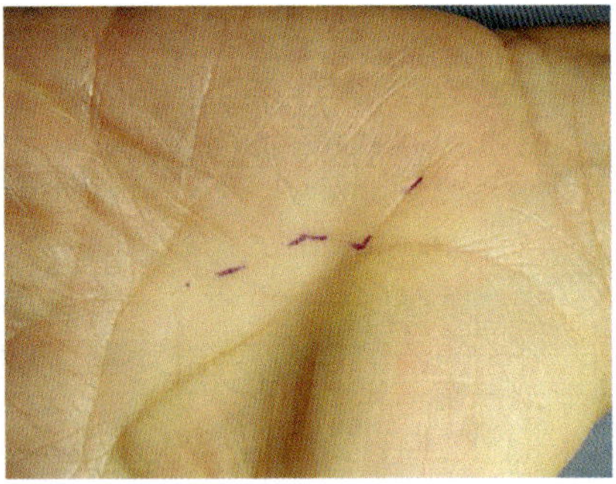

Figura 3.58. y 3.59. Cicatrices asintomáticas, estéticas y funcionales.

En síntesis, podemos concluir que las consideraciones estéticas son importantes, pero lo fundamental es cumplir con los criterios mencionados para un seguro desarrollo del procedimiento que minimice los riesgos de complicaciones.

4.1.6. Aspectos clínicos habituales en el postoperatorio vs. complicaciones

4.1.6.1. Aspectos clínicos habituales en el posoperatorio

Normalmente se presentan algunos síntomas locales durante el posoperatorio, tales como dolor e induración en el área quirúrgica, dolor en los pilares tenar e hipotenar y disminución de la fuerza de agarre. Estos síntomas se caracterizan por ser *transitorios* y desaparecen en forma espontánea en el transcurso de tres a cinco semanas. Sin embargo, vale la pena destacar que la forma de evolución no es única ni constante sino que varía según los criterios de etiología, de cronicidad y según condiciones propias de la individualidad.

4.1.6.2. Complicaciones

Las complicaciones pueden ser muchas tal como se aprecia en la siguiente lista, y pueden ocurrir con cualquiera de las técnicas presentadas (27, 28):

- Cicatriz hipertrófica, retráctil, hiperestésica.
- Lesión de ramas sensitivas subcutáneas.
- Lesión de la rama sensitiva tenar del mediano.
- Lesión de la rama motora tenar del mediano.
- Sección incompleta del retináculo flexor.
- Lesión del nervio mediano.
- Lesión del nervio cubital por ingreso equivocado al canal de Guyon.
- Lesión del arco palmar superficial.
- Lesión de tendones flexores.
- Lesión de la arteria cubital.
- Adherencias peritendíneas y perineurales.
- Fenómeno de cuerda de arco de los tendones flexores.
- Distrofia simpática refleja.
- Síndrome del túnel carpiano persistente
- Síndrome del túnel carpiano recalcitrante
- Síndrome del túnel carpiano recidivante

4.1.7. Aspectos clínicos exóticos, ocasionales, del posoperatorio

4.1.7.1. Mejoría de los síntomas de la mano no operada

Con alguna frecuencia hay pacientes portadores del sindrome del túnel carpiano bilateral que refieren que después de sometida a cirugía una mano, los síntomas de la otra desaparecieron. Esto puede parecer anecdótico pero ocurre, como en el caso de un paciente de profesión carpintero, de 80 años de edad, del cual se presentan fotografías del posoperatorio de un mes de evolución (figuras 3.60 y 3.61). Acerca del mecanismo que explique este fenómeno hay varias especulaciones, siendo una de estas el entrecruzamiento parcial de los axones en su camino a la corteza cerebral y las anastomosis neurales. Sea cual fuere la razón, reconocer este fenómeno nos puede orientar para darle prelación al tratamiento quirúrgico de la mano más sintomática.

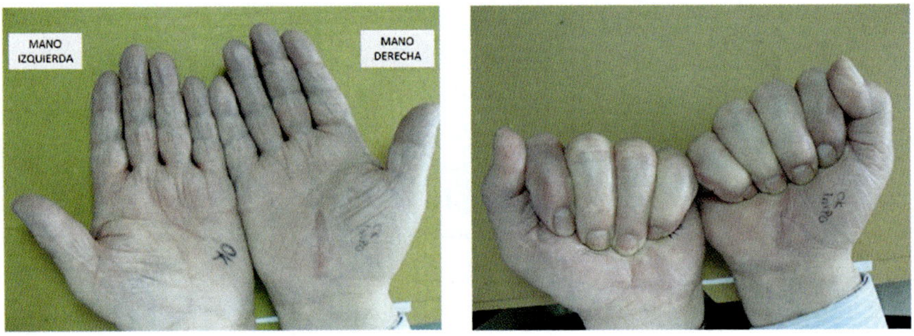

Figuras 3.60. y 3.61. Desaparición de los síntomas de STC en la mano izquierda después de haber sido sometida la derecha a liberación quirúrgica.

4.2. Tratamiento médico

4.2.1. Trípode para definir conducta

Como ha sido expuesto a lo largo de este capítulo, hemos tomado como bases para evaluar el síndrome del túnel carpiano y para indicar un tratamiento quirúrgico el *diagnóstico etiológico* y el *tiempo de evolución*. De la misma manera, tomamos estos dos aspectos para orientar el tratamiento médico, aunado a la *severidad de los síntomas*. Es este trípode sobre el que concebimos el plan de tratamiento que se debe seguir (tabla 6).

Tabla 6. Tratamiento médico del síndrome del túnel carpiano. Trípode para definir conducta.

Diagnóstico etiológico
Tiempo de evolución
Severidad de los síntomas

Consideramos simplista y equívoco el concepto tradicional de que la historia natural del síndrome no es bien conocida (29); recordemos que hemos mencionado doce grupos de entidades etiológicas, aunque en muchos casos no lleguemos a identificar una causa precisa como lo dejamos planteado en el grupo trece definido como de etiología desconocida.

Desde nuestro punto de vista, los casos clínica o electromiográficamente catalogados como severos, o los casos crónicos, son de tratamiento quirúrgico. En aquellos considerados leves, moderados, recientes o agudos, se debe considerar en primer lugar el tratamiento médico. Por otra parte, estamos de acuerdo en que no hay un tratamiento conservador universalmente aceptado (29). En este aspecto, los recursos tradicionales de manejo son escasos y los podemos considerar en tres grupos que analizaremos a continuación, a saber:

1. Preventivos: modificaciones ergonómicas posturales y de manejo de las manos en las diversas actividades. Ejercicios de estiramiento.
2. Sintomáticos: inmovilización con férulas. Analgésicos.
3. Curativos: fisioterapia, medicación oral con esteroides, antiinflamatorios no esteroideos, vitamina B6, diuréticos. Infiltraciones de corticoide en el canal carpiano (30).

Primer grupo: recursos preventivos

En cuanto al primer grupo consideramos que las modificaciones ergonómicas están bien indicadas en las personas expuestas a lesiones por sobreuso o por sobreesfuerzo, y que la primera recomendación esencial es la de realizar el trabajo con la mano en posición de equilibrio funcional (figura 3.62), la cual consiste en mantener la muñeca en 25 grados de dorsiflexión y 25 grados de desviación cubital. Se recomiendan tres apoyos: uno en el antebrazo, otro en la muñeca y el tercero en la herramienta (ratón de computador). Recomendamos no introducir objetos entre la muñeca y su apoyo en la mesa para no modificar los 25 grados de dorsiflexión que definen la posición de equilibrio funcional. La apertura y el cierre de la mano deben ser acordes con el tamaño de la herramienta: en el caso del *mouse*, su tamaño debe corresponder al espacio formado por la palma de la mano y por los dedos en posición relajada de equilibrio funcional (figura 3.63).

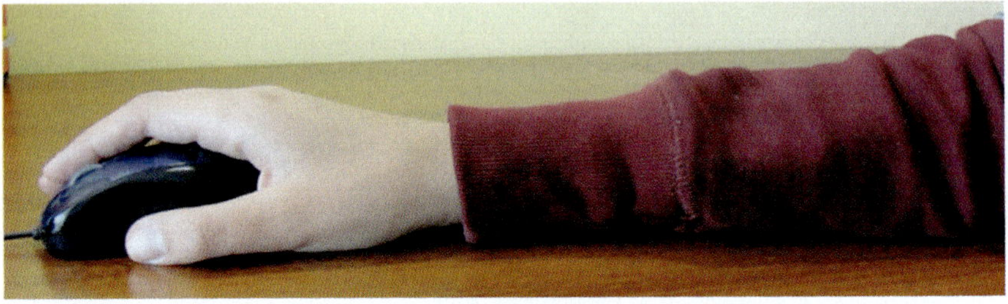

Figura 3.62. Mano en posición de equilibrio funcional.

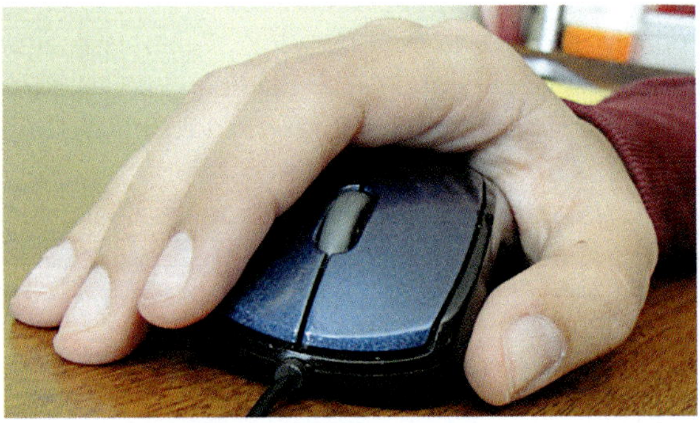

Figura 3.63. Tamaño del ratón definido por el espacio palmar.

Con base en nuestra experiencia queremos hacer énfasis en que tan importante como la *posición* de la mano son el *ritmo* y la *intensidad* con que se realiza la acción. Por tanto, nuestras recomendaciones básicas son: trabajar con el miembro superior en posición de equilibrio funcional, trabajar en forma lenta, sin prisa y sin estrés. Podríamos decir que se deben observar principios de ergonomía estática y dinámica (ergonomía: de las raíces griegas *ergon:* acción, trabajo; *nomos:* ley; *ico:* relativo a.) (30). En cuanto a la ergonomía estática, debemos agregar que la recomendación de la posición correcta de la mano y del miembro superior debe ir acompañada de una posición ergonómica general del cuerpo, corrigiendo la frecuente tendencia de adoptar una posición de flexión y pronación por otra de extensión y supinación (figura 3.64). En cuanto a la ergonomía dinámica consideramos que el ritmo y la intensidad deben ser regulados de la misma manera como se le indica a los atletas de alto rendimiento para evitar la acumulación de metabolitos de desecho y la fatiga tisular, así como recomendarle a los sujetos actividades de preparación física antes de iniciar la jornada de trabajo. Aunque las conocidas "pausas activas" pueden ser beneficiosas, preferimos orientar el ritmo de trabajo sobre las premisas de realizarlo sin prisa y sin estrés (figura 3.65).

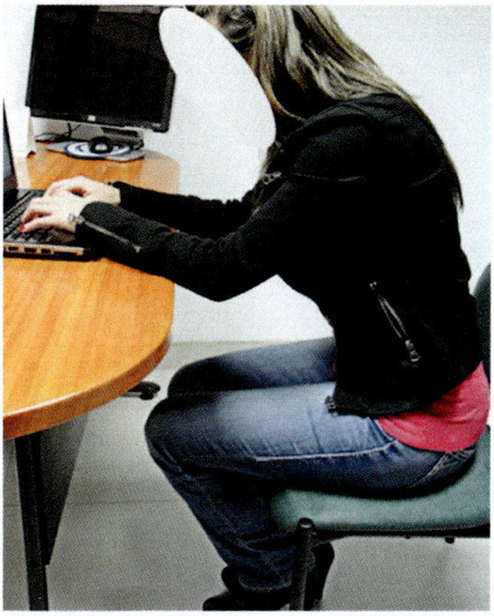

Figura 3.64. Tendencia general a la adopción de una posición en flexión y pronación.

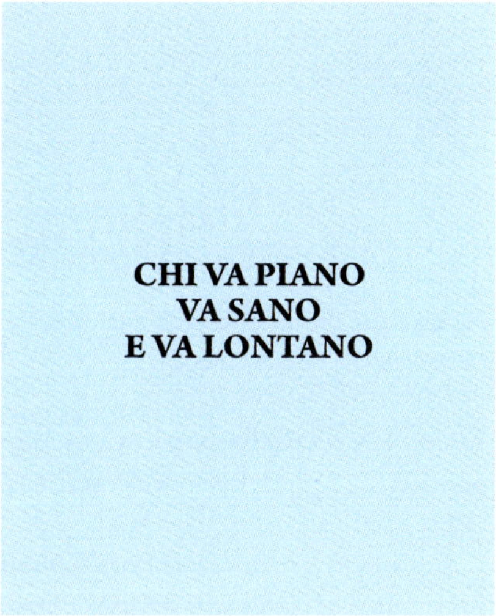

Figura 3.65. Proverbio italiano que coincide con los principios de biomecánica del aparato músculo-esquelético: "Quien va lento, va sano y llega lejos".

Es fundamental realizar en forma rutinaria ejercicios de estiramiento antes, durante y después de las jornadas de trabajo, con el objetivo de preparar a las unidades miotendíneas y de preservar o de restituir la eficacia de los planos de deslizamiento interestructurales, a saber: los planos intermusculares, los intertendinosos, los intersinoviales entre las capas parietal y sinovial de los tendones flexores y entre la capa visceral entre un tendón y sus vecinos, y el plano alrededor del epineuro del nervio mediano. En el caso específico del canal del carpo, el ejercicio recomendado es el ilustrado en la figura 3.66, el cual produce un estiramiento de todo el grupo muscular flexopronador, restaura los planos de deslizamiento y produce un desplazamiento del líquido que pueda encontrarse acumulado en el canal en casos de edema o de estado inflamatorio.

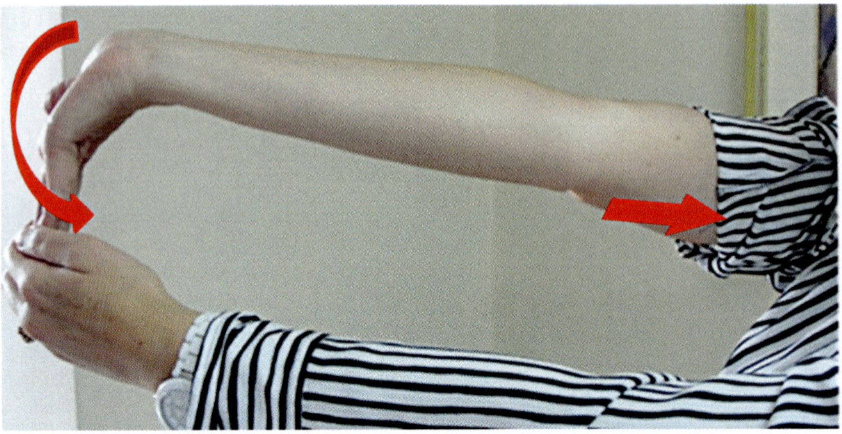

Figura 3.66. Ejercicio de estiramiento del grupo muscular flexopronador: extensión del codo, supinación y extensión de la muñeca y de los dedos

Todos los recursos preventivos que hemos mencionado en este segmento pueden ser aplicados como recursos de tratamiento.

Segundo grupo: recursos sintomáticos

En cuanto al segundo grupo, consideramos que el uso de férulas tiene un efecto únicamente de control de los síntomas, por lo cual su indicación es tan solo esporádica y de su utilización no se deben esperar efectos curativos. La disminución de los síntomas es el resultado de una disminución de la presión dentro del canal en la posición neutra, efecto confirmado por Gelberman *et al.* en estudios que demostraron que tanto en la posición de flexión como en la de extensión la presión aumentaba notoriamente (31). Consideramos que su utilización puede ser equívoca si al mismo tiempo no se realiza el tratamiento apropiado según la etiología, puesto que además de posponer el tratamiento favorece la cronificación del problema. En el mismo sentido estaría el recurrir al uso de analgésicos.

Tercer grupo: recursos curativos

En cuanto a los recursos curativos debemos tener en cuenta, en primer lugar, la etiología para indicar el tratamiento pertinente: en caso de ser un edema de origen hormonal como en el embarazo, la lactancia, el uso de anticonceptivos o la eclampsia, indicaremos esperar al momento del parto o la interrupción de la lactancia, dieta hiposódica para disminuir la retención de líquidos, ejercicios de movilización de los tendones flexores en el canal para desplazar el líquido acumulado en las sinoviales y, si no hay contraindicación, el uso de diuréticos. En el hipotiroidismo indicaremos prioritariamente su control farmacológico, así como en el caso de enfermedades metabólicas como la gota o la obesidad. En casos de cardiopatía, nefropatía o desnutrición, también los diuréticos tendrán su indicación. Si la etiología es un proceso inflamatorio postraumático, como en casos de contusión, sobreuso por trabajo repetitivo, sobreesfuerzo o por vibración, se recomienda el uso de antiinflamatorios no esteroideos. Estos procesos inflamatorios pueden generar posteriormente cambios postraumáticos tisulares y de la arquitectura local, tales como sinovitis adhesiva, fibrosis o retracciones fasciales o de los septos que definen diferentes compartimentos, con modificaciones de los diversos planos de deslizamiento inter-estructurales que llevan a adherencias y a disminución o pérdida de dicha capacidad de deslizamiento.

En los casos de procesos inflamatorios sistémicos como la enfermedad reumática o el lupus, se requiere la participación del especialista en reumatología para indicar el medicamento adecuado. Si se han identificado en el examen físico retracciones fasciales o miotendíneas secundarias a mala postura, se indicarán ejercicios correctores. Si se está frente a cambios en la estructura osteo-articular como en la artritis carpiana, a desarreglos como el DISI o el VISI, o ante fracturas consolidadas en posición viciosa o luxaciones o subluxaciones, lo esencial es corregir dicho problema.

De acuerdo con lo arriba expuesto recomendamos que el uso de medicamentos no se haga en forma indiscriminada sino con indicaciones específicas para cada entidad clínica según el diagnóstico etiológico.

Por último, dentro de los recursos para tratamiento curativo disponemos de las infiltraciones de corticoide en el canal carpiano (29). Para su utilización recomendamos tener en cuenta tres aspectos:

Criterios para su indicación. De la misma manera como hemos recomendado que el uso de medicamentos para el tratamiento médico no se haga en forma indiscriminada, creemos también que la aplicación local de una sustancia antiinflamatoria como el corticoide debe tener una indicación específica según la etiología. Sería lamentable, por ejemplo, colocar un corticoide en un caso de tenosinovitis tuberculosa. Creemos que, en general, un antiinflamatorio local se aplica para combatir un proceso inflamatorio local. Desde este punto de vista pensamos que, en muchos casos, el síndrome del túnel carpiano se puede considerar en forma primaria como una tenosinovitis estenosante que secundariamente comprime al nervio mediano, como en aquellos cuya etiología es el sobreuso, el sobreesfuerzo o una enfermedad reumática. Además, consideramos también que una infiltración no produce únicamente el efecto local del medicamento sino que, por una acción mecánica, al ingresar un volumen de líquido este puede colmar la cavidad virtual sinovial y separar o liberar los diversos planos de deslizamiento mediante un efecto de ruptura de adherencias. Durante años este concepto clínico nos ha sido de gran ayuda, y puede corresponder con los efectos beneficiosos encontrados por Dammers *et al.* (32) utilizando únicamente lidocaína.

Tenemos entonces que los criterios para realizar una infiltración con corticoide son, en primer lugar, los mismos que tenemos en cuenta para el tratamiento médico: diagnóstico etiológico, severidad de los síntomas y tiempo de evolución. En general, nunca iniciamos un tratamiento con una infiltración; esta es una medida que se puede tener en cuenta después de que un tratamiento médico no ha dado los resultados esperados.

Número de infiltraciones. Cuando ha sido bien indicada según los criterios ya comentados, en general se obtiene una mejoría duradera o permanente de los síntomas después de aplicar una infiltración. Sin embargo, no están bien definidas en la literatura ni la efectividad ni la duración y, tal como lo aseveran Marshall y Ashworth, una segunda infiltración no provee un beneficio adicional (33). Infiltraciones repetitivas de corticoide pueden producir rupturas tendinosas, por lo cual se deben evitar siempre. Cuando no se obtiene mejoría con una infiltración, por lo general tampoco se obtiene con una segunda. Si no ocurre la mejoría del cuadro con la primera, se debe sospechar que alguno de los criterios no ha sido bien evaluado (p. e.: el cálculo del tiempo de evolución por parte del paciente), y proceder a indicar un tratamiento quirúrgico.

Técnica para infiltración. A continuación precisamos el tipo de corticoide y su dosificación, la proporción de la mezcla con una solución de anestésico y la técnica para su aplicación. Preparamos una mezcla de 1 ml de corticoide y utilizamos de preferencia el acetato de triamcinolona en solución de 10 mg/ml, con 2 ml de lidocaína al 1% sin epinefrina, aunque se pueden emplear otros tipos de corticoide como la dexametasona (dexametasona acetato 8 mg + dexametasona fosfato 2 mg / 1 ml). Utilizamos una jeringa de 3 ml con una aguja de calibre 22 (0,70 mm) y de 32 o de 38 mm de longitud, la suficiente para llegar con la punta hasta la parte distal del canal. Los objetivos son los siguientes: lograr ingresar a la cavidad virtual sinovial del canal del carpo, no lesionar con la punta de la aguja ni el nervio mediano ni los tendones flexores, y no chocar contra el piso ni contra las paredes del canal. Si se cumplen estos objetivos, el procedimiento transcurre en forma totalmente indolora.

Debemos considerar que se trata de un procedimiento invasivo percutáneo y realizar una antisepsia adecuada.

Se escoge el punto de ingreso de la aguja situándolo 1 cm proximalmente al pliegue de flexión de la muñeca y adyacente al borde medial del palmaris longus (figura 3.67), se coloca la aguja en dicho punto dirigida al eje del cuarto rayo digital y con una inclinación de 20 a 30 grados (figura 3.68).

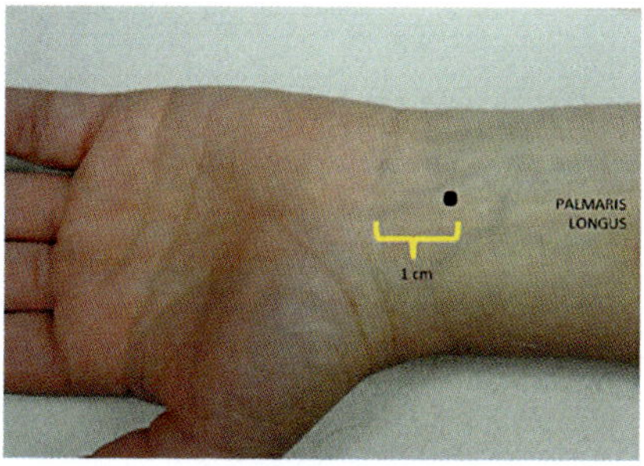

Figura 3.67. Punto de ingreso de la aguja: 1 cm proximalmente al pliegue de flexión de la muñeca y adyacente al borde medial del palmaris longus.

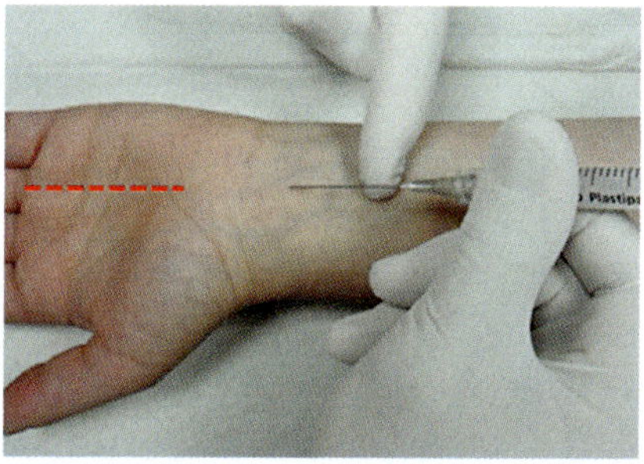

Figura 3.68. Inclinación de la aguja, de 20 a 30 grados, dirigida al eje del cuarto rayo digital.

Se introduce la aguja 1 cm y se avanza lentamente al mismo tiempo que con la otra mano se realizan movimientos pasivos de flexión (figura 3.69) y de extensión (figura 3.70) de los dedos con los cuales se percibe un eventual choque de la aguja contra los tendones, caso en el cual se debe corregir la dirección de la aguja; la ocurrencia de dolor también puede indicarnos el choque de la aguja contra los tendones o contra las paredes del canal.

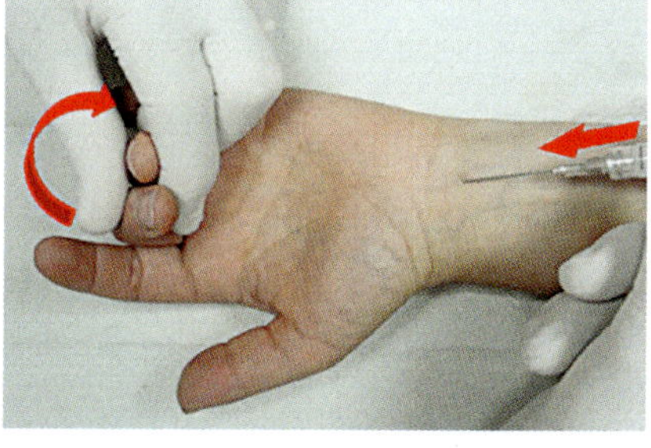

Figura 3.69. Movimientos pasivos de flexión para detectar el choque de la aguja contra los tendones.

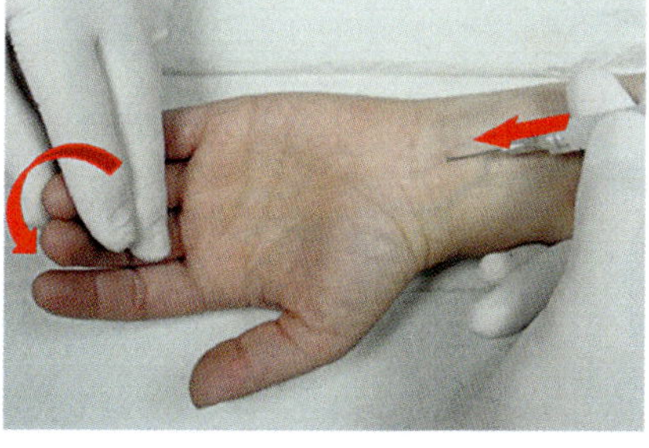

Figura 3.70. Movimientos pasivos de extensión.

A medida que la aguja avanza es recomendable hacer movimientos de rotación para cambiar constantemente la posición del bisel (figuras 3.71 y 3.72). Durante esta etapa se pueden introducir lentamente pequeñas cantidades de líquido, lo cual facilita el paso de la aguja. No es conveniente introducir mucha cantidad de líquido al inicio de la inyección para evitar que por la anestesia producida se causen daños con la aguja en algunas estructuras.

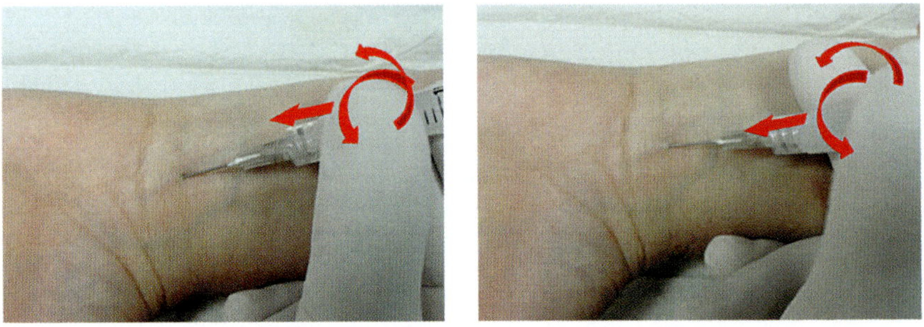

Figuras 3.71. y 3.72. Movimientos rotacionales de la aguja para cambiar la orientación del bisel.

Una vez que la aguja ha entrado en su totalidad se procede a introducir el líquido, lo cual también debe hacerse lentamente y acompañándolo de movimientos de flexión y extensión de los dedos (figuras 3.73 y 3.74).

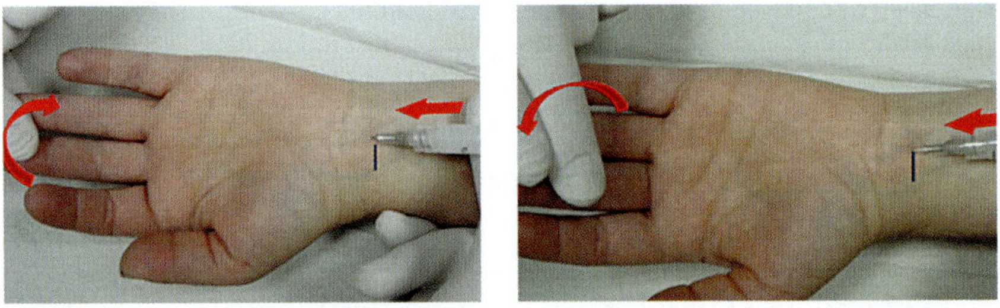

Figuras 3.73. y 3.74. Inyección del líquido una vez introducida la aguja en su totalidad.

Si durante el procedimiento se presentan parestesias además de dolor, la aguja debe retirarse de inmediato y corregir la dirección para evitar una infiltración intraneural como la que se ilustra en las figuras 3.75 y 3.76.

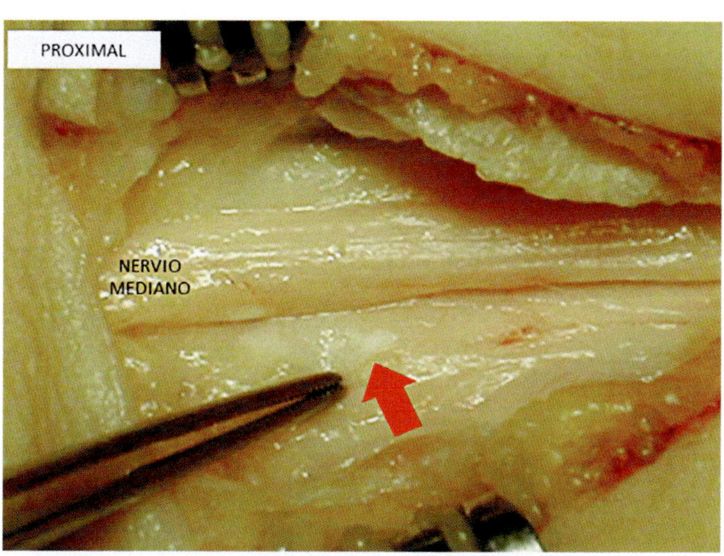

Figura 3.75. Depósito de corticoide localizado en la membrana sinovial en el canal del carpo después de una infiltración.

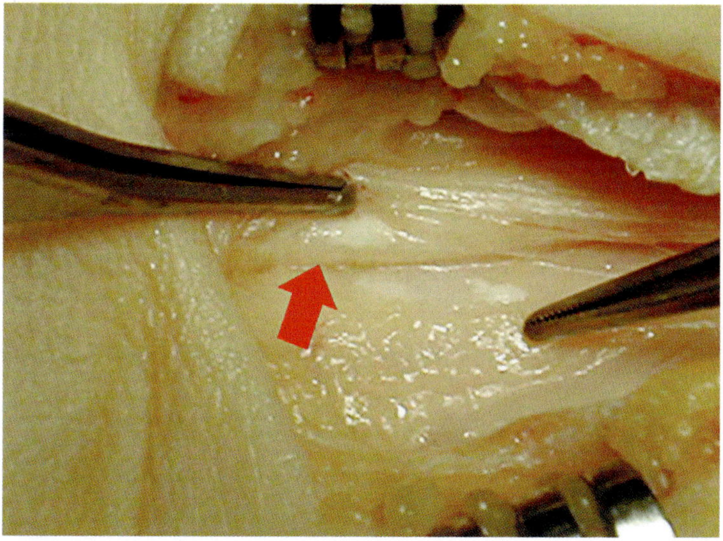

Figura 3.76. Depósito de corticoide de localización intraneural. Historia de procedimiento de aplicación muy doloroso.

Hay otro grupo de causas de aumento de presión en el canal del carpo que es el generado localmente por la presencia de masas formadas *in situ,* tales como gangliones, tumores o hematomas. Estos son de tratamiento quirúrgico. No podemos dejar de mencionar el papel que puedan tener eventualmente los músculos lumbricales de origen proximal en el desarrollo del síndrome del túnel carpiano; en nuestra opinión tan solo una posible hipertrofia de los mismos podría constituirse en causa.

REFERENCIAS

1. Wright P.E.II. Carpal tunnel syndrome. En: Canale & Beaty: Campbell's Operative Orthopaedics. Philadelphia, Pennsylvania: Copyright © 2007 Mosby, An Imprint of Elsevier; 11th ed. Chap 73, p. 4286
2. Tinel J. Le signe du "Fourmillement" dans les Lésions des Nerfs Périphériques. En: Spinner M. Injuries to the Major Branches of Peripheral nerves of the Forearm. Second Edition. Philadelphia: W.B. Saunders Company; 1978.
3. Hunter JM. Recurrent carpal tunnel syndrome, epineural fibrous fixation, and traction neuropathy. Hand Clin. 1991;7:491.
4. Spinner M. Injuries to the Major Branches of Peripheral nerves of the Forearm. Second Edition. Philadelphia: W.B. Saunders Company; 1978. p. 203.
5. Kerwin G, Williams CS, Seiler JG. The Pathophysiology of Carpal Tunnel Syndrome. Hand Clinics. 1966;12(2):243-251.
6. Amadio PC. The first carpal tunnel release? En: Capo JT, Tan V. Atlas of Minimally Invasive Hand and Wrist Surgery. USA: Informa Healthcare USA; 2008. p. 275.
7. Learmonth JR. The principle of decompression in the treatment of certain diseases of peripheral nerves. En Capo JT, Tan V. Atlas of Minimally Invasive Hand and Wrist Surgery. USA: Informa Healthcare USA; 2008. p. 281.
8. Phalen GS, Gardner WJ, Lalonde AA. Neuropathy of the median nerve due to compression beneath the transverse carpal ligament. J Bone Joint Surg. 1950;32A:109-12.
9. Cobb TK, Dalley BK, Posterato RH, Lewis RC. Anatomy of the flexor retinaculum. J Hand Surg. 1993;18A:98.
10. Unver Dogan N. The communications between the ulnar and median nerves in upper limb. Neuroanatomy. 2009;8:15-19.
11. Steinberg DR, Szabo RM. Anatomy of the median nerve at the wrist. Hand Clinics. 1996;12(2).
12. Szabo RM, Petty J. Bilateral median nerve bifurcation with an accessory compartment within the carpal tunnel. J Hand Surg. 1994;19B:22-23.
13. Pirola E, Hébert-Blouin MN, Amador N, Amrami KK, Spinner RJ. Palmaris profundus: one name, several subtypes, and a shared potential for nerve compression. Clin Anat. 2009;22(6):643-8. doi: 10.1002/ca.20848.
14. Zbrodowski A, Gajisin S, Grodecki J. Mesotendons of digital flexor muscles and their vasculature. The Hand. 1981;13(3):231-238.

15. Lee WP, Plancher KD, Strickland JW. Carpal Tunnel Release with a Small Palmar Incision Hand Clinics. 1996;12(2):271-284.
16. Vella JC, Hartigan BJ, Stern PJ. Kaplan's cardinal line. J Hand Surg Am. 2006;31(6):912-918.
17. Panchal AP, Trzeciak MA. The Clinical Application of Kaplan's Cardinal Line as a Surface Marker for the Superficial Palmar Arch. Hand (NY). 2010;5(2):155-159.
18. Tan V, Capo JT. Technical Considerations and Anatomical Basis for Minimally Invasive Hand Surgery. En: Capo JT, Tan V. Atlas of Minimally Invasive Hand and Wrist Surgery. USA: Informa Healthcare USA, Inc; 2008.
19. Chow JCY. Endoscopic release of the carpal ligament: a new technique for carpal tunnel syndrome. En: Capo JT, Tan V. Atlas of Minimally Invasive Hand and Wrist Surgery. USA: Informa Healthcare USA; 2008. p. 291.
20. Rush D. The Agee Technique. Hand Clinics. 1966;12(2):299.
21. Agee JM, McCarroll HR, Tortosa RD, et al. Endoscopic release of the carpal tunnel: a randomized prospective multicenter study. J Hand Surg Am. 1992;17:987-95.
22. Mirza MA, King ET, Tanveer S. Palmar uniportal extrabursal endoscopic carpal tunnel release. En: Capo JT, Tan V. Atlas of Minimally Invasive Hand and Wrist Surgery. USA: Informa Healthcare USA; 2008. p. 279.
23. Laverde H. Aplicación del concepto de "incisiones y unidades estéticas" en cirugía de la mano. RCCP. 2005;11:1.
24. Fischer TJ, Hastings H. Endoscopic Carpal Tunnel Release. Chow Technique. Hand Clinics. 1966;12(2):285-303.
25. Foucher G, Pajardi G, Overstraeten L, Braga Da Silva J. Comparison of Grip Strength Evolution After Carpal Tunnel Release by Three Different Techniques. En: Luchetti R, Amadio P. Carpal Tunnel Syndrome. Berlin: Springer; 2007.
26. Szabo RM. Nerve Compression Syndromes. En: Terry RL. Hand Surgery Update 2. USA: American Society for Surgery of the Hand; 1999;183-198.
27. Urbaniak JR, Desai SS. Complications of Nonoperative and Operative Treatment of Carpal Tunnel Syndrome. Hand Clinics. 1966;12(2):325-335.
28. Braun RM, Rechnic M, Fowler E. Complications Related to Carpal Tunnel Release. Hand Clin. 2002;18:347-357.
29. Brault JS. Conservative Care for Carpal Tunnel Syndrome. En: Luchetti R, Amadio P. Carpal Tunnel Syndrome. Berlin: Springer-Verlag; 2007. p. 119.
30. Diccionario etimológico. etimologías de Chile.net. http://www.dechile.net/
31. Gelberman RH, Hergenroeder PT, Hargens AR, Lundborg GN, Akeson WH. The Carpal Tunnel Syndrome. A Study of Carpal Canal Pressures. J Bone and Joint Surg. 1981;63A(3):380-383.
32. Dammers JWHH, Vermeulen M, Veering MM. Injections with methylprednisolone proximal to the carpal tunnel: randomized double blind trial. British Medical Journal. 1999;319:884-886.
33. Marshall S, Ashworth N. Local corticosteroid injection for carpal tunnel syndrome. En: The Cochran Database of Systemic Reviews. The Cochran Library; 2004.

4

Atrapamientos tendinosos en la mano y el miembro superior

1. INTRODUCCIÓN

Bajo la expresión "atrapamientos tendinosos" designamos el problema de las tenosinovitis estenosantes, diferenciándolas de otros estados patológicos de los tendones tales como la tenosinovitis, la tendinitis, la tendinitis insercional y la tendinosis. El objetivo de este capítulo es hacer algunos comentarios sobre aspectos clínicos y quirúrgicos inusuales observados en la práctica; lo presentamos a continuación del síndrome del túnel carpiano porque consideramos que este último tiene en común muchos aspectos de su etiología, de su fisiopatología y de su tratamiento con las tenosinovitis estenosantes (1).

2. DEFINICIÓN

La tenosinovitis estenosante se define como un proceso inflamatorio del recubrimiento sinovial segmentario de un tendón a lo largo de un canal inextensible, lo cual produce un estado de compresión y estenosis progresivas (*stenós*, estrecho; *osis*, estado morboso, es decir, estrechez congénita o patológica de un conducto orgánico) (2).

3. LOCALIZACIONES Y CLASIFICACIÓN

En el dorso de la muñeca, los canales y grupos tendinosos susceptibles de presentar una tenosinovitis estenosante son los ilustrados en las figuras 4.1 y 4.2, clásicamente reconocidos como los compartimentos número 1 a número

6. En la cara palmar, en la muñeca, el canal del tendón del flexor carpi radialis y el canal del carpo con su contenido de 9 tendones flexores (figura 4.3). En los dedos, los canales que cada uno de ellos tiene para el recorrido de los tendones flexores correspondientes (figura 4.4).

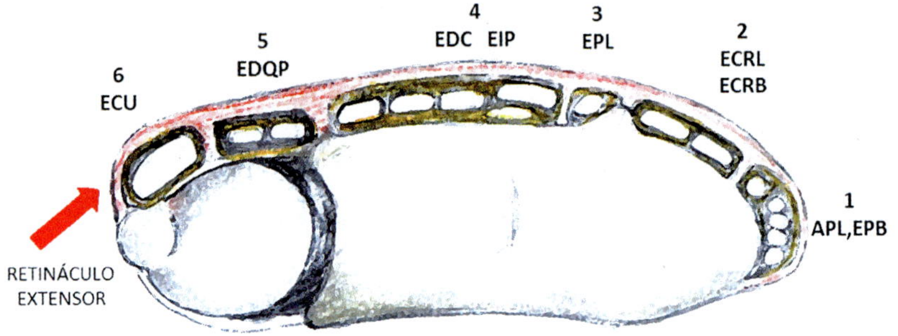

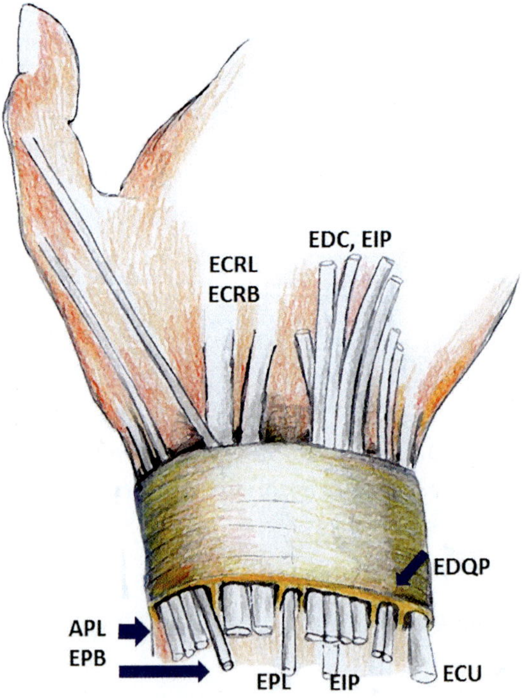

Figuras 4.1 y 4.2. Los seis compartimentos que agrupan a los tendones extensores en el dorso de la muñeca.

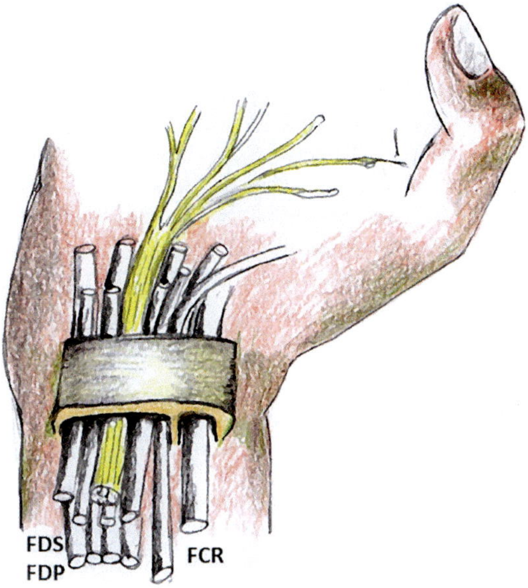

Figura 4.3. Canal del FCR y canal del carpo en la cara anterior de la muñeca.

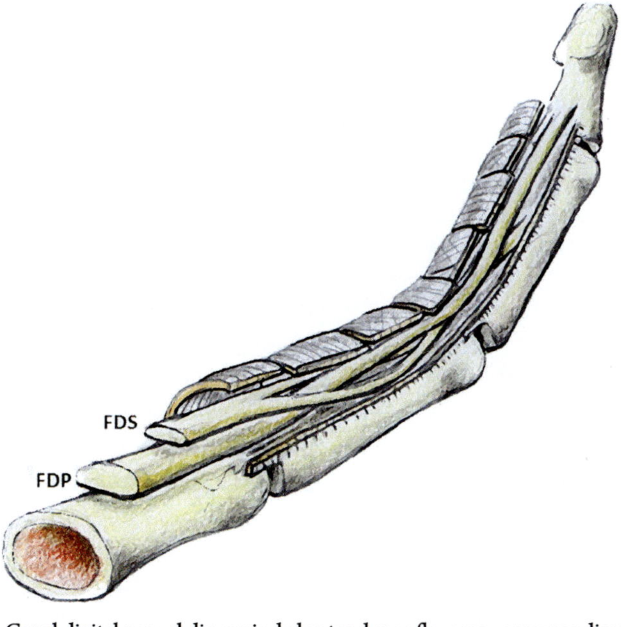

Figura 4.4. Canal digital para el discurrir de los tendones flexores correspondientes.

De acuerdo con la definición, una tenosinovitis estenosante puede ocurrir en todos los sitios anatómicos en donde existan canales recorridos por tendones con un recubrimiento sinovial. Aunque los diagnósticos más frecuentes son la enfermedad de De Quervain y los dedos en gatillo, los demás se pueden agrupar como se muestra en la clasificación expuesta en la tabla 1.

Tabla 1. Clasificación de las tenosinovitis estenosantes en la mano y la muñeca.

Dorsales	
Enfermedad de De Quervain (APL, APB, EPB) Atrapamiento de los extensores radiales del carpo (ECRL, ECRB) Atrapamiento del extensor largo del pulgar (EPL) Atrapamiento del extensor común de los dedos y del propio del índice (EIP, EDC) Atrapamiento del extensor propio del quinto dedo (EDQP) Atrapamiento del cubital posterior (ECU)	
Palmares	
Atrapamiento del flexor carpi radialis (FCR) Síndrome del túnel carpiano Atrapamiento del flexor pollicis longus (FPL) Dedos en gatillo o tenosinovitis de los flexores de los dedos	
Entidades clínicas relacionadas	
Dorsales	Síndrome de intersección
Palmares	Tenosinovitis del flexor carpi ulnaris

* Nota: las siglas y la terminología utilizadas en esta tabla y que lo serán en lo sucesivo a lo largo del presente capítulo, son las designadas y publicadas por la International Federation of Societies for Surgery of the Hand (3), y de las cuales se presenta un resumen en la tabla 2.

3.1. Etiología

Todo aumento de volumen del tendón o de su manguito sinovial puede causar un atrapamiento. Lo mismo ocurre con toda lesión que origine una disminución del tamaño del canal. Esto determina una relación contenido-continente en la que se definen cuatro elementos, a saber: 1) tendón, 2) sinovial, 3) canal, 4) piso.

Veamos a continuación en qué formas puede participar cada uno de estos elementos en los dos grupos siguientes:

1. Aumento de volumen del contenido.
2. Disminución de tamaño del continente.

Tabla 2. Terminología anatómica.

Nombre común	Nombre internacional	Abreviatura
Dorsales		
Abductor largo del pulgar	Abductor pollicis longus	APL
Abductor corto del pulgar	Abductor pollicis brevis	APB
Extensor corto del pulgar	Extensor pollicis brevis	EPB
Primer radial externo	Extensor carpi radialis longus	ECRL
Segundo radial externo	Extensor carpi radialis brevis	ECRB
Extensor largo del pulgar	Extensor pollicis longus	EPL
Extensor propio del índice	Extensor indicis proprius	EIP
Extensor común de los dedos	Extensor digitorum communis	EDC
Extensor propio del quinto	Extensor digiti quinti proprius	EDQP
Cubital posterior	Extensor carpi ulnaris	ECU
Palmares		
Palmar mayor	Flexor carpi radialis	FCR
Palmar menor	Palmaris longus	PL
Flexor superficial de los dedos	Flexor digitorum superficialis	FDS
Flexor profundo de los dedos	Flexor digitorum profundus	FDP
Flexor largo del pulgar	Flexor pollicis longus	FPL
Cubital anterior	Flexor carpi ulnaris	FCU

Primer grupo: aumento de volumen del contenido

1. Tendón
   - Tendinitis propiamente dicha
   - Sinovitis o nódulos sinoviales intratendíneos
   - Gangliones intratendíneos.
   - Tumores tendinosos
2. Sinovial
   - Sinovitis inflamatoria

    - Enfermedad sistémica: reumática, lupus.
    - Sinovitis traumática: contusión, sobreuso, sobreesfuerzo
  - Edema sinovial
  - Condición sistémica
    - Hormonal, embarazo, lactancia, anticonceptivos, suplencia hormonal
    - Hipotiroidismo, enfermedad suprarrenal
    - Desequilibrio hídrico, enfermedad renal, cardiopatía, desnutrición
  - Traumático (contusión, sobreuso, sobreesfuerzo)
3. Canal
  - Gangliones retinaculares
4. Piso
  - Tumores óseos (tumor de células gigantes)

Segundo grupo: disminución de tamaño del continente

1. Piso
  - Deformación secundaria a fractura
  - Deformación secundaria a tumor

3.2. Aspectos clínicos y quirúrgicos

Como lo anunciamos al comienzo, el objetivo de este capítulo no es desarrollar los temas en su totalidad sino hacer algunos comentarios sobre aspectos inusuales observados en la práctica clínica y quirúrgica.

3.2.1. Observaciones clínicas. Aspectos infrecuentes

3.2.1.1 Enfermedad de De Quervain

- Muñeca engatillada lateral

El diagnóstico clínico de esta enfermedad es relativamente fácil de hacer y se basa en la queja de dolor en la cara lateral del tercio distal del antebrazo; ocasionalmente se aprecia aumento de volumen en el área del primer compartimento extensor, y es francamente positivo el signo de Finkelstein. Hemos encontrado dos variantes clínicas: la primera conformada por los síntomas anotados, y la segunda con los mismos pero agregándose además signos neuríticos de la rama sensitiva dorsal del nervio radial, tales como parestesias, disestesias, sensación de quemadura y signo de Tinel positivo. La expresión del inglés *trigger wrist,* la cual traducimos como *muñeca engatillada,* es una expresión que se utiliza para describir el engatillamiento en desviación radial de la muñeca, en otras palabras, un bloqueo de la desviación cubital (figura 4.5) secundario a una tenosinovitis estenosante en el primer compartimento extensor. Esta es una condición grave, que produce una limitación funcional por dolor intenso, y que implica un tratamiento más complejo y acucioso. Preferimos utilizar la expresión *muñeca engatillada lateral* para diferenciarla de otra condición menos frecuente a la que denominamos *muñeca engatillada medial* (figuras 4.6 y 4.7), consecuencia esta de una tenosinovitis estenosante del extensor carpi ulnaris en el 6° compartimento extensor (figura 4.8) que produce un bloqueo de la desviación radial de la muñeca. Consideramos que estas tenosinovitis —la del primero y la del sexto compartimentos— son entidades homólogas.

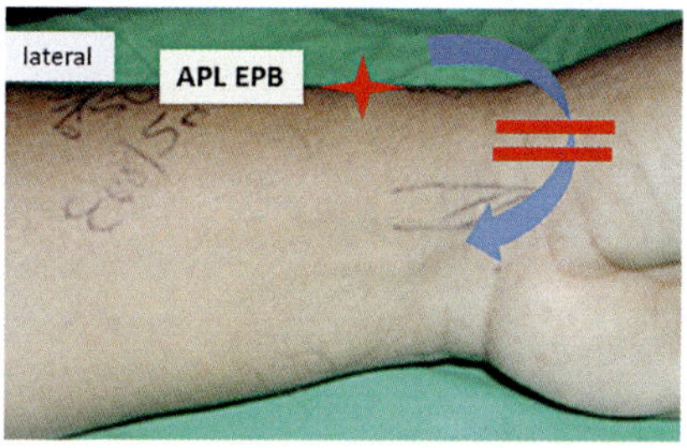

Figura 4.5. Muñeca engatillada lateral, secundaria a una tenosinovitis estenosante en el primer compartimento extensor.

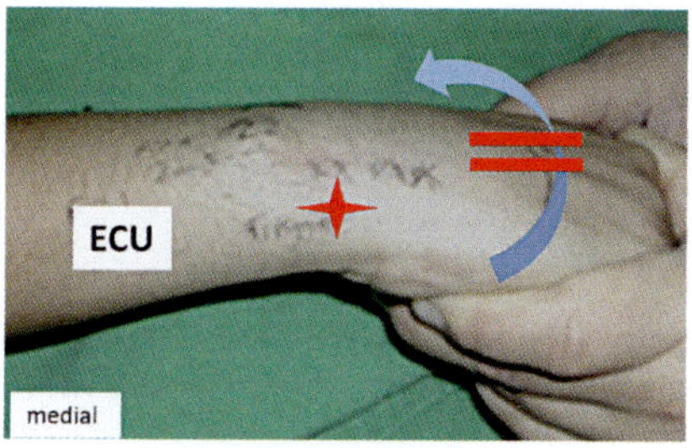

Figura 4.6. Muñeca engatillada medial, secundaria a una tenosinovitis estenosante del extensor carpi ulnaris.

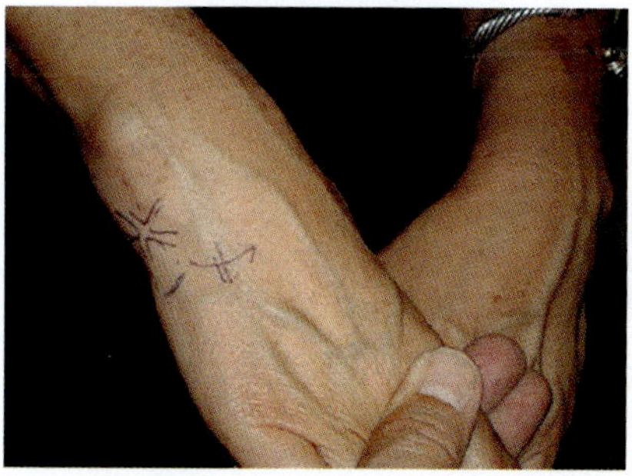

Figura 4.7. Muñeca engatillada medial.

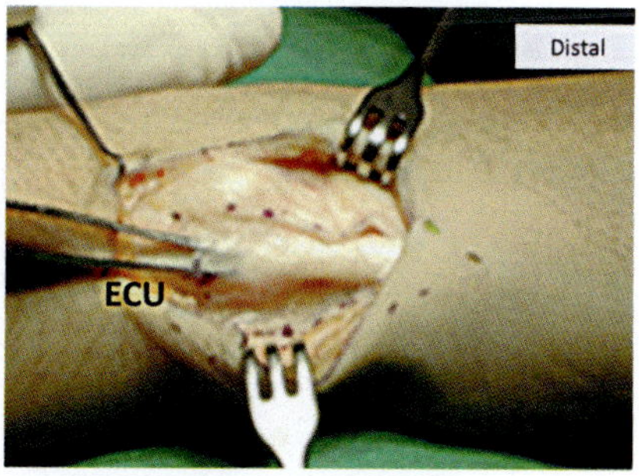

Figura 4.8. Tenosinovitis estenosante del extensor carpi ulnaris.

En este cuadro clínico se pueden considerar dos momentos: el reciente y el crónico. Se puede considerar reciente a la etapa aguda y a un tiempo de evolución no mayor de cuatro semanas. En este periodo cabe indicar un tratamiento médico con base en antiinflamatorios no esteroideos, la aplicación de una infiltración de corticoide y un ejercicio de estiramiento específico con el fin de provocar el deslizamiento del grupo tendinoso a lo largo del canal. Más que "ejercicios de estiramiento", nombre con el cual generalmente se los conoce, lo que realmente recomendamos son "ejercicios de deslizamiento" (figura 4.9). De ninguna manera indicamos el uso de férulas debido a que producirían el efecto contrario, favoreciendo la formación de mayores adherencias peritendíneas dentro del primer compartimento y, debemos suponerlo, graves retracciones ligamentarias y capsulares, además de contracturas articulares de las articulaciones vecinas, que se constituyen en complicaciones severas del engatillamiento crónico. Hacemos esta suposición con base en la observación tanto del curso de la rehabilitación en caso de tratamiento médico, como del posoperatorio en caso de tratamiento quirúrgico. En ambos casos el curso es tórpido, lento y difícil. Si se ha hecho una liberación quirúrgica del engatillamiento del primer compartimento, deberíamos esperar una recuperación inmediata y completa del arco de desviación cubital, pero no es esto lo que generalmente sucede.

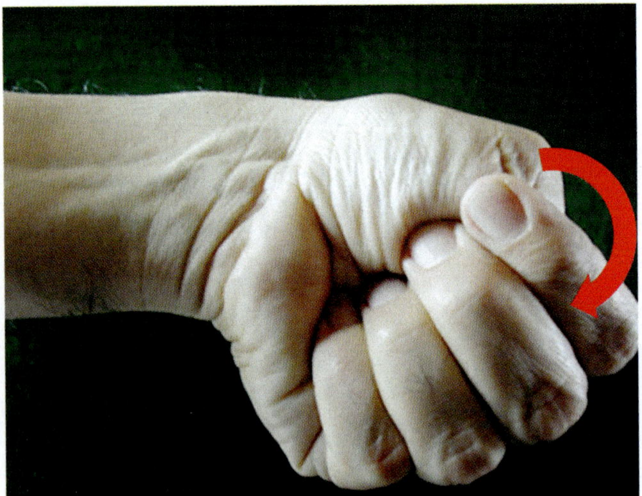

Figura 4.9. Ejercicio de deslizamiento de los tendones abductor pollicis longus y extensor pollicis brevis a lo largo del primer compartimento extensor.

Consideramos entonces útil tener en cuenta esta hipótesis fisiopatológica para recomendar un tratamiento fisioterapéutico y de ejercicios orientado a elongar las estructuras radio-carpianas laterales mediante maniobras no dolorosas y acompañadas de diferentes formas de calor local; entre estas estructuras laterales debemos tener en cuenta los ligamentos radio-carpiano lateral y radio-escafo-capitato, así como la cápsula radio-carpiana (figura 4.10). La recuperación se da en forma lenta y progresiva, llegando a requerir un tiempo de 6 a 12 semanas.

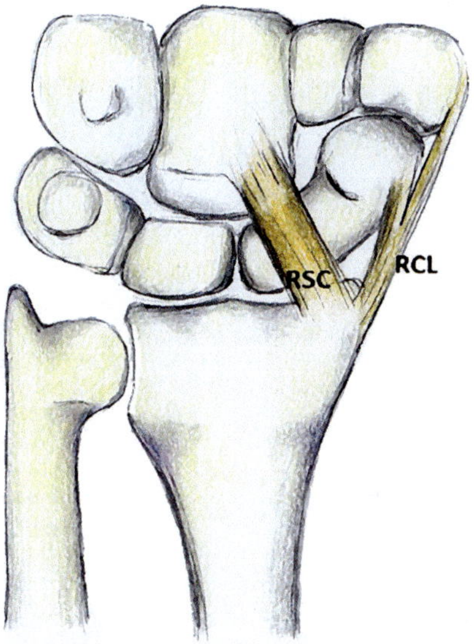

Figura 4.10. Estructuras radio-carpianas laterales: ligamentos radio-carpiano lateral (RCL) y radio-escafo-capitato (RSC).

- Inestabilidad tendinosa posoperatoria en la enfermedad de De Quervain

Si bien esta complicación se describe como infrecuente y referida únicamente a una subluxación palmar raramente dolorosa (4), en nuestra experiencia los 12 casos observados durante 30 años se han caracterizado por ser cuadros clínicos dramáticos. Son notorias las disestesias, las parestesias y el dolor en el área de la rama sensitiva del nervio radial, así como el dolor incapacitante que se presenta en los extremos del recorrido del arco de flexión-extensión de la muñeca. A continuación analizaremos el diagnóstico, el tratamiento y la prevención.

Diagnóstico. Los síntomas son los arriba anotados, pero es preciso reconocerlos cuando está el antecedente quirúrgico, como la expresión del cuadro de inestabilidad tendinosa al que nos referimos, ya que con frecuencia en estos pacientes se hacen diagnósticos de distrofia simpática u otros y se instauran los tratamientos correspondientes, aplazando entonces el manejo adecuado y favoreciendo la cronificación y el agravamiento del problema. En el examen físico se debe dar especial atención a la observación y constatar los desplazamientos de los tendones abductor pollicis longus (APL) y extensor pollicis brevis (EPB) durante los movimientos de flexión (caso 1) (figura 4.11) y de extensión de la muñeca manteniéndola en desviación cubital (figura 4.12).

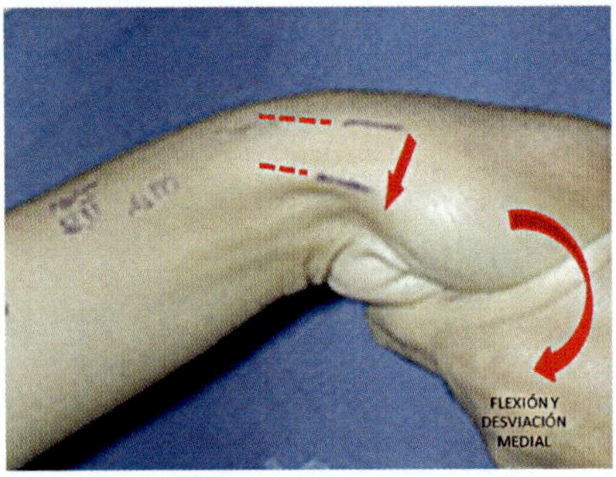

Figura 4.11. Subluxación palmar de los tendones abductor pollicis longus y extensor pollicis brevis durante los movimientos de flexión.

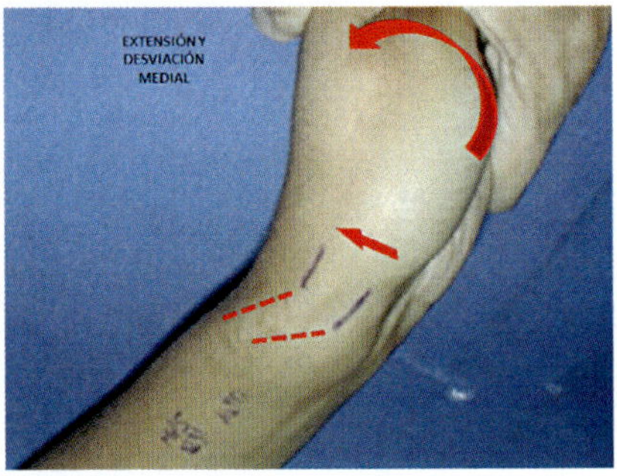

Figura 4.12. Subluxación dorsal de los mismos tendones durante los movimientos de extensión.

Algunos autores, como White (4), describen la inestabilidad tendinosa únicamente como una subluxación palmar, pero la mayoría de las veces en nuestros pacientes la hemos encontrado en ambos sentidos: palmar y dorsal (caso 2) (figuras 4.13, 4.14 y 4.15).

Tratamiento. El tratamiento es estrictamente quirúrgico y su objetivo es reconstruir el sistema de poleas y liberar las adherencias formadas alrededor de los tendones y de la rama sensitiva del nervio radial. Por tanto, se planea una incisión en forma de líneas quebradas (figura 4.16) y se levantan los colgajos cuidadosamente para no lesionar la rama sensitiva del radial que se puede encontrar adherida al tejido celular subcutáneo (figura 4.17).

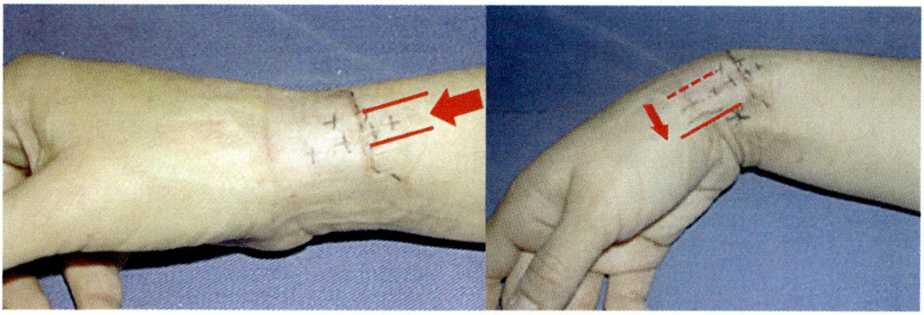

Figuras 4.13 y 4.14. Dirección y trayecto de los tendones APL y EPB con la muñeca en posición neutra.

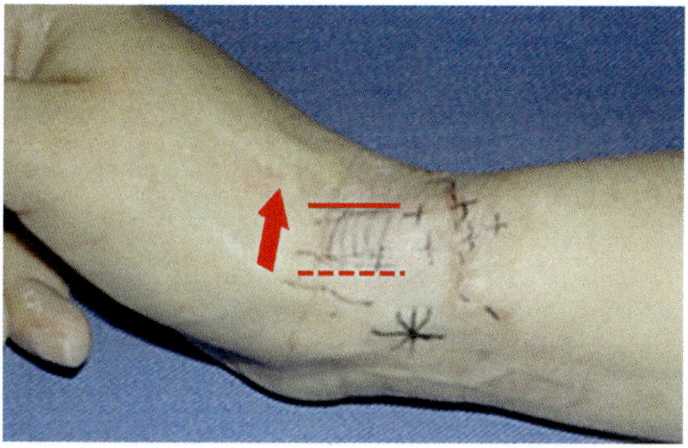

Figura 4.15. Translación dorsal durante la extensión de la muñeca.

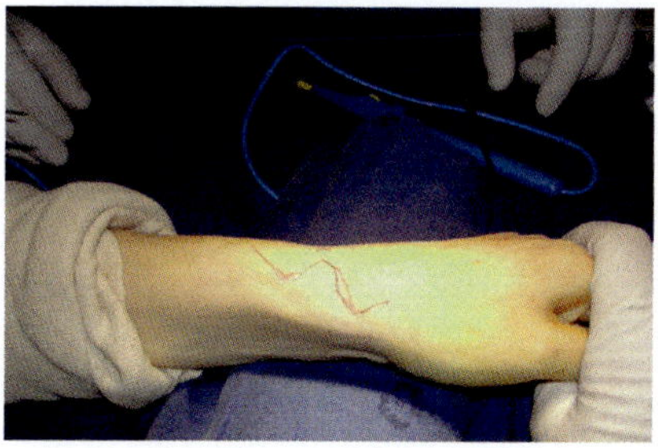

Figura 4.16. Incisión iterativa extendida.

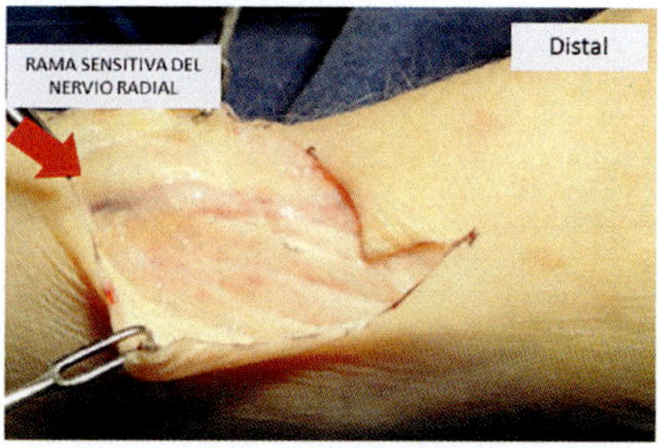

Figura 4.17. Identificación de la rama sensitiva del nervio radial, adherida al tejido celular subcutáneo.

Se identifica la rama sensitiva del radial primero en la parte proximal a partir de tejidos sanos (figura 4.18), y se realiza la neurolisis de la misma en todas sus porciones con especial atención de las ramas secundarias (figura 4.19).

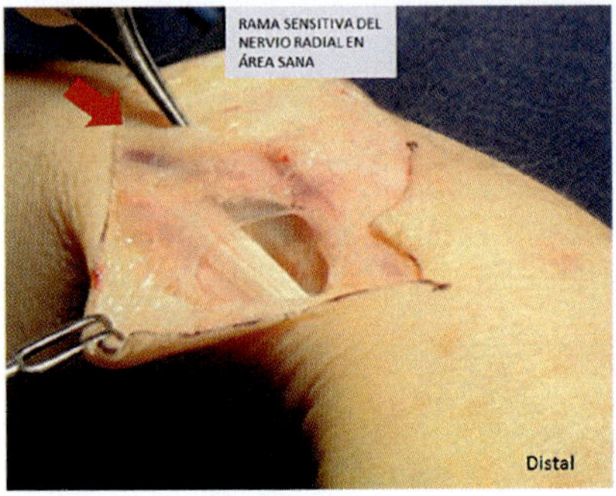

Figura 4.18. Liberación proximal de la rama sensitiva del radial en parte sana.

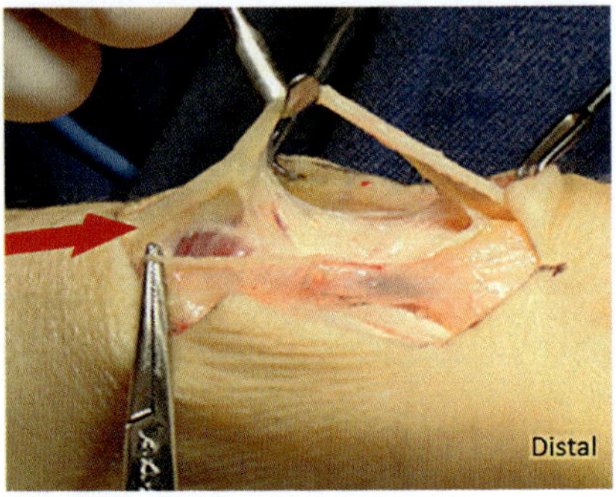

Figura 4.19. Neurolisis completa de la rama sensitiva del radial y de sus ramas de división.

Se identifican los tendones del APL y del EPB. Generalmente se puede apreciar la inestabilidad tendinosa como en la figura 4.20; se realiza la tenolisis de los mismos (figura 4.21) y se identifican los bordes de inserción dorsal y palmar originales del retináculo del primer compartimento.

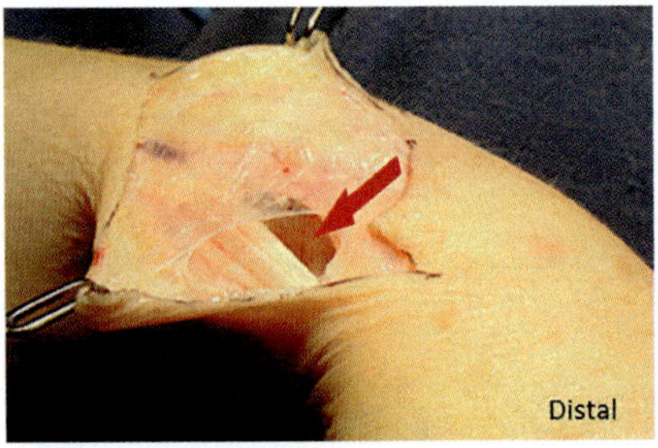

Figura 4.20. Inestabilidad de los tendones del APL y del EPB.

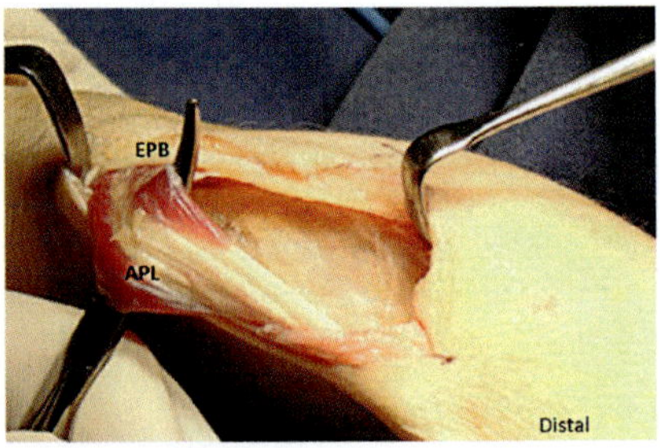

Figura 4.21. Tenolisis del APL y del EPB.

A continuación se confecciona un colgajo en bandera de base lateral, de 1,5 x 1,5 cm, tomado del retináculo del segundo compartimento extensor (figura 4.22) (a diferencia del colgajo similar descrito por White y Weiland, quienes lo confeccionan de 1,5 x 2,5 cm (4), consideramos que estas dimensiones son suficientes y que de esta forma no se genera un riesgo para la función en el segundo compartimento). Se rota dicho colgajo y se sutura al borde de inserción palmar normal del retináculo del primer compartimento, ajustando el tamaño del nuevo canal de tal forma que pueda pasar una pinza (figura 4.23). Se mantiene una inmovilización con férula en neutro durante dos semanas (a diferencia de las seis recomendadas por White y Weiland), y posteriormente se inicia la rehabilitación inicial mediante la realización de movimientos no dolorosos de desviación cubital y radial de la muñeca, y después de una semana se agregan los de flexión y de extensión. En las figuras 4.24, 4.25, 4.26 y 4.27 se pueden apreciar los resultados después de un posoperatorio de nueve semanas.

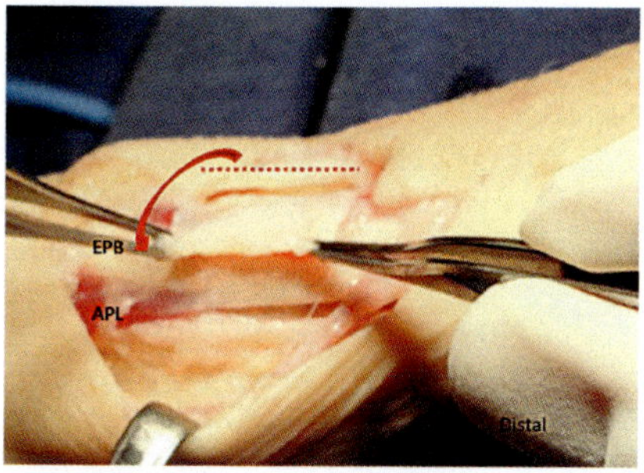

Figura 4.22. Confección de un colgajo en bandera de base lateral tomado del retináculo del segundo compartimento extensor.

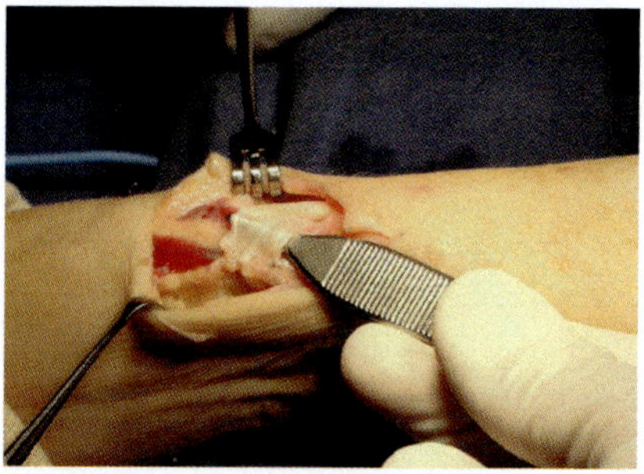

Figura 4.23. Rotación del colgajo, sutura al borde de inserción palmar normal del retináculo del primer compartimento y ajuste del tamaño del diámetro del nuevo canal.

Prevención. Han sido descritas varias técnicas para realizar la liberación del primer compartimento extensor. Originalmente, en 1985, De Quervain describió una incisión longitudinal central en el retináculo (5), técnica acogida posteriormente y aún hoy en día por muchos autores (6). Tiempo después, al advertir la ocurrencia de la subluxación palmar de los tendones, Burton y Littler (7) modificaron el sitio de la incisión longitudinal trasladándola al borde dorsal para ofrecer de esta manera un sustentáculo palmar a los tendones. Otros autores han diseñado métodos para ensanchar el retináculo sin abrirlo totalmente mediante el diseño de incisiones en forma de plastias en zeta (figuras 4.28 y 4.29) (8, 9).

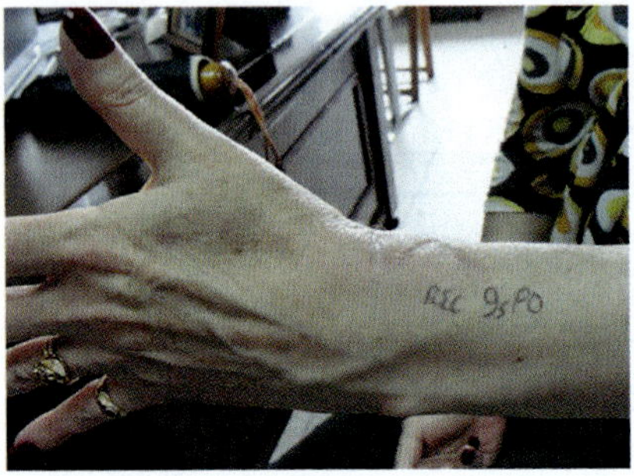

Figura 4.24. Resultados después de seis semanas. Desviación radial.

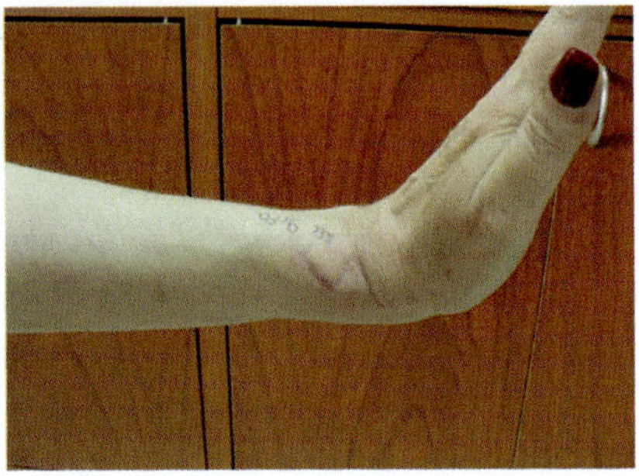

Figura 4.25. Desviación cubital.

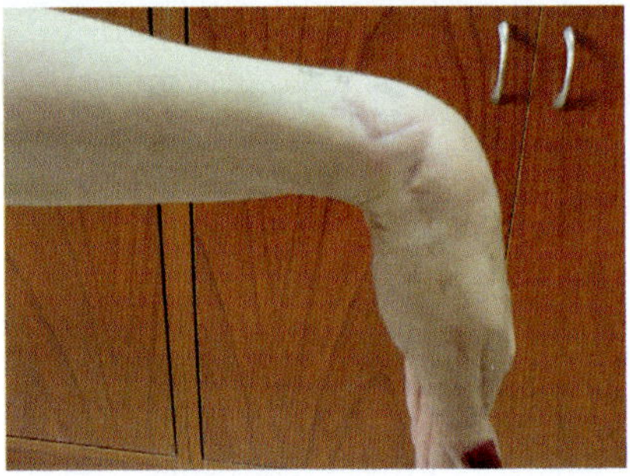

Figura 4.26. Flexión.

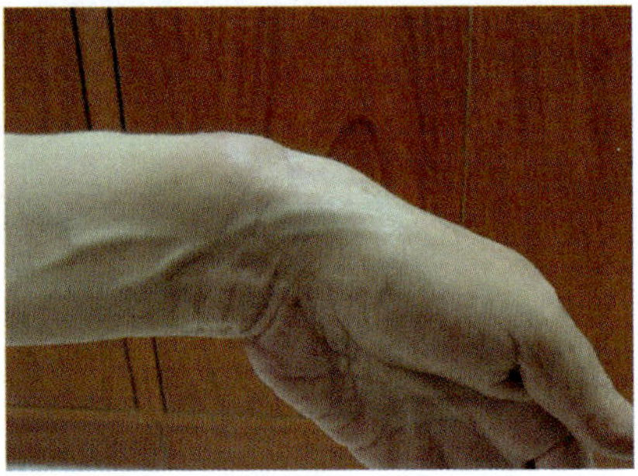

Figura 4.27. Extensión.

Prevención - Método preferido por el autor. Ante la gravedad del cuadro clínico de la inestabilidad tendinosa secundaria a la liberación en la enfermedad de De Quervain, contrariamente a quienes abogan por una resección total del retináculo (10-12), nos inclinamos indefectiblemente hacia una técnica de reconstrucción preventiva; diseñamos una con dos variantes, y la hemos empleado de rutina en todos los casos de liberación realizados desde 1985; la primera variante es la que realizamos cuando existe un solo canal en el primer compartimento y la segunda cuando encontramos una duplicación del mismo. Es de anotar que preferimos siempre las técnicas de apertura total del compartimento para poder inspeccionar su conformación y abrir los canales extras que con mucha frecuencia se presentan, en especial para el EPB, y que son el origen de complicaciones posoperatorias.

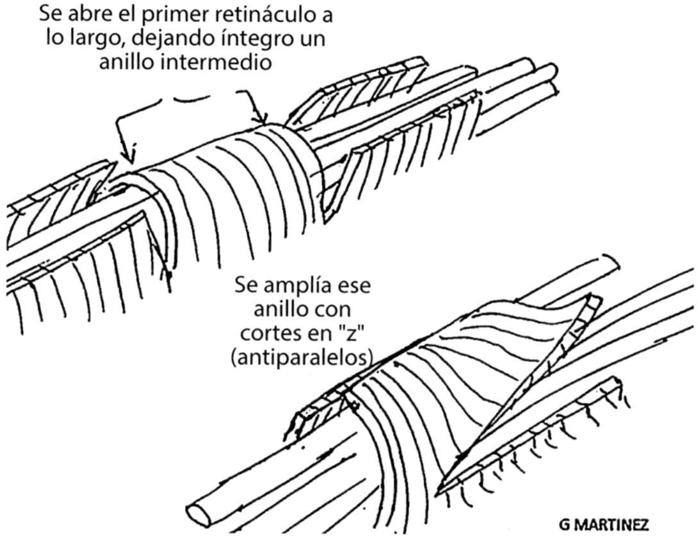

Figura 4.28. Técnica de ampliación en zeta del retináculo del primer compartimento extensor.

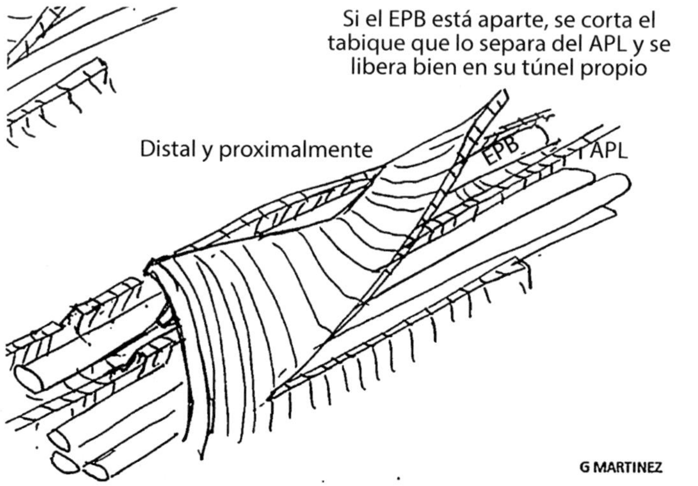

Figura 4.29. La misma, incluyendo la liberación de una duplicación del canal.

Primera variante: utilizamos una incisión oblicua de 1 cm centrada en el primer compartimento extensor (figura 4.30) y separamos cuidadosamente la rama sensitiva del radial (figura 4.31). Exponemos en su totalidad el primer compartimento abriendo primero el manguito sinovial distal e identificando el borde proximal del mismo (figura 4.32). Realizamos una incisión longitudinal central sobre el retináculo, liberamos los tendones distal y proximalmente, hacemos la sinovectomía en caso necesario, y revisamos cuidadosamente la conformación del canal. Si es único, realizamos una incisión en el borde de implantación de cada una de las mitades del retináculo en una longitud de 5 mm, lo cual nos permite rotar hacia el centro ambos colgajos (figuras 4.33, 4.34 y 4.35) y enfrentarlos por sus bordes distales para suturarlos con una sutura no absorbible.

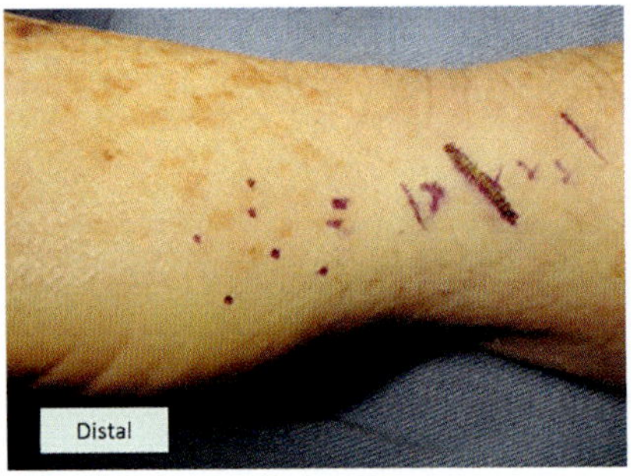

Figura 4.30. Incisión oblicua de 1 cm centrada en el primer compartimento extensor.

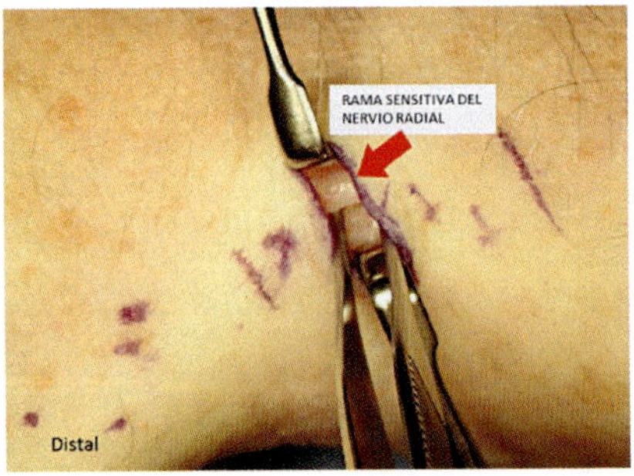

Figura 4.31. Identificación y separación de la rama sensitiva del nervio radial.

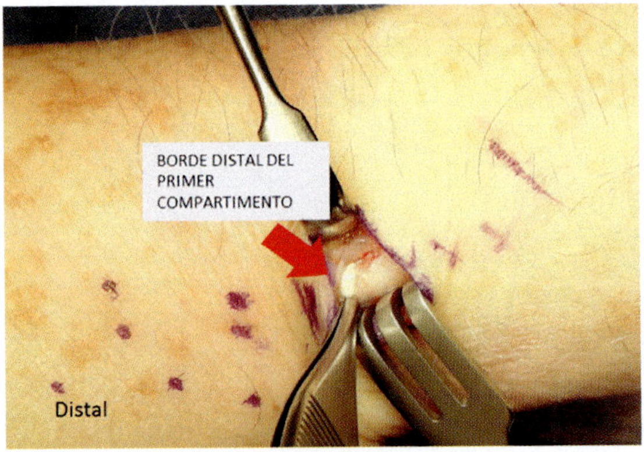

Figura 4.32. Apertura del manguito sinovial e identificación del borde distal del primer compartimento.

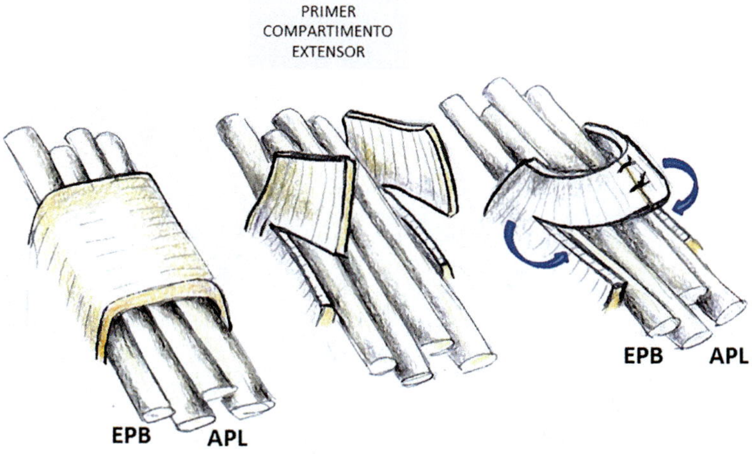

Figura 4.33. Confección de dos colgajos retinaculares y rotación de los mismos.

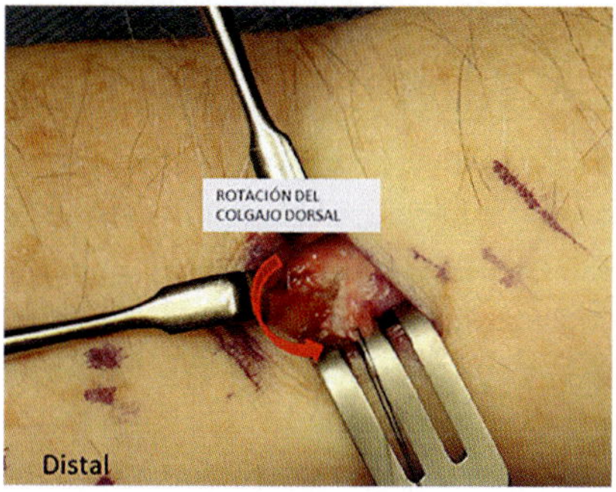

Figura 4.34. Rotación del colgajo dorsal en sentido palmar.

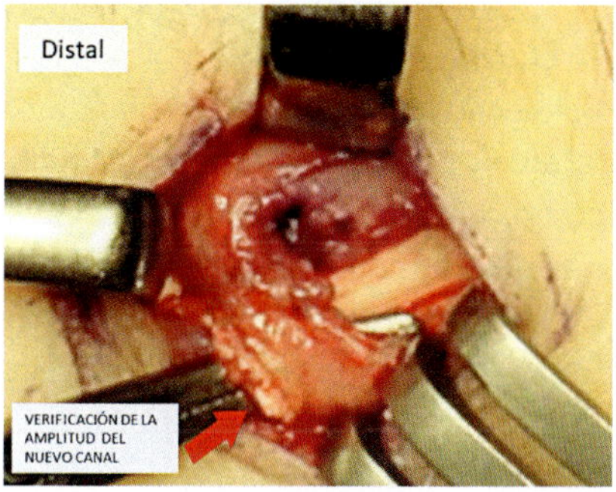

Figura 4.35. Verificación de la permeabilidad del canal formado por el retináculo reconstruido.

Segunda variante: la segunda variante la realizamos en aquellos casos en los que el canal se encuentra dividido en dos mediante un septo muy bien definido que ocupe todo el largo del canal, y está basada en aprovechar dicho septo para ensanchar el canal. En este caso, una vez realizada la incisión longitudinal central se prepara la mitad palmar del retináculo para la reconstrucción (figura 4.36), y se expone el septo intercompartimental (figura 4.37); seccionamos el septo en toda su base de inserción y lo levantamos para colocarlo en posición horizontal (figuras 4.38 y 4.39) en continuidad con el retináculo del lado dorsal, y a renglón seguido suturarlo con la mitad palmar logrando de esta forma ensanchar el canal. En algunos casos puede requerirse combinar las dos variantes.

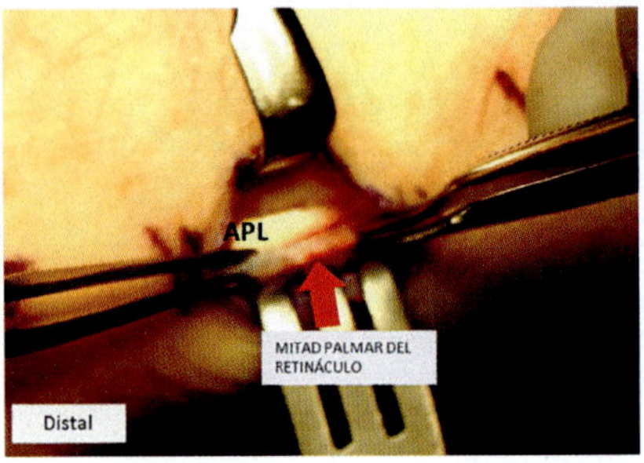

Figura 4.36. Una vez seccionado por el centro el retináculo, se prepara la mitad palmar para la reconstrucción.

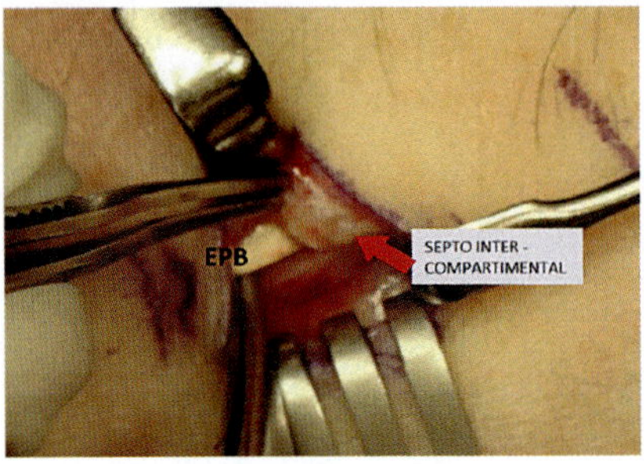

Figura 4.37. Identificación de un septo intercompartimental bien definido.

3.2.1.2. Atrapamiento de los extensores radiales del carpo (ECRL, ECRB)

Este cuadro clínico se caracteriza por dolor difuso y vago en el dorso de la muñeca, en el área radio-escafo-lunar, por lo cual se interpreta en ocasiones como originado por una patología articular. Se pone en evidencia mediante una maniobra de presión digital sobre la parte distal de los tendones ECRL y ECRB, sometidos estos a tensión contra resistencia (figura 4.40). Con mucha frecuencia esta tenosinovitis es secundaria a un sobreuso por el manejo de un ratón de computador, por lo cual su tratamiento estará orientado a modificar la forma de agarre, la posición, el tamaño del ratón y, primordialmente, al control del estrés durante el trabajo. Recomendamos trabajar en forma lenta y calmada. Complementamos el tratamiento mediante la prescripción de aines, ejercicios de estiramiento de dichas unidades miotendíneas (figura 4.41), en algunos casos terapia física, y eventualmente se puede recurrir a aplicar una infiltración de corticoide. El tratamiento médico de este cuadro de atrapamiento es de buen pronóstico pero puede llegar a requerir de una liberación quirúrgica.

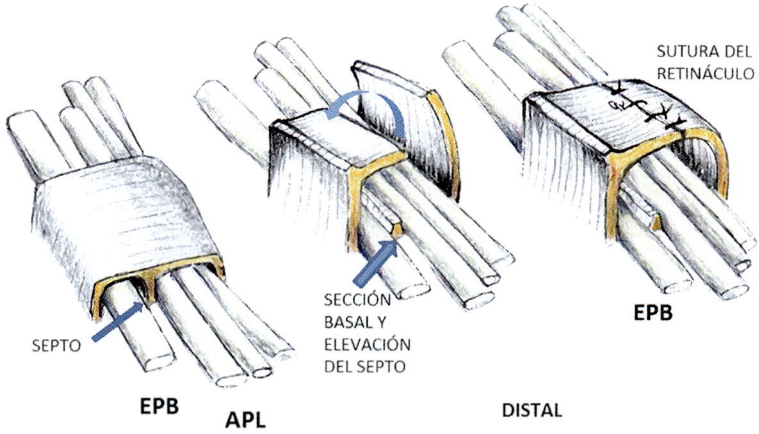

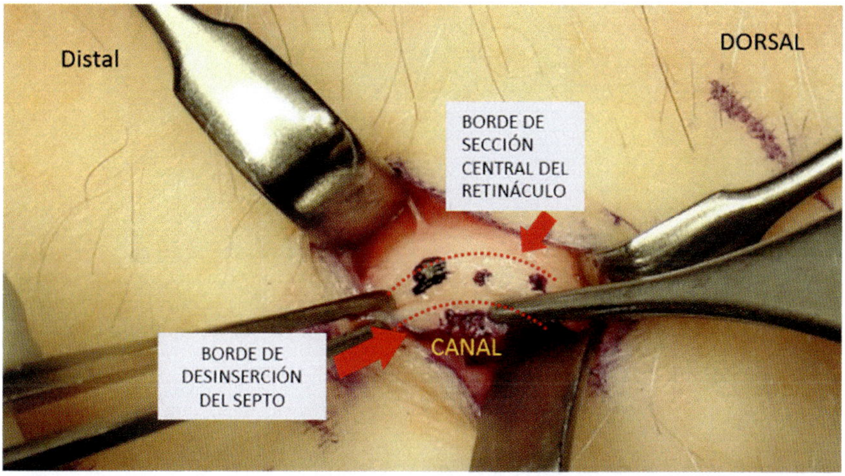

Figura 4.38. y 4.39. Sección del septo intercompartimental y utilización del mismo para ensanchar el retináculo.

Hay un segundo grupo de tenosinovitis en este compartimento, que es el secundario a enfermedades inflamatorias sistémicas, y que no son objeto del presente análisis.

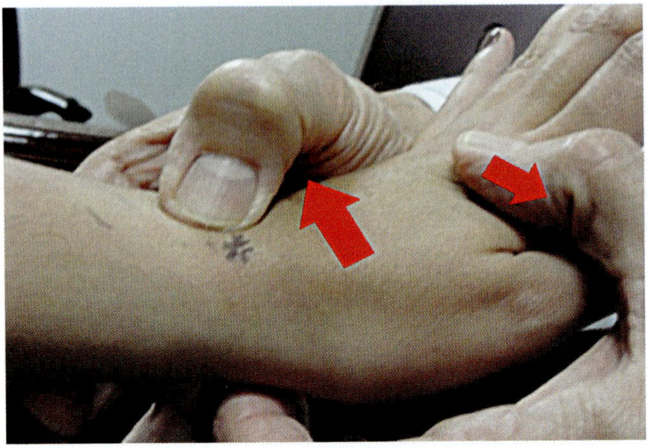

Figura 4.40. Maniobra de presión digital sobre los tendones ECRL y ECRB, sometidos a tensión contra resistencia.

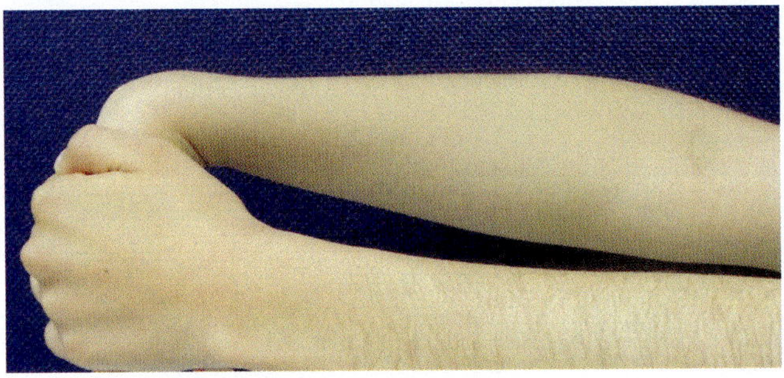

Figura 4.41. Ejercicio de estiramiento de los tendones ECRL y ECRB.

3.2.1.3. Síndrome de intersección

El síndrome de intersección es un cuadro de dolor e inflamación en el borde distal de la intersección de los grupos musculares del primero y del segundo compartimentos de tendones extensores en el dorso de la muñeca (APL, EPB – ECRL, ECRB). Según Grundberg (6), la causa es una tenosinovitis de los tendones del segundo compartimento. Por esta razón lo consideramos como una entidad clínica relacionada con el cuadro arriba descrito. Se pone en evidencia sometiendo a los tendones del ECRL y ECRB a tensión contra resistencia y aplicando presión digital sobre estos en el borde proximal del retináculo, adyacente al borde distal del primer compartimento.

Una vez agotados los recursos de tratamiento médico anotados en el apartado anterior, se hace necesario el tratamiento quirúrgico. Utilizamos una pequeña incisión oblicua de 1 cm centrada en el área de intersección distal de los compartimentos primero y segundo (figura 4.42) y realizamos la liberación del retináculo del segundo compartimento y de las fascias de intersección con el primero (figura 4.43).

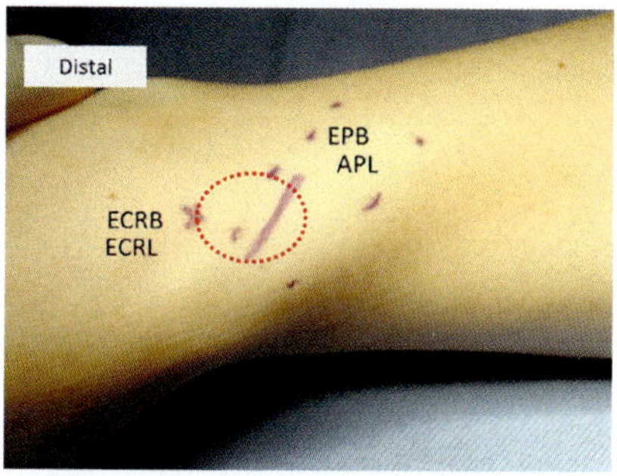

Figura 4.42. Localización de la incisión para la liberación tendinosa en el síndrome de intersección distal, asociado o no a una enfermedad de De Quervain.

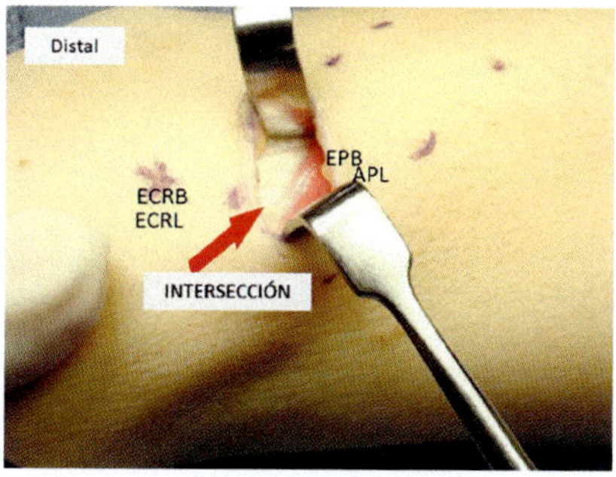

Figura 4.43. Liberación del retináculo en el área de intersección distal de los compartimentos primero y segundo.

En nuestra práctica hemos hecho las siguientes observaciones:

1. Es un síndrome de rara ocurrencia.
2. Es preciso hacer el diagnóstico diferencial con el atrapamiento de los extensores radiales del carpo.
3. Puede coexistir con la enfermedad de De Quervain.
4. En ocasiones el cuadro doloroso se localiza en el área de intersección del borde proximal del primer compartimento con el segundo, condición que hemos llamado síndrome de intersección proximal.

Estos hallazgos nos han llevado a identificar tres presentaciones clínicas a las que hemos denominado *variedades* (tabla 3):

Tabla 3. Síndrome de intersección – Variedades clínicas.

Síndrome de intersección distal
Síndrome de intersección proximal
Síndrome de intersección coexistente con la enfermedad de De Quervain

Si coexisten el cuadro de intersección proximal, distal y la enfermedad de De Quervain (figura 4.44), empleamos una incisión mayor, longitudinal o en líneas quebradas (figura 4.45 b), centrada en el área de intersección de los compartimentos primero y segundo.

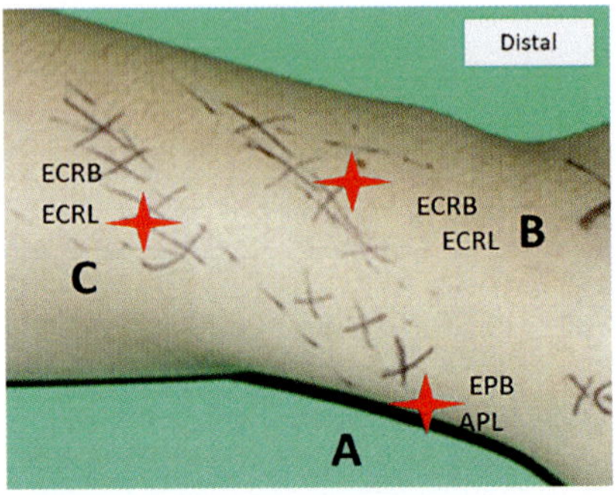

Figura 4.44. Coexistencia de la enfermedad de De Quervain (A) y de los síndromes de intersección distal (B) y proximal (C).

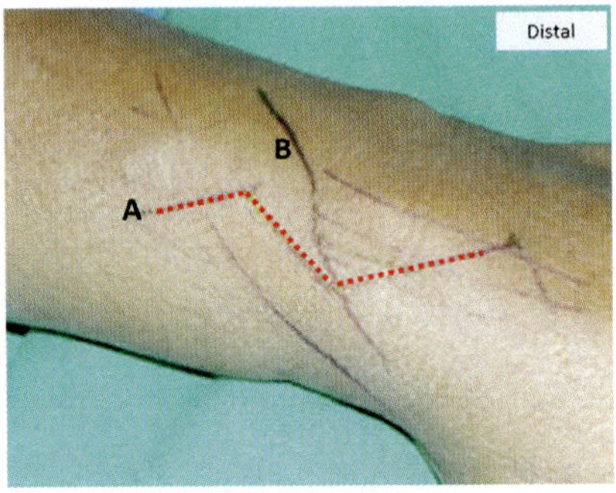

Figura 4.45. Opciones de vías de acceso. A: incisión en líneas quebradas. B: incisión curvilínea.

Identificamos y abrimos longitudinalmente el retináculo del segundo compartimento (figura 4.46). Realizamos la sinovectomía de los tendones ECRL y ECRB, y liberamos las adherencias sinoviales y fibrosas que se encuentren en el punto de intersección distal (figura 4.47).

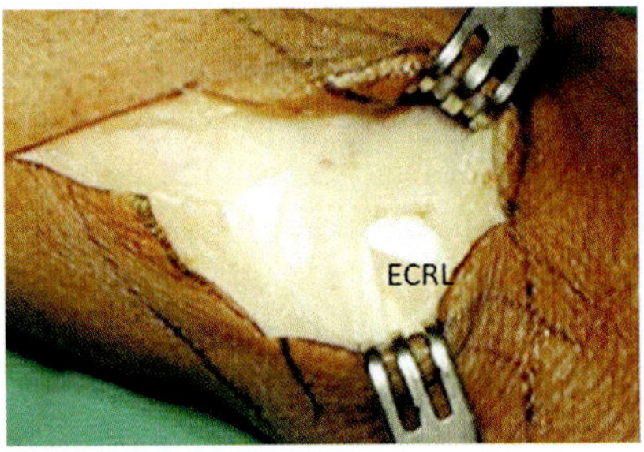

Figura 4.46. Identificación y apertura del retináculo del segundo compartimento extensor.

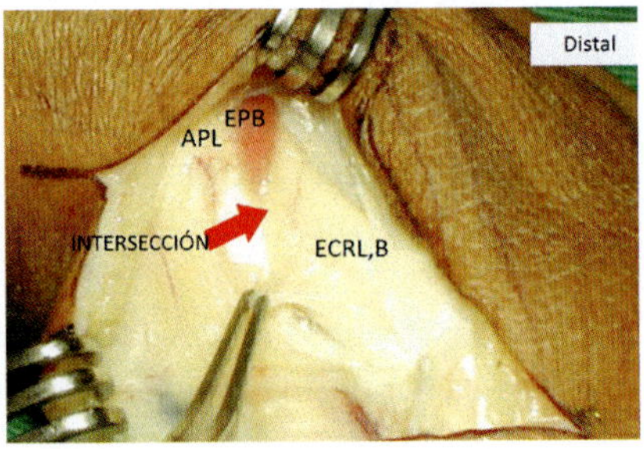

Figura 4.47. Sinovectomía y liberación de los tendones ECRL y ECRB y del punto de intersección distal.

Realizamos la misma liberación en el punto de intersección proximal (figura 4.48). Reconstruimos el retináculo del segundo compartimento en forma ampliada mediante la rotación de un colgajo local (figura 4.49).

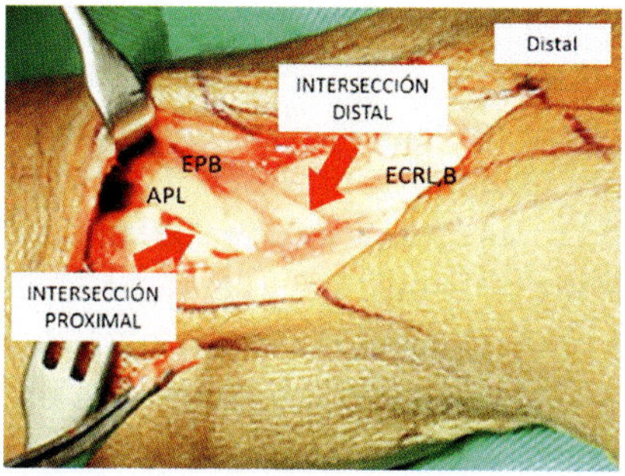

Figura 4.48. Liberación del punto de intersección proximal.

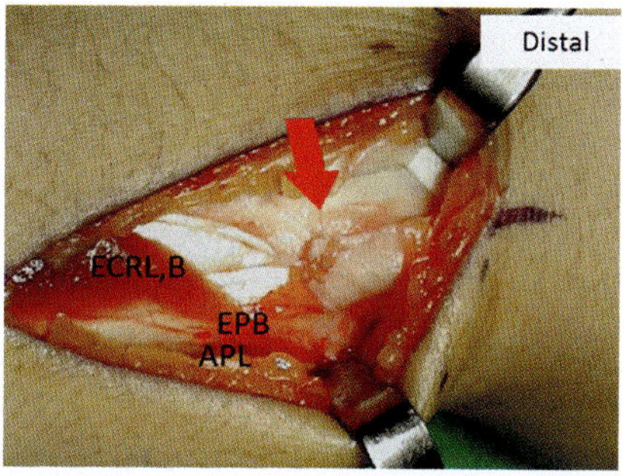

Figura 4.49. Reconstrucción del retináculo del segundo compartimento extensor.

A continuación abrimos el retináculo del primer compartimento y los compartimentos extras que se encuentren (figura 4.50). Para finalizar, reconstruimos el retináculo del primer compartimento mediante la rotación de dos colgajos locales como fue descrito a propósito de la enfermedad de De Quervain (figura 4.51). Recomendamos inmovilizar con una férula durante dos semanas.

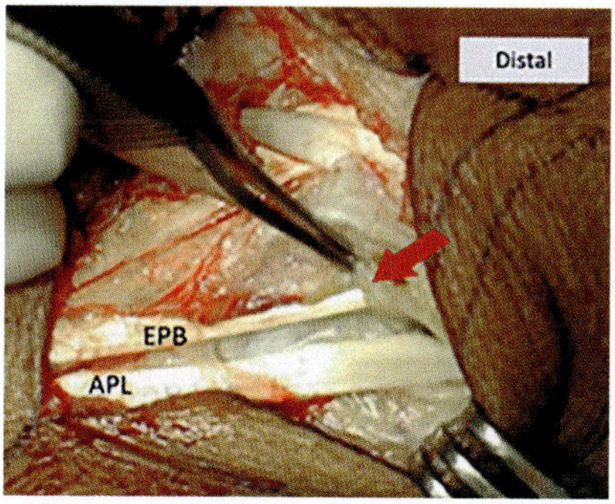

Figura 4.50. Apertura del primer compartimento y de los canales extras que se encuentren.

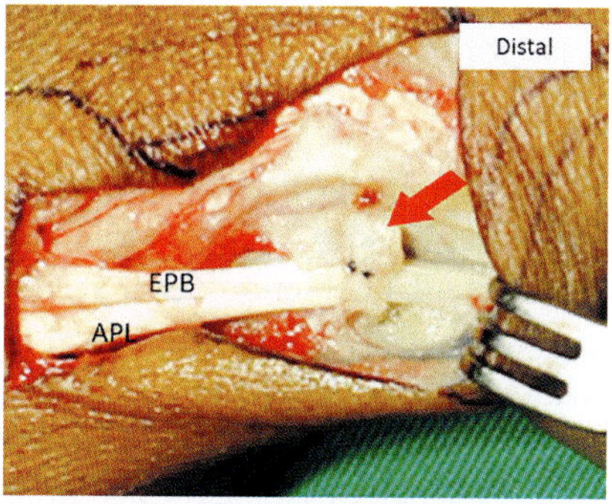

Figura 4.51. Reconstrucción del retináculo del primer compartimento mediante la rotación de dos colgajos locales.

3.2.1.4. Atrapamientos del Extensor Largo del Pulgar (EPL), del extensor común de los dedos (EDC), del extensor propio del índice (EIP) y del extensor propio del quinto dedo (EDQP)

Estos atrapamientos son de rara ocurrencia. Se pueden poner en evidencia mediante maniobras de presión digital sobre el tendón una vez sometido este a tensión contra resistencia. Es de primordial importancia descartar el antecedente de una fractura del radio, ya que en este caso un desplazamiento de los fragmentos puede conducir a una ruptura tendinosa. En el EDQP también pueden ocurrir rupturas tendinosas como consecuencia de una inestabilidad radio-cubital distal, muy frecuente en la artritis reumatoide (figura 4.52). El tratamiento consiste esencialmente en la prescripción de aines y ejercicios de estiramiento de dichas unidades miotendíneas (figura 4.53).

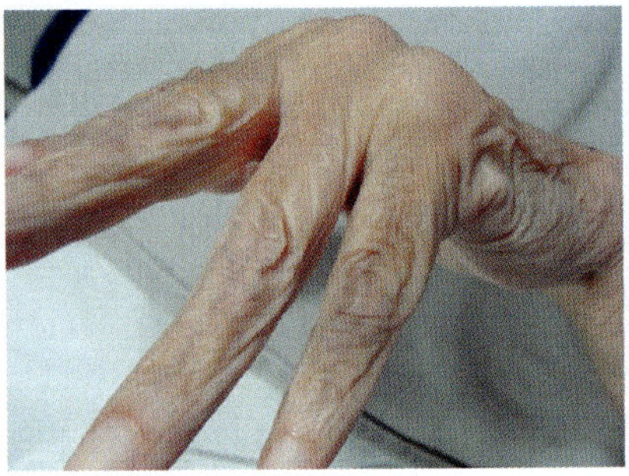

Figura 4.52. Ruptura del tendón del EDQP secundaria a una inestabilidad radio-cubital distal de origen reumático.

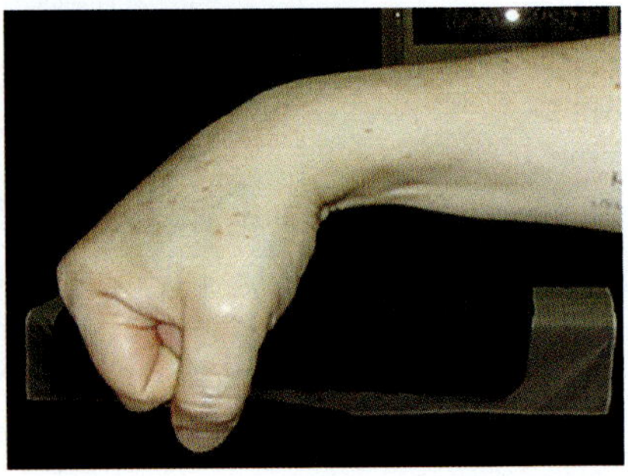

Figura 4.53. Ejercicio de estiramiento para los extensores de los dedos.

3.2.1.5. Atrapamiento del cubital posterior (ECU)

Este es un cuadro frecuente que se caracteriza por queja de dolor en la cara dorso-medial del tercio distal del antebrazo, y se enmarca dentro del síndrome de *dolor cubital de la muñeca,* lo cual puede dificultar su identificación dada la gran variedad de posibles causas, entre las cuales es de primordial importancia hacer el diagnóstico diferencial con la subluxación recurrente del ECU (13). En ocasiones se acompaña de un aumento de volumen en el área del sexto compartimento extensor, lo cual facilita su diagnóstico. Se pone en evidencia mediante una maniobra de presión digital sobre el tendón del ECU en su punto de emergencia del canal y a lo largo de él, con el tendón sometido a tensión contra resistencia en dirección dorsal y medial (figura 4.54). El tratamiento incluye aines, ejercicios de deslizamiento en flexión y desviación lateral (figura 4.55), en algunos casos terapia física, y se puede recurrir a aplicar una infiltración de corticoide.

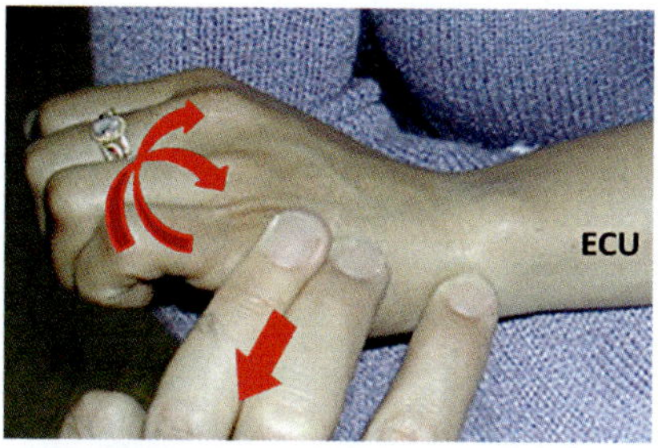

Figura 4.54. Maniobra para evaluar una tenosinovitis del ECU: palpación del tendón sometido a tensión ofreciendo resistencia a la extensión y a la desviación cubital.

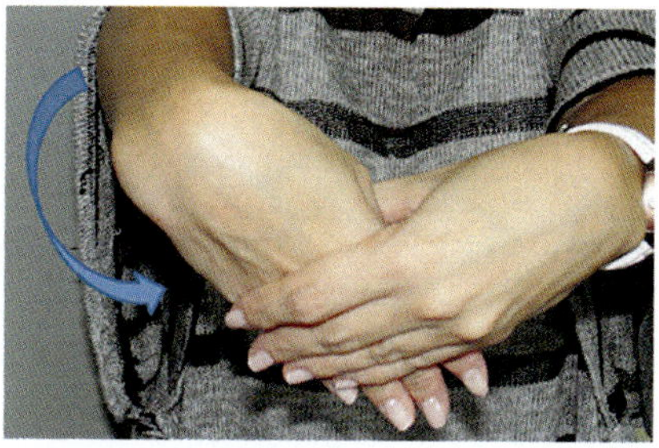

Figura 4.55. Ejercicio de deslizamiento para el ECU: flexión y desviación radial de la muñeca.

Cuando este cuadro se torna crónico y severo puede evolucionar hacia una situación que hemos denominado *muñeca engatillada medial,* como lo mencionamos a propósito de su entidad homóloga, la *muñeca engatillada lateral* que se presenta en la tenosinovitis de De Quervain. Como consecuencia de la tenosinovitis estenosante del extensor carpi ulnaris en el 6° compartimento extensor, se produce un bloqueo de la desviación radial de la muñeca (figura 4.56). En esta situación el tratamiento es quirúrgico: mediante una incisión en líneas quebradas (figura 4.57) se expone el retináculo del sexto compartimento en toda su longitud y se diseña y realiza una incisión longitudinal por su línea media (figura 4.58). Se exponen la subvaina (14) y el manguito sinovial (figura 4.59), se lleva a cabo una sinovectomía (figura 4.60) y se reconstruye el retináculo, en ocasiones rotando un colgajo del mismo (figura 4.61), y ajustando su diámetro de tal forma que permita la introducción de la punta de una pinza de Adson.

Recomendamos una inmovilización posoperatoria de diez días seguidos de dos semanas de protección adicional con una férula removible.

3.2.1.6. Atrapamiento del flexor carpi radialis (FCR)

Este atrapamiento es un cuadro infrecuente, se presenta como dolor en el área del extremo distal del tendón flexor carpi radialis (FCR) en su punto de ingreso al canal, que se intensifica al forzar la hiperextensión de la muñeca agregando o no presión digital sobre el tendón (figura 4.62), o al ejercer presión digital sobre el tendón tensionado contra resistencia, en el borde proximal del canal (figura 4.63). Es de suma importancia hacer el diagnóstico diferencial con procesos inflamatorios en la articulación escafo-trapecial o de la parte distal del tendón del abductor largo del pulgar.

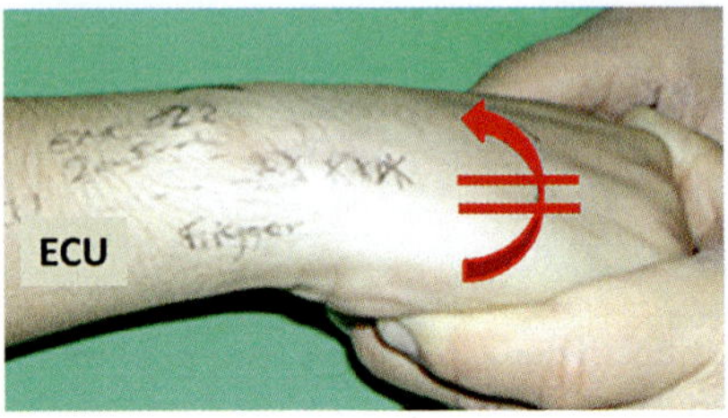

Figura 4.56. Tenosinovitis estenosante del ECU; muñeca engatillada medial. Bloqueo de la desviación radial de la muñeca.

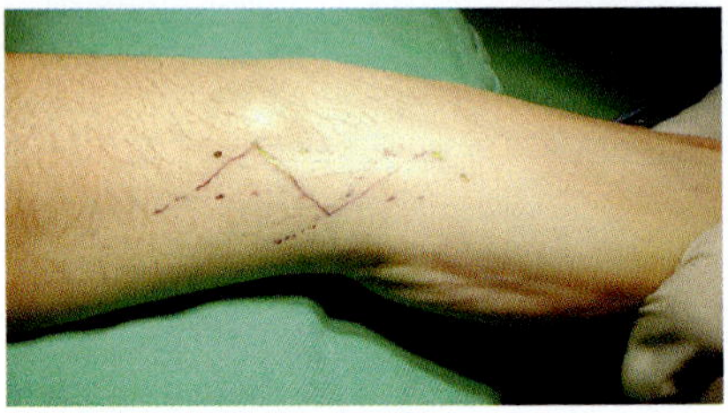

Figura 4.57. Incisión en líneas quebradas centrada en el sexto compartimento extensor (ECU).

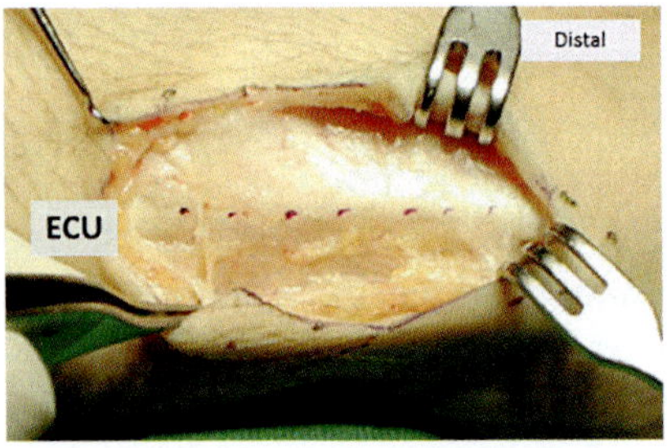

Figura 4.58. Incisión mediana longitudinal sobre el sexto compartimento extensor.

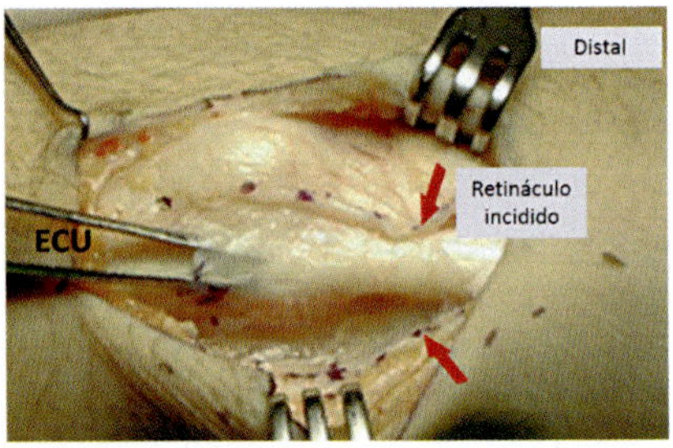

Figura 4.59. Subvaina y manguito sinovial del ECU, levantadas por la pinza.

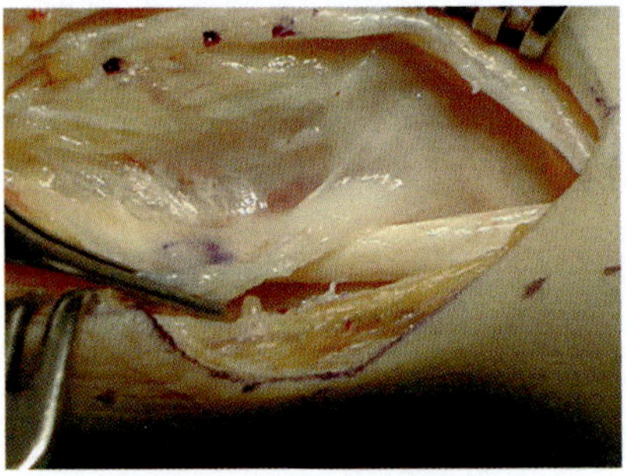

Figura 4.60. Sinovectomía del ECU.

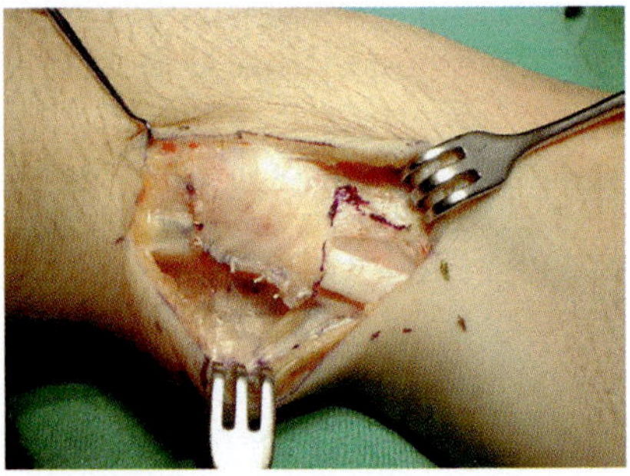

Figura 4.61. Reconstrucción del retináculo.

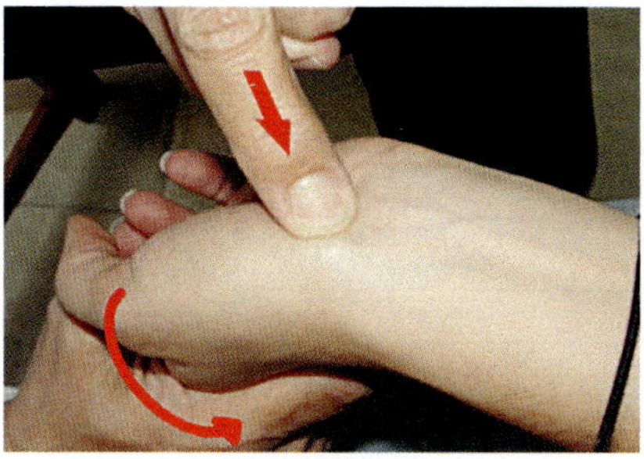

Figura 4.62. Maniobra de hiperextensión de la muñeca y presión digital sobre el tendón del FCR para poner en evidencia una tenosinovitis del mismo.

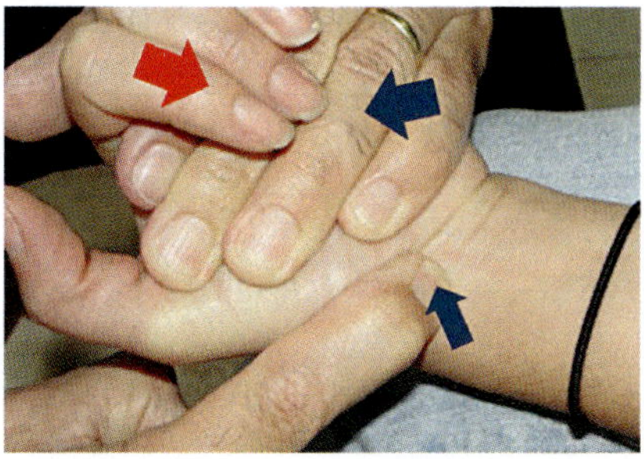

Figura 4.63. Maniobra de flexión contra resistencia de la muñeca y presión digital sobre el tendón del FCR.

Si no se obtiene la mejoría con tratamiento médico con aines, terapia física y ejercicios de estiramiento, se recurre al tratamiento quirúrgico. Se expone el tendón cuidando de no lesionar la rama sensitiva tenar del nervio mediano que discurre por el borde lateral del tendón, se identifica el manguito sinovial (figura 4.64), se abre el canal en su totalidad (figura 4.65) y se realiza una sinovectomía.

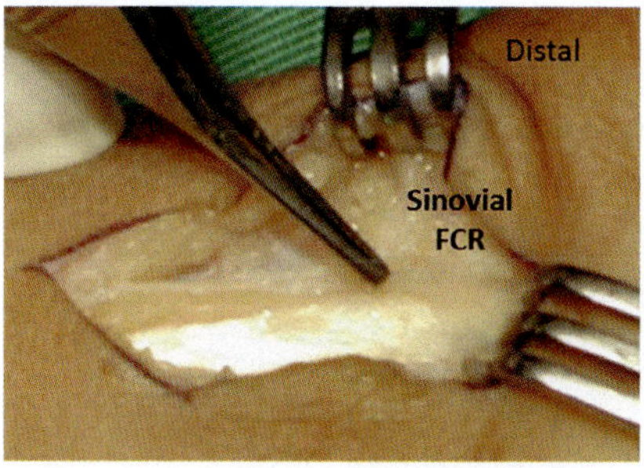

Figura 4.64. Manguito sinovial del FCR.

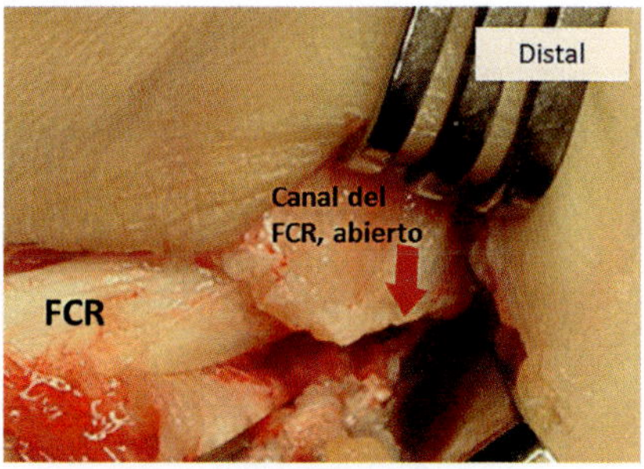

Figura 4.65. Canal del FCR abierto en su totalidad.

3.2.1.7. Dedos en gatillo o tenosinovitis de los flexores de los dedos

El dedo en gatillo (conocido también por su denominación en inglés: *trigger finger*), es quizás considerado el problema clínico y quirúrgico más sencillo en cirugía de la mano. Sin embargo, a lo largo del ejercicio médico hemos identificado distintas formas de presentación clínica que conllevan diferencias sustanciales y que implican diferencias en su tratamiento (tabla 4).

Tabla 4. Tenosinovitis de los flexores de los dedos. Presentaciones clínicas.

1. Dedo en pregatillo
   Asintomático
   Sintomático
2. Dedo en gatillo esporádico
3. Dedo en gatillo permanente
   En flexión
   En extensión
4. Dedo en gatillo en varios niveles
5. Dedo en gatillo de pronóstico incierto

3.2.1.7.1. Dedo en pregatillo

Respecto al dedo en pregatillo hemos definido dos variedades:

1. Asintomático: se caracteriza porque a la palpación en el borde proximal de la polea A1 se encuentra un aumento de volumen de la sinovial de los tendones flexores que se palpa en forma de "rosario" al provocar el desplazamiento de los mismos. Al ejercer presión digital en dicho punto se produce dolor.
2. Sintomático: en este cuadro el paciente refiere dolor difuso en el área de la polea A1 (figura 4.66). A la palpación se encuentra el mismo aumento de volumen sinovial arriba mencionado y se produce dolor a la presión digital. Esta sintomatología es de predominio matinal.

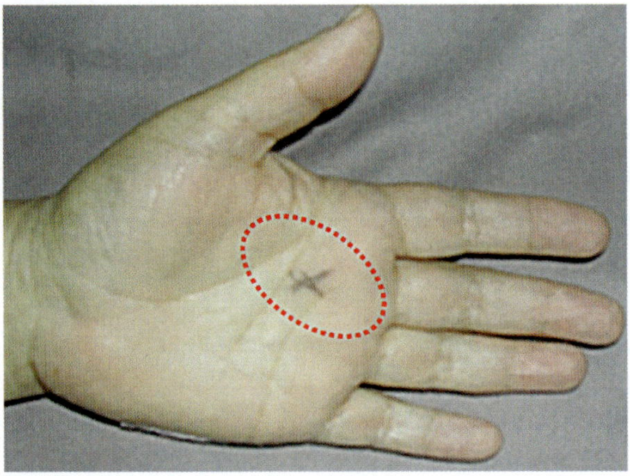

Figura 4.66. Dolor difuso, mal localizado.

Ocasionalmente se encuentra una presentación atípica en la cual la queja de dolor es en el dorso de la articulación metacarpo-falángica. Este síntoma lo interpretamos como una tendinitis del aparato extensor secundaria al sobreesfuerzo que este debe realizar para vencer la resistencia que ofrecen los tendones flexores inflamados durante su deslizamiento pasivo al realizarse la extensión del dedo. Una vez hecho el tratamiento para la tenosinovitis, el dolor dorsal desaparece.

3.2.1.7.2. Dedo en gatillo esporádico

Se caracteriza por un cuadro de dolor bien definido en el área de la polea A1 con resaltos ocasionales del dedo, y porque la sintomatología es de predominio matinal (figura 4.67). Si no es de evolución reciente, su tratamiento es quirúrgico. Es la forma más frecuente y puede acompañar al síndrome del túnel carpiano; en estas circunstancias a menudo algunos de los dedos vecinos están en el estado de pregatillo, y en estos casos consideramos la posibilidad de liberar también a estos últimos ya que hemos observado su engatillamiento corto tiempo después. Hemos encontrado una variedad de engatillamiento en la que únicamente se engatilla el flexor profundo, como se ilustra en las figuras 4.68 y 4.69; el tratamiento ha sido el mismo.

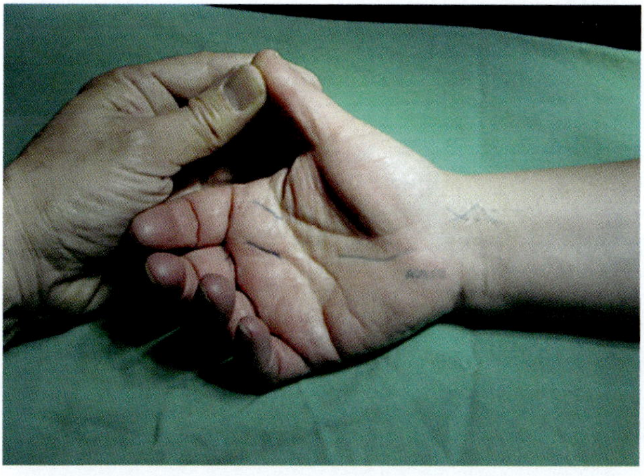

Figura 4.67. Segundo dedo en gatillo esporádico, dedo medio en pregatillo y STC.

Preferimos la liberación abierta a las liberaciones percutáneas. Realizamos la liberación mediante una incisión de un centímetro adaptada a los pliegues de la palma y centrada en la polea A1 (figura 4.70). Exponemos la polea A1, abrimos el fondo de saco sinovial e identificamos con claridad el borde proximal de la polea (figura 4.71) y el intersticio que la separa de la polea A2 adyacente a su borde distal (figura 4.72).

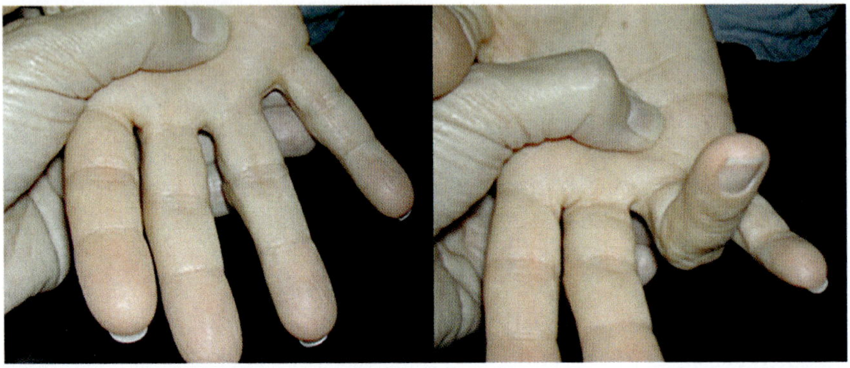

Figuras 4.68. y 4.69. Engatillamiento aislado del tendón flexor profundo.

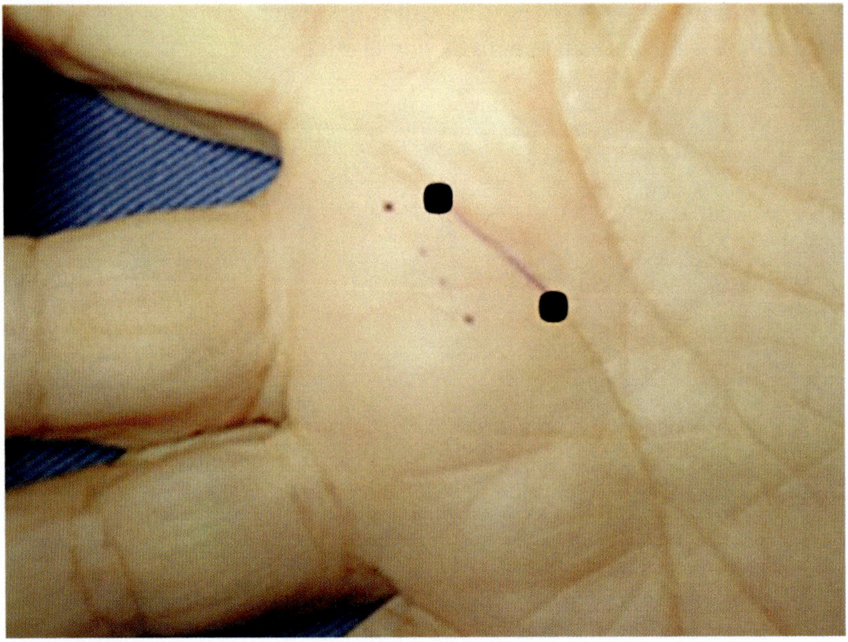

Figura 4.70. Incisión centrada en la polea A1 y adaptada a los pliegues de la piel.

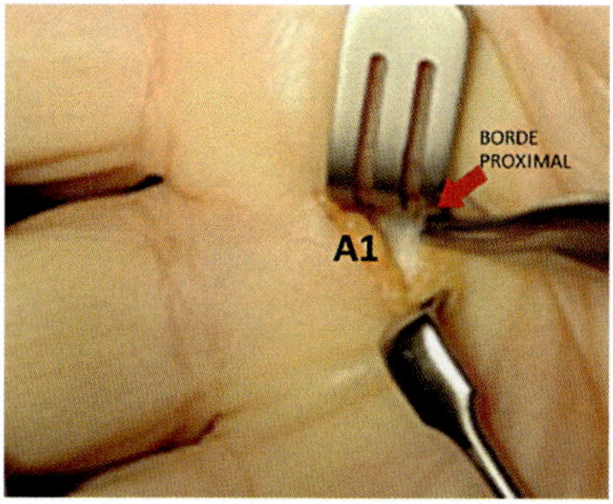

Figura 4.71. Identificación del borde proximal de la polea A1 y del manguito sinovial.

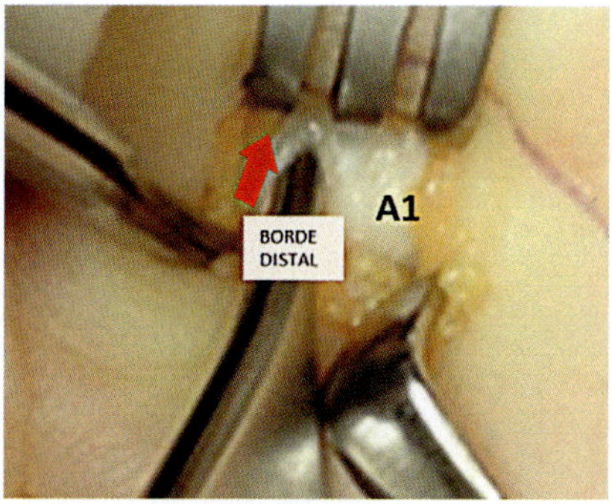

Figura 4.72. Identificación del intersticio entre las poleas A1 y A2.

Acogiendo el concepto de "fuerza cubital de la mano" seccionamos en toda su longitud la polea A1 siguiendo su borde lateral para que permanezca como un soporte medial para los tendones flexores, en los dedos 2°, 3°, 4° y 5° (figura 4.73). En el pulgar, la sección de la polea la hacemos por su borde medial puesto que la fuerza secundaria del flexor largo es en sentido lateral. Invariablemente completamos la liberación en sentido proximal terminando de abrir el saco sinovial y las fibras de la fascia palmar que conforman la seudo-polea A1 (figura 4.74). Si encontramos una sinovial hiperplásica, realizamos la sinovectomía local o segmentaria (figura 4.75).

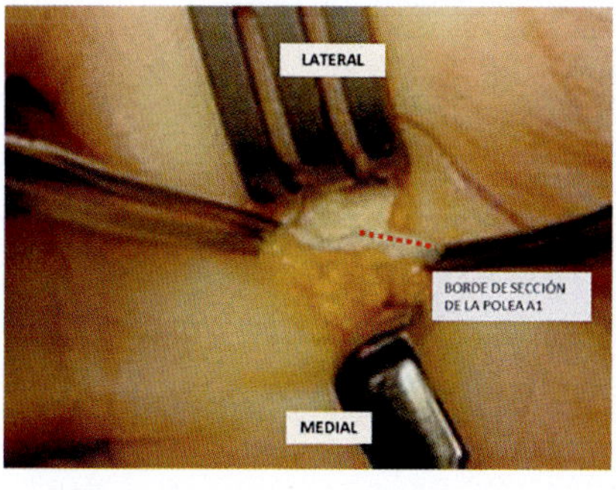

Figura 4.73. Sección de la polea A1 siguiendo su borde lateral.

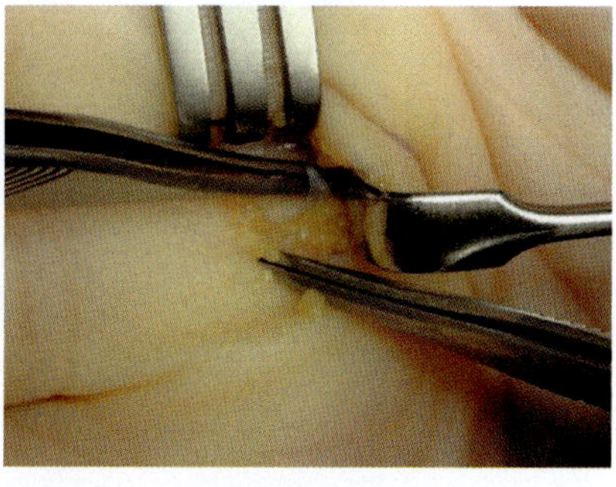

Figura 4.74. Liberación proximal del saco sinovial y de las fibras de la fascia palmar que conforman la seudo-polea A1.

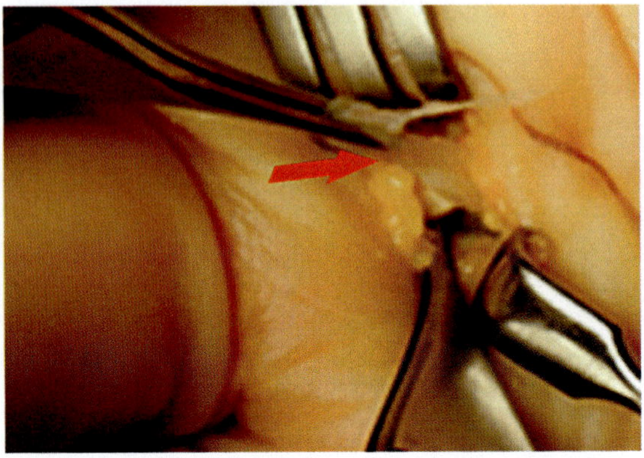

Figura 4.75. Sinovectomía local de los tendones flexores.

A medida que la enfermedad va progresando se pueden presentar varias situaciones, como lo veremos a continuación.

3.2.1.7.3. Dedo en gatillo permanente

Dedo en gatillo en flexión: en estos casos el paciente permanece con el engatillamiento sin poderlo corregir (figura 4.76). No es una presentación frecuente y su tratamiento es quirúrgico; se encuentra hiperplasia sinovial en el borde proximal de la polea A1.

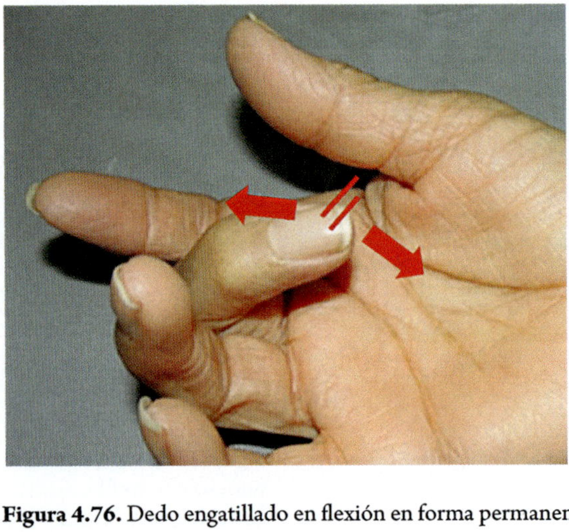

Figura 4.76. Dedo engatillado en flexión en forma permanente.

Dedo en gatillo en extensión: como se ejemplifica en la figura 4.77, en este cuadro se presenta una imposibilidad para realizar la flexión. Preferimos hacer el abordaje mediante una incisión oblicua (figura 4.78) que permite una fácil visualización completa de la polea A1. Hemos documentado cuatro casos en adultos, todos afectando el pulgar.

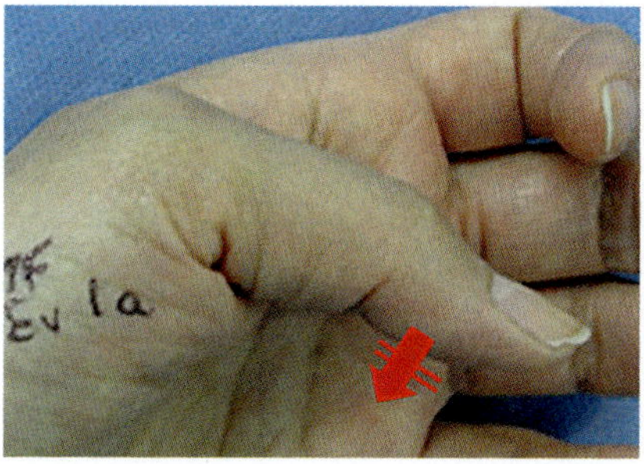

Figura 4.77. Pulgar engatillado en extensión.

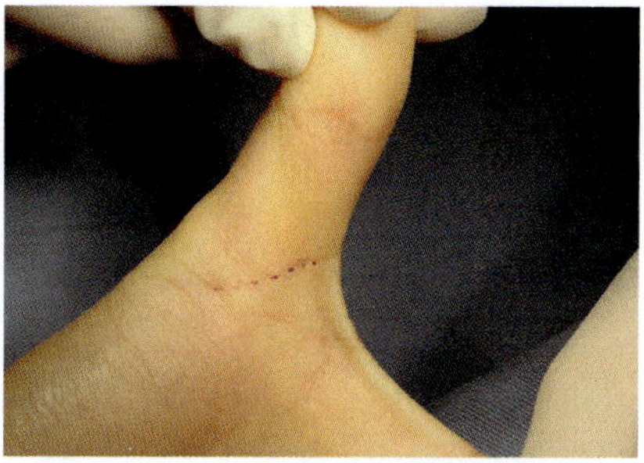

Figura 4.78. Incisión oblicua centrada en la polea A1 y ajustada a los pliegues de la piel.

Durante el procedimiento quirúrgico hemos encontrado un engatillamiento en el borde distal de la polea A1 con la presencia de un discreto engrosamiento segmentario del tendón, sin hiperplasia sinovial. Una vez seccionada la polea A1 —en el pulgar preferimos hacerlo por su borde medial (figura 4.79)— hemos obtenido la recuperación de la flexión (figura 4.80).

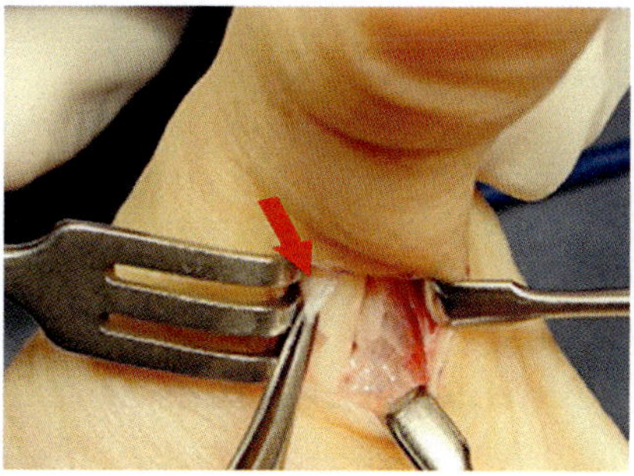

Figura 4.79. Sección de la polea A1 por su borde medial.

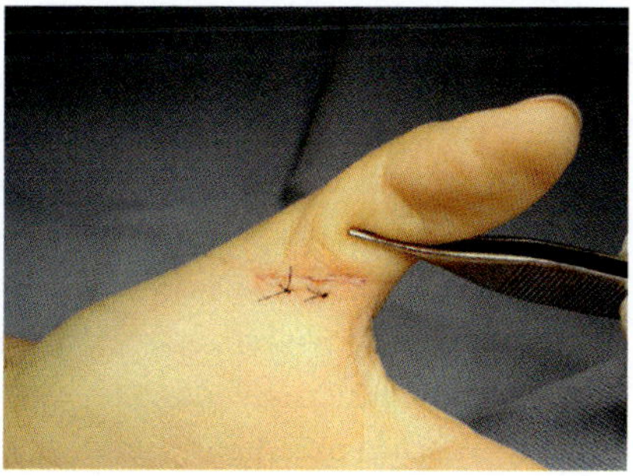

Figura 4.80. Recuperación de la flexión.

3.2.1.7.4. Dedo en gatillo en varios niveles

En estos casos, además del engatillamiento, el paciente refiere dolor axial a lo largo del dedo, y a la palpación se encuentra un aumento de volumen sinovial en varios niveles. Suele ocurrir en casos de sinovitis de origen inflamatorio como en la enfermedad reumática. El tratamiento es quirúrgico y se orienta a realizar una sinovectomía completa exponiendo todo el canal flexor (figura 4.81) y extirpando la sinovial a través de pequeñas ventanas en las poleas cruzadas.

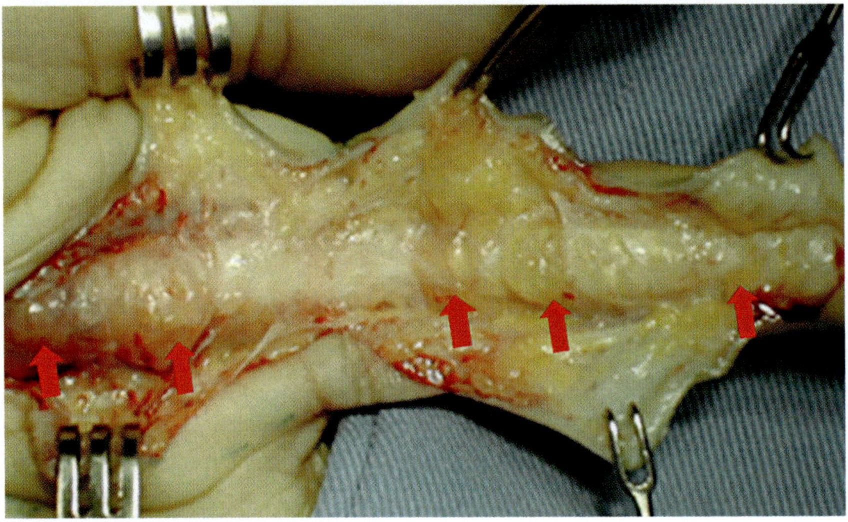

Figura 4.81. Engatillamiento en varios niveles secundario a protrusión sinovial.

3.2.1.7.5. Dedo en gatillo de pronóstico incierto

En algunos casos de dedo en gatillo esporádico pero de larga evolución, como el ilustrado en la figura 4.82, hemos observado que el cuadro se acompaña de una imposibilidad para la extensión completa de la articulación interfalángica proximal. En estos casos consideramos estar al frente de complicaciones del engatillamiento crónico, concepto que comentaremos en el apartado siguiente, y que clínicamente se caracteriza porque en el posoperatorio persisten la limitación para la extensión, el dolor a lo largo del dedo y en el área quirúrgica, y la limitación para la flexión, cuadro que conforma el de una contractura articular. Le Viet (16) considera que esta contractura produce una degeneración y ensanchamiento del tendón flexor superficial e indica como tratamiento la escisión de la polea A1 y la resección parcial del tendón flexor superficial de los dedos. En estos casos recomendamos llevar a cabo la resección de la mitad ulnar del tendón flexor superficial para disminuir el contenido del canal. Lo podemos hacer por la misma incisión palmar antes mencionada; se identifica distalmente el flexor superficial en el punto de su división (figura 4.83), se secciona la porción cubital proximalmente al quiasma de Camper (figura 4.84), y se separa esta porción traccionándola en sentido proximal (figura 4.85) hasta un punto que sea proximal a la polea A1, con el dedo en extensión completa, punto en el cual se secciona para resecar el segmento (figura 4.86). Nuestra opción preferida es realizar la tenotomía distal más allá del quiasma de Camper, para lo cual realizamos una segunda incisión en la cara palmar de la falange proximal (figura 4.87).

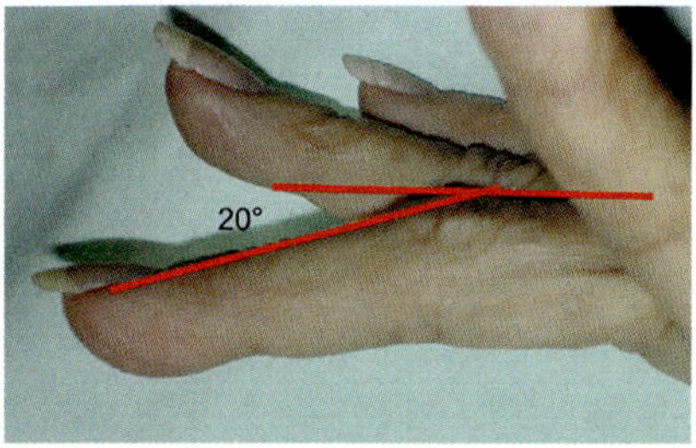

Figura 4.82. Limitación preoperatoria de la extensión de la articulación IFP en un caso de engatillamiento crónico.

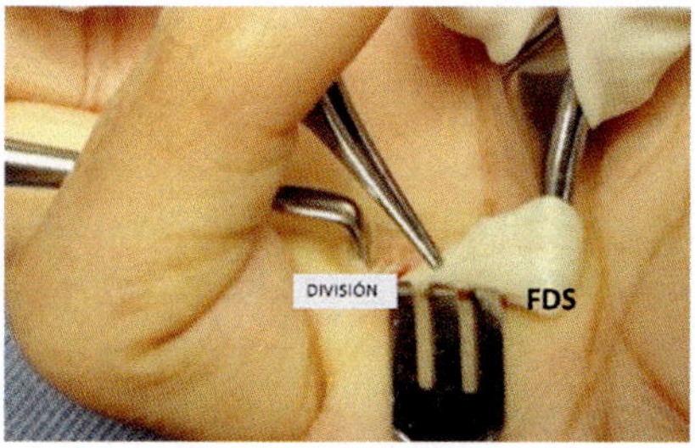

Figura 4.83. Identificación del punto de división del flexor superficial en sus dos bandas.

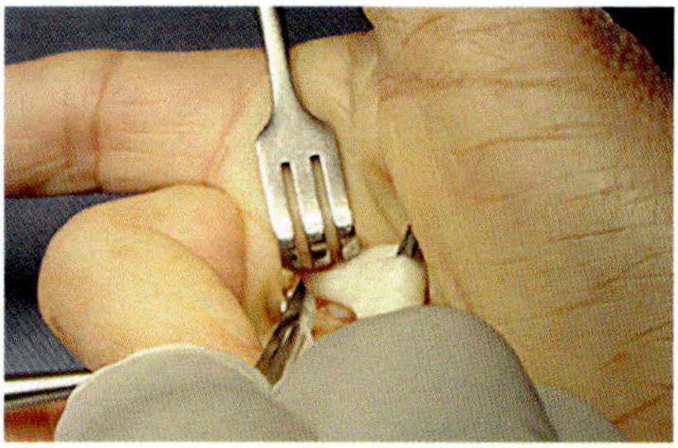

Figura 4.84. Sección de la banda cubital del FDS proximalmente al quiasma de Camper.

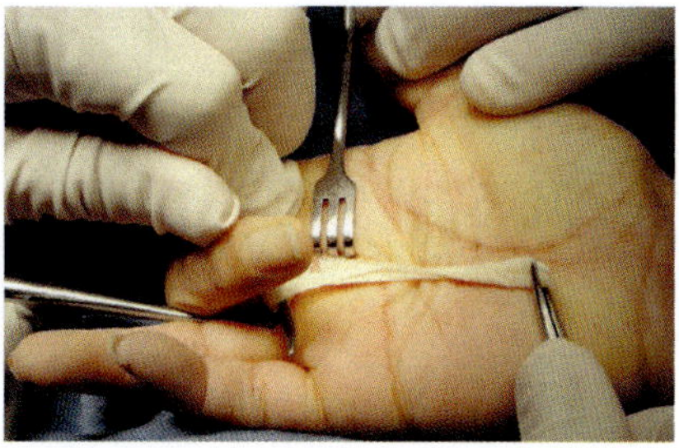

Figura 4.85. Separación de la mitad del FDS hasta un punto proximal palmar.

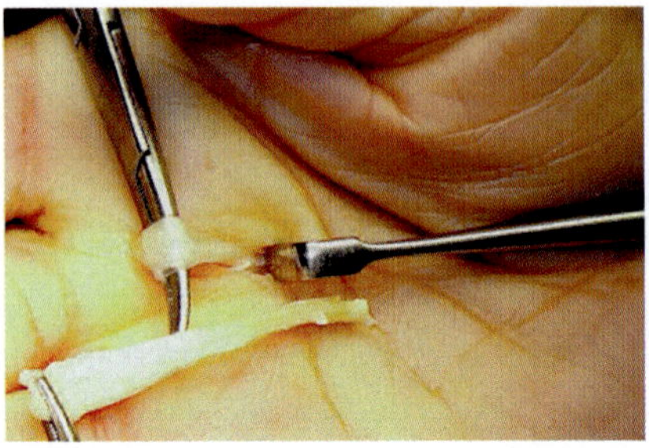

Figura 4.86. Resección de la mitad del FDS.

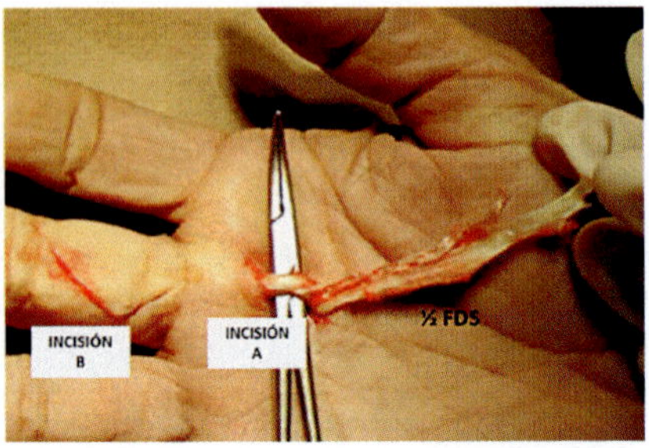

Figura 4.87. Resección de la mitad del FDS mediante tenotomía de la banda medial distalmente al quiasma de Camper mediante una segunda incisión (Incisión B).

3.2.1.7.6. Complicaciones del engatillamiento crónico

El engatillamiento crónico secundario a una tenosinovitis estenosante tiene efectos secundarios en los tejidos locales y en las estructuras vecinas al sitio del problema, tales como los ligamentos y las cápsulas articulares. Queremos hacer énfasis en la importancia y la trascendencia que tiene identificar y analizar con el paciente este problema durante la primera consulta, para ponerlo en aviso sobre las dificultades que se pueden encontrar en el manejo del posoperatorio, y para comprometerlo con su trabajo individual durante la rehabilitación.

Podemos resumir en los siguientes seis puntos los cambios histológicos que se pueden derivar de una evolución crónica:

- Adherencias peritendíneas con pérdida de los planos de deslizamiento.
- Retracción de los ligamentos periarticulares vecinos.
- Retracción de las cápsulas articulares.
- Contracturas articulares.
- Retracción de los ligamentos radio-carpianos laterales en el caso de la enfermedad de De Quervain.
- Sinovitis adhesiva peritendínea y epineural en el caso del síndrome del túnel carpiano crónico.

Es de anotar que las complicaciones más frecuentes se encuentran en los dedos en gatillo, la enfermedad de De Quervain y el síndrome del túnel carpiano.

En los dedos en gatillo, en ocasiones sucede que durante el posoperatorio persiste la limitación para la extensión de la articulación interfalángica proximal (figura 4.88) que se encontraba antes de la liberación quirúrgica.

Lo interpretamos como la consecuencia de los factores arriba mencionados, y para el tratamiento inicial indicamos ejercicios de presión no dolorosa en el dorso de la articulación interfalángica proximal que debe realizar el mismo paciente y, si no hay una buena respuesta, se puede recurrir al uso de la férula dinámica conocida en inglés como *joint jack* (figura 4.89), y cuya traducción literal sería *gato articular.* En ambos casos el proceso debe realizarse en forma indolora y gradual.

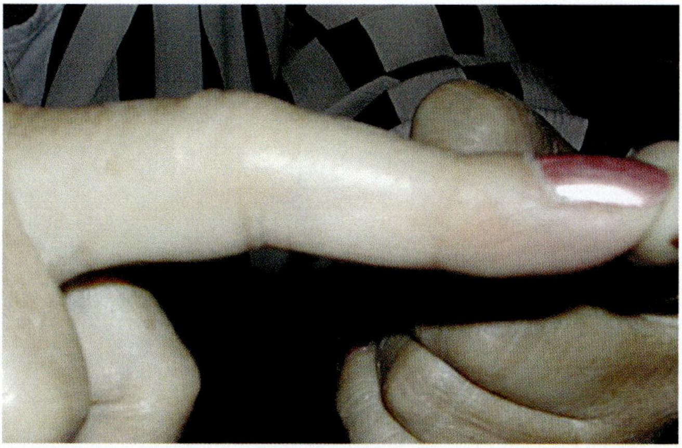

Figura 4.88. Contractura articular IFP que no se modificó después de la liberación del dedo en gatillo.

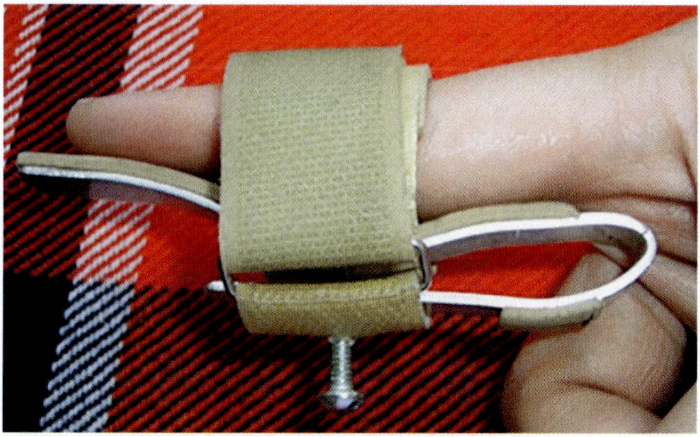

Figura 4.89. Uso del *joint jack* para la corrección de la contractura IFP.

En el caso de la enfermedad de De Quervain crónica, en las figuras 4.90, 4.91, 4.92 y 4.93 podemos observar las limitaciones en los arcos de movimiento que presenta una paciente después de dos semanas del posoperatorio, después de haber permanecido un año en estado de *muñeca engatillada lateral*. El tratamiento se basa en la realización de ejercicios que busquen recuperar los arcos que faltan forzando la muñeca en el sentido apropiado y siempre de una forma indolora. De esta manera se busca lograr un alargamiento de las estructuras retraídas sin producir ruptura de sus fibras. Las modalidades fisioterapéuticas constituyen un buen complemento para el tratamiento.

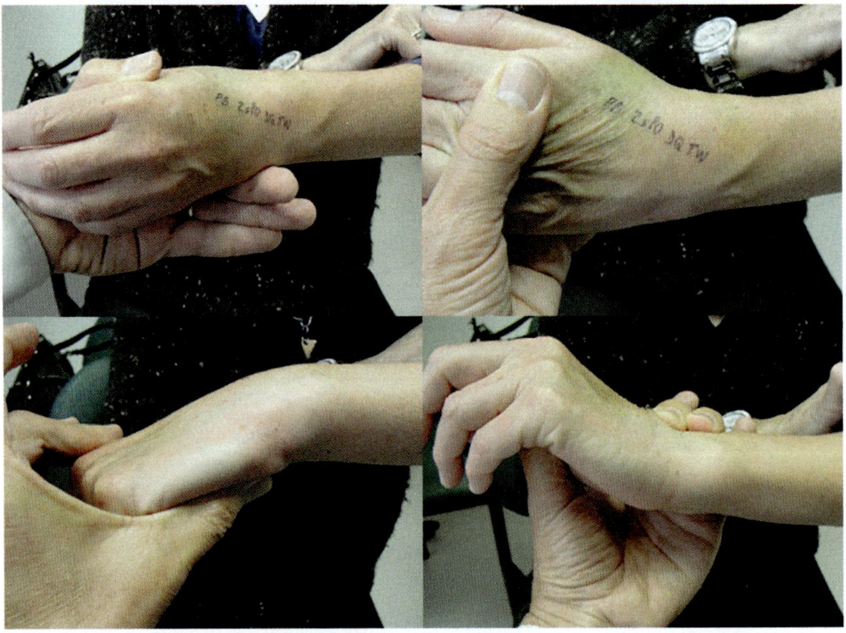

Figuras 4.90, 4.91, 4.92 y 4.93. Limitaciones en los arcos de movimiento de la muñeca secundarios a un estado de *muñeca engatillada lateral*: a) Desviación cubital b) Desviación radial c) Flexión d) Extensión.

En los casos de síndrome del túnel carpiano crónico es muy frecuente encontrar una sinovitis adhesiva peritendínea y epineural (figura 4.94), aspectos ya comentados en el capítulo 3.

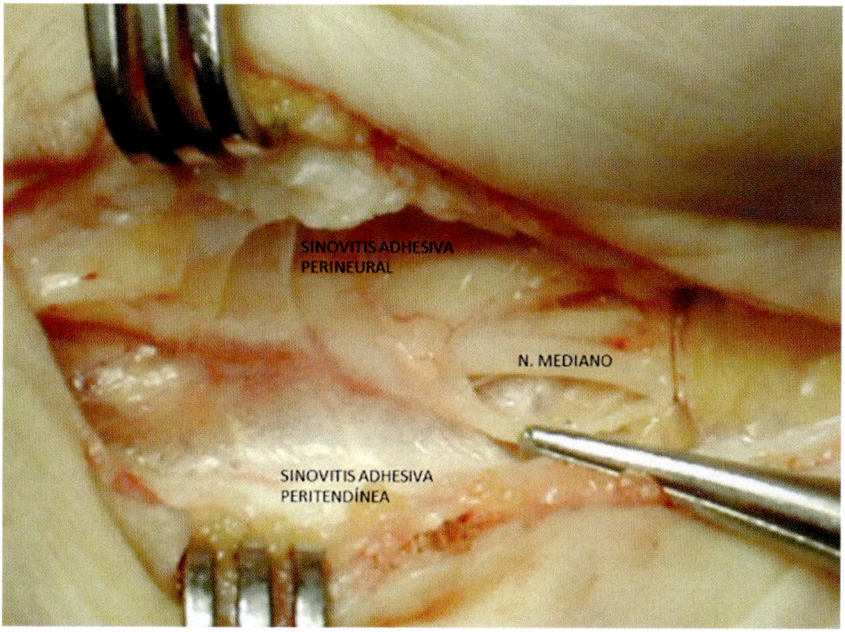

Figura 4.94. Sinovitis adhesiva peritendínea y epineural en un caso de síndrome del túnel carpiano crónico.

REFERENCIAS

1. Lipscomb PR. Tenosynovitis of the hand and the wrist: Carpal tunnel síndrome, de Quervain's disease, trigger digit. En: Green DP. Tenosynovitis and Tennis Elbow. Operative Hand Surgery. Third ed. New York, Edinburgh, London, Melbourne, Tokyo: Churchill Livingstone; 1993. p. 1993.
2. Diccionario Académico de la Medicina. Academia Nacional de Medicina de Colombia [Internet]. Disponible en: http://www.idiomamedico.com
3. Terminology for Hand Surgery, International Federation of Societies for Surgery of the Hand. London: The Pilgrim Press, Caxton House, Ongar; 1986.
4. White GM, Weiland AJ. Symptomatic palmar tendon subluxation after surgical release for de Quervain's disease: A case report. J Hand Surg. 1984;9A:704-706.
5. De Quervain F. Ubereine form for chronischer tendovaginitis. Correspondez Blatt fur schweiz. En: White GM, Weiland AJ. Symptomatic palmar tendon subluxation after surgical release for de Quervain's disease: A case report. J Hand Surg. 1984;9A:704-706.
6. Froimson AI. Tenosynovitis and Tennis Elbow. En: Green DP. Operative Hand Surgery. Third ed. New York, Edinburgh, London, Melbourne, Tokyo: Churchill Livingstone; 1993. p. 1989.

7. Burton RI, Littler JW. Tendon entrapment syndrome of first extensor compartment (de Quervain' disorder). En: White GM, Weiland AJ. Symptomatic palmar tendon subluxation after surgical release for de Quervain's disease: A case report. J Hand Surg. 1984;9A:704-706.
8. Martínez G. Comunicación personal; 1986.
9. Cantini JE, Bermúdez J, Cantini JE. Ing: Z-plastia en el manejo de la enfermedad de De Quervain. Un nuevo concepto. Rev Colombiana de Cir Plástica y Reconstructiva. 1992;2(2):53-65.
10. Lipscomb PR. Stenosing tenosinovitis at the radial styloid process (de Quervain's disease). Ann Surg. 1951;134:110-5.
11. Keon-Cohen B. De Quervain's disease. J Bone Joint Surg (Br). 1951;33:96-9.
12. Leao L. De Quervain's disease: A clinical and anatomical study. En: White GM, Weiland AJ. Symptomatic palmar tendon subluxation after surgical release for de Quervain's disease: A case report. J Hand Surg. 1984;9A:704-706.
13. Burkhart SS, Wood MB, Linscheid RL. Post-traumatic recurrent subluxation of the extensor carpi ulnaris tendón. J Hand Surg. 1982;7:1-3.
14. Berger RA. Distal radio-ulnar joint. Anatomy, Disorders and Treatments; Comprehensive Review Course in Hand Surgery, 11. Dallas; 1966.
15. Londoño JA, Náquira LF, Duque MP. Ruptura de polea A2 luego de cirugía para liberación de dedo en gatillo. Comunicación personal; 2014. Disponible en: jalondres66@yahoo.com.ar, lnaquira@yahoo.com
16. Le Viet D, Tsionos I, Boulouednine M, Hannouche D. Trigger finger treatment by ulnar superficialis slip resection (U.S.S.R). Journal of Hand Surgery. 2004; 29B: 368–373.

5

Tendinopatías

1. GENERALIDADES

El propósito de este capítulo es mencionar algunos aspectos observados durante la práctica clínica en el campo de las lesiones tendinosas agrupadas bajo el término *tendinitis*. Como lo mencionamos en el capítulo 4, hacemos énfasis en diferenciar cinco grupos de tendinopatías definidas de la siguiente forma:

- Tenosinovitis estenosante. Como se expuso en el capítulo 4, la tenosinovitis estenosante se define como un proceso inflamatorio del recubrimiento sinovial segmentario de un tendón a lo largo de un canal inextensible, lo cual produce un estado de compresión y estenosis (1) progresivas.
- Tendinitis. Este término lo reservamos únicamente para definir un estado inflamatorio localizado en la masa tendinosa.
- Miotendinitis. Proceso inflamatorio en la zona de la unión miotendínea.
- Tendinitis insercionales. Proceso inflamatorio localizado en el punto de inserción de un tendón en el hueso.
- Tendinosis. Proceso inflamatorio degenerativo localizado en la masa tendinosa.

Bajo esta premisa, expondremos a continuación algunas consideraciones sobre los siguientes temas:

- Epicondilitis lateral del codo
- Epicondilitis medial del codo
- Tendinitis insercional del flexor carpi ulnaris
- Tendinopatías intrínsecas en la mano

En primer lugar vamos a referirnos a algunos aspectos de la entidad conocida como *epicondilitis lateral del codo,* a la cual denominaremos en lo sucesivo como *síndrome doloroso lateral del codo.*

2. SÍNDROME DOLOROSO LATERAL DEL CODO

Tradicionalmente, el término *epicondilitis* es el más utilizado, pero se emplean otros considerados sinónimos, a saber: epicondilalgia, codo de tenista y tendinitis de los extensores.

En nuestra experiencia preferimos no utilizar la expresión *epicondilitis* ni sus sinónimos para referirnos en general al cuadro de dolor en la cara lateral del codo, puesto que definimos clínicamente ocho puntos diferentes en los cuales pueden originarse los síntomas a los que llamaremos *entidades clínicas.* Reservamos el término *epicondilitis* únicamente para una de ellas, como lo veremos más adelante. En consecuencia, y en lo sucesivo, utilizaremos la expresión *síndrome doloroso lateral del codo,* abandonando el término tradicional de *epicondilitis* en su sentido global, y considerando inconveniente utilizarlo puesto que su uso puede ser equívoco. Este enfoque nos ha sido de gran utilidad en la práctica clínica.

Recordemos antes algunos aspectos epidemiológicos. Esta es una afección más frecuente en no atletas que en tenistas, se presenta con más frecuencia en el epicóndilo lateral que en el medial en proporciones reportadas de 4:1 a 7:1 (1), y es más usual entre los 40 y 60 años de edad (1, 2). El síndrome doloroso lateral del codo se puede dividir en dos grupos: el de los deportistas (jóvenes) y el de las patologías ocupacionales (viejos) (2).

2.1. Entidades clínicas que lo conforman

2.1.1. Epicondilitis propiamente dicha

En esta entidad encontramos el punto doloroso exactamente en el epicóndilo y abarcando toda su área (figura 5.1), por tanto, le asignamos el término de *epicondilitis propiamente dicha,* la consideramos una tendinitis insercional, y correspondería al cuadro descrito por Runge en 1873 como una *periostitis insercional* (3). A este cuadro se refirió Vulliet en 1909 con el término por él acuñado de *epicondilitis* (3).

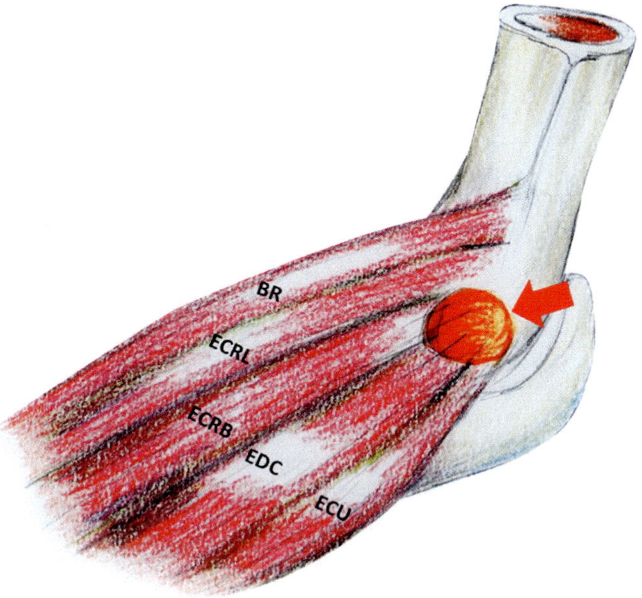

Figura 5.1. Epicondilitis propiamente dicha. Dolor localizado en el epicóndilo.

2.1.2. Tendinitis insercional del ECRB

En segundo lugar encontramos el cuadro clínico en el que el punto doloroso no se encuentra en toda el área del epicóndilo sino en su reborde anterior e irradiado distalmente, por lo cual lo denominamos tendinitis insercional del ECRB (figura 5.2). En 1897 Rivière se refería a tendinopatías e introdujo el término epicondilalgia, y en 1948 Bunnell describió el cuadro de la tendinitis del ECRB atribuyéndole como causa un exceso de uso. En 1920, Dubs describió el concepto de sobrecarga local (3).

2.1.3. Tendinitis insercional del EDC

Encontramos otro cuadro en el cual el punto doloroso ocupa todo el reborde distal del epicóndilo aunque puede no incluir la parte anterior que corresponde a la inserción del ECRB. Este cuadro corresponde a una tendinitis insercional del extensor común de los dedos incluyendo a los extensores propios del segundo y del quinto (figura 5.3).

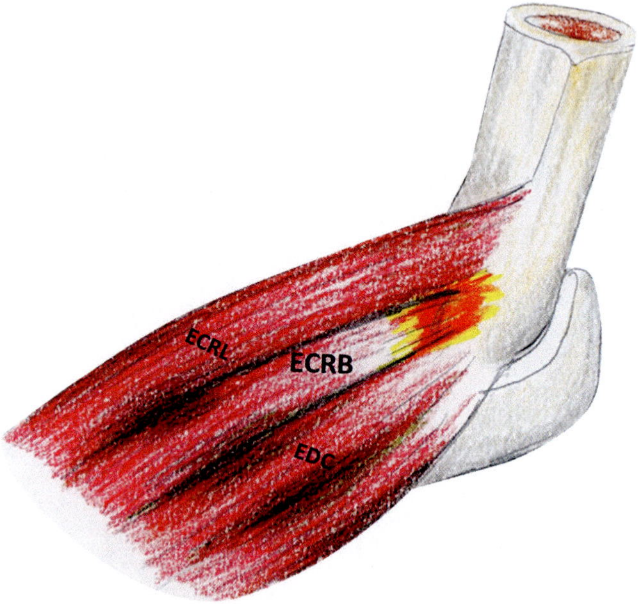

Figura 5.2. Tendinitis insercional del extensor carpi radialis brevis.

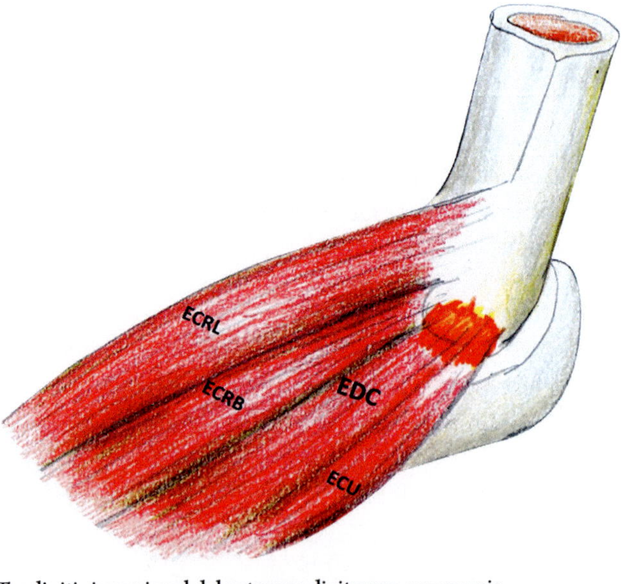

Figura 5.3. Tendinitis insercional del extensor digitorum communis.

2.1.4. Tendinitis insercional del ECRL

Encontramos otro cuadro clínico en el que el punto doloroso se localiza en el área ancha de inserción del ECRL en el húmero (figura 5.4). Aunque por medio de un minucioso examen físico esta localización del dolor es fácil de identificar, con frecuencia se la diagnostica como una "epicondilitis".

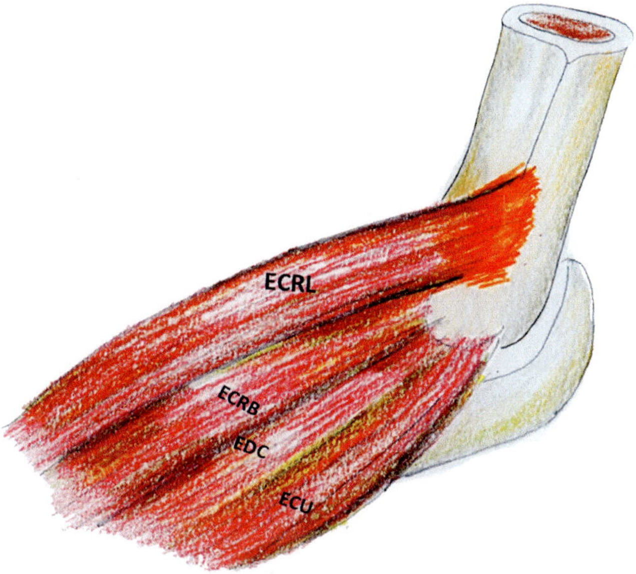

Figura 5.4. Tendinitis insercional del extensor carpi radialis longus.

2.1.5. Miotendinitis proximal de EDC y/o ECRB

Con mucha frecuencia encontramos que el epicóndilo y sus rebordes están libres de dolor, y que este se localiza en la zona de transición músculo-tendínea, condición que hemos denominado *miotendinitis proximal del extensor común de los dedos* (figura 5.5), y que puede o no incluir al extensor carpi radialis brevis. Es muy importante diferenciar este cuadro de los síntomas de dolor que se encuentran a lo largo del trayecto del nervio interóseo posterior en el músculo supinator cuando se está en presencia de un síndrome del interóseo posterior.

2.1.6. Atrapamiento del nervio interóseo posterior

Ya en 1883, Winckworth atribuyó el origen del dolor lateral del codo a una "irritación del nervio interóseo posterior debajo del supinador" (3), y aún hoy se tiende a relacionar entre sí a los cuadros de *epicondilitis* y del síndrome del interóseo posterior. En nuestra práctica clínica hemos observado que el atrapamiento del nervio interóseo posterior en el canal radial, y específicamente en la arcada de Frohse, es una entidad clínicamente bien definida, que se presenta con signos de dolor a la presión digital del nervio a lo largo de su trayecto a través del músculo supinator, pero en la que predominan como positivas las maniobras de cierre activo o pasivo de la arcada de Frohse (figura 5.6) agregando o no presión digital sobre la misma, como ya fue expuesto en el capítulo 4. Consideramos de primordial importancia hacer este diagnóstico diferencial.

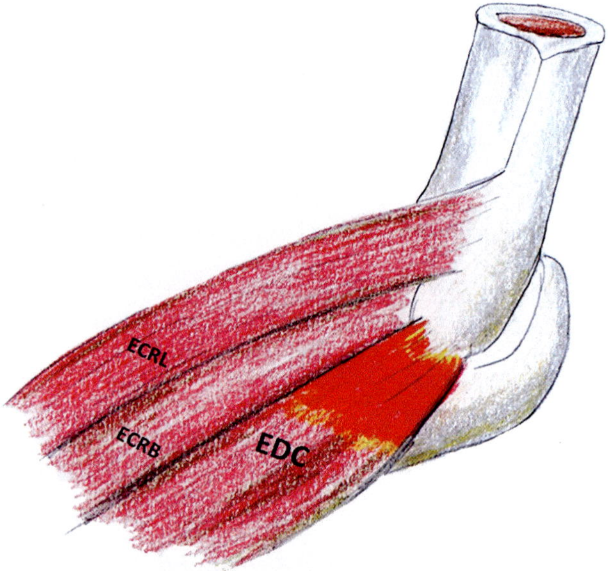

Figura 5.5. Miotendinitis proximal del extensor digitorum communis.

2.1.7. Tendinitis del borde lateral del tríceps

Hemos encontrado una séptima condición, infrecuente, que se presenta como una zona dolorosa a lo largo de la parte distal del borde lateral del tríceps, que se pone en evidencia mediante la palpación digital con el antebrazo en extensión contra resistencia, y a la cual hemos considerado como una tendinitis (figura 5.7). Se ha obtenido mejoría de los síntomas mediante tratamiento con antiinflamatorios, terapia física y ejercicios de estiramiento del tríceps.

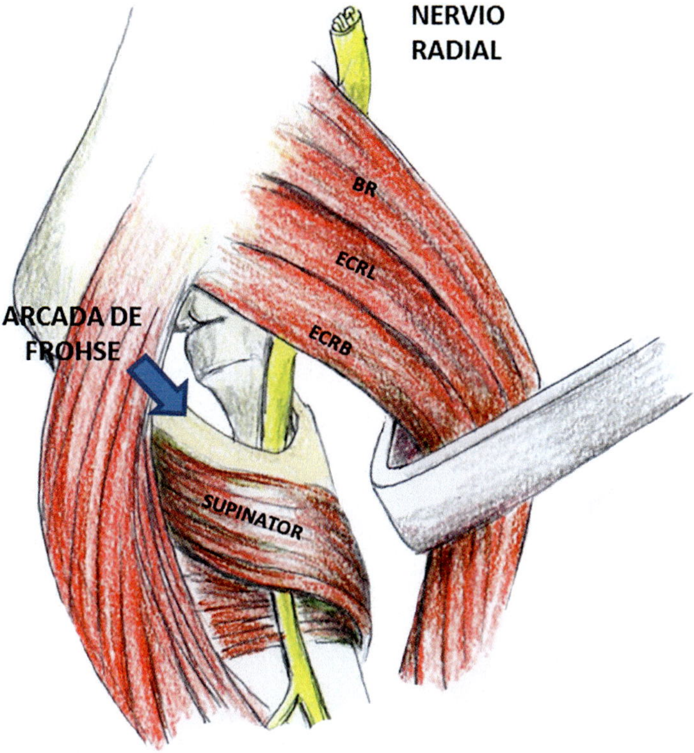

Figura 5.6. Ingreso del nervio interóseo posterior a la arcada de Frohse, formada por un engrosamiento tendinoso del borde proximal de la porción superficial del músculo supinator

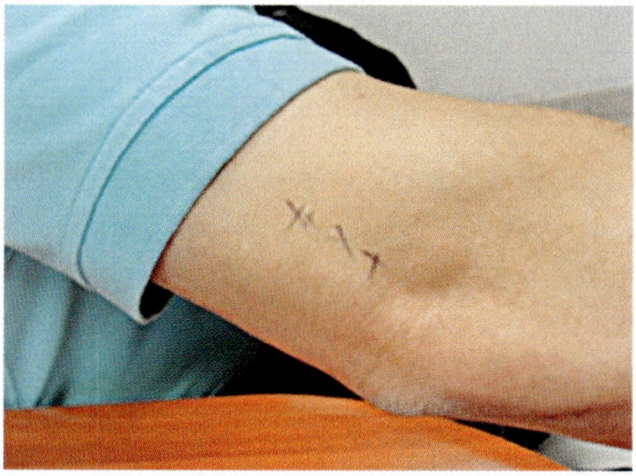

Figura 5.7. Tendinitis del borde lateral del tríceps.

2.1.8. Tendinitis del ancóneo

Aún menos frecuente, esta entidad puede localizarse tanto en el borde proximal como en el distal del ancóneo, y su diagnóstico se confirma mediante la maniobra de palpación digital con el antebrazo en extensión contra resistencia (figura 5.8).

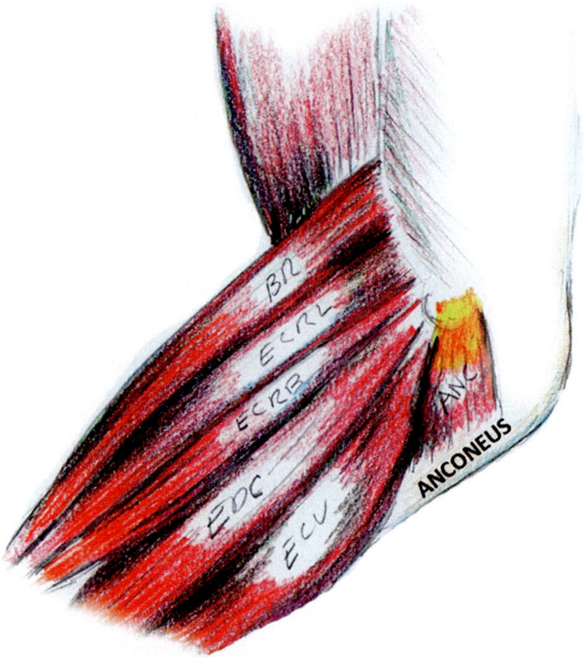

Figura 5.8. Tendinitis del ancóneo.

2.2. Etiología y patogenia

Aunque durante los cien años comprendidos entre 1873 y 1973, desde Runge, quien la describió (2-4), hasta Speed, se plantearon muchas hipótesis etiológicas resumidas en la tabla 1 (3), todavía afirmaba Speed en 1973 que la *epicondilitis* se caracteriza por una etiología variada, una patogenia oscura y un tratamiento incierto (3, 4).

Podemos agrupar las diversas teorías etio-patogénicas tradicionales en cuatro grupos:

1. Inflamatorias, sobreuso, sobreesfuerzo, enfermedad sistémica.
2. Artropatía radio-humeral.

3. Neurogénicas, atrapamientos de nervios.
4. Idiopática.

Aún hoy en día, el problema del dolor lateral del codo se continúa denominando *epicondilitis,* su tratamiento médico está rodeado de un halo de misterio y de escepticismo, y tanto el tratamiento médico como el quirúrgico se consideran de pronóstico incierto. No estamos de acuerdo con esta impresión general, y nos preguntamos por qué persiste esta situación de confusión y de escepticismo. En nuestra experiencia hemos orientado el método diagnóstico sobre la base de realizar un proceso en cuatro segmentos como lo veremos a continuación.

Tabla 1. Reseña histórica (2-4).

1873	Runge	Periostitis insercional
1883	Major	Irritación de la articulación radio-humeral, del ligamento anular o del tríceps (3). Codo de tenista (2, 4)
1883	Winckworth	Compresión del nervio interóseo posterior debajo del músculo supinador
1896	Bernhardt	Neuralgia profesional
1897	Rivière	Epicondilalgia. Tendinopatía
1907	Marshall	Tendinosinoviopatía y neuritis
1909	Vulliet	Epicondilitis
1910	Franke	Afección reumática
1920	Dubs	Concepto de sobrecarga local
1922	Osgood	Desgarro parainsercional tendinoso en el epicóndilo
1928	Mills	Desgarro del ligamento anular
1936	Cyriax	Enfermedad autolimitante
1948	Bunnell	Tendinitis del ECRB por exceso de uso
1964	Goldie	Tejido de granulación en el tendón conjunto
1973	Speed	Etiología variada, patogenia oscura y tratamiento incierto
1979	Nirschl	Hiperplasia angio-fibroblástica en el tendón conjunto Tendinosis angio-fibroblástica (4)

2.3. Proceso de evaluación

De acuerdo con nuestra experiencia en la práctica clínica, basamos el proceso diagnóstico en cuatro aspectos que analizamos en forma secuencial (tabla 2).

Tabla 2. Síndrome doloroso lateral del codo, proceso de evaluación.

Diagnóstico sindromático
Diagnóstico de cronicidad
Diagnóstico etiológico
Diagnóstico de localización

2.3.1. Diagnóstico sindromático

En primer lugar, queremos hacer énfasis en que el cuadro de dolor en la cara lateral del codo se debe denominar *síndrome doloroso lateral del codo,* ya que como lo hemos planteado y lo veremos a continuación, consideramos que lo conforman ocho entidades diferentes.

2.3.2. Diagnóstico de cronicidad

Una vez hecho el *diagnóstico sindromático* realizamos una cuidadosa anamnesis para establecer el tiempo de evolución y definir si estamos ante un *cuadro agudo o crónico*. Basados en esta definición nos orientamos para tomar la decisión en cuanto a indicar un tratamiento médico o quirúrgico.

Estos conceptos son complejos de definir y sería simplista establecerlos únicamente teniendo en cuenta el tiempo transcurrido desde el inicio de la aparición de los síntomas, en especial si de ello depende la indicación de un tratamiento quirúrgico. No siempre los pacientes pueden recordar con exactitud la fecha de inicio de los síntomas como le gustaría al interrogador, de tal manera que la información obtenida debe considerarse relativa y debe correlacionarse con lo encontrado en el examen físico para poder construir un contexto sobre el cual tomar una decisión. En nuestro criterio, el cuadro agudo se caracteriza por síntomas severos de aparición reciente, de menos de tres meses de evolución, con dolor, inflamación e incapacidad. En este caso se indica sin lugar a dudas un tratamiento médico. Si el problema tiene ya un tiempo de evolución mayor de un año, y no ha respondido a tratamientos médicos, no cabe duda de que la indicación de tratamiento es el quirúrgico. Si estamos en la etapa intermedia tenemos que sopesar lo ya encontrado con las circunstancias del paciente, siempre teniendo como objetivo primario el agotar los recursos de tratamiento médico. No tenemos en cuenta la hipótesis de que el cuadro corresponde a una enfermedad *autolimitante* (4) cuya duración es de un año, y que antes de transcurrido ese tiempo no se debe intervenir quirúrgicamente. Froimson indica el tratamiento quirúrgico cuando ha fallado el tratamiento médico y lo supedita a las necesidades del paciente (1), concepto que consideramos debe integrarse al contexto evaluativo para tomar una decisión.

Todo lo anterior habrá de validarse únicamente después de cumplir el siguiente paso en el por nosotros planteado "proceso de evaluación del síndrome doloroso lateral del codo", o paso del diagnóstico etiológico.

2.3.3. Diagnóstico etiológico

De las múltiples teorías etiopatogénicas antes mencionadas, en la práctica clínica hemos encontrado coincidencias con las expuestas en el primer grupo: inflamatorias por sobreuso o por sobreesfuerzo (2, 4), y en algunos casos asociaciones con enfermedad sistémica como la gota, el hipotiroidismo o la enfermedad reumática, entidades a las que consideramos pueden constituir factores predisponentes. En algunos casos hemos encontrado simultáneamente un cuadro de dolor alrededor del epicóndilo asociado a otro de atrapamiento del nervio interóseo posterior y los hemos tratado en forma independiente, pero en ningún caso hemos encontrado que un atrapamiento del interóseo posterior haya sido la causa explícita de dolor lateral del codo. Los casos que hemos tenido de artropatía radio-humeral han sido tratados como tales y en ninguno de ellos su presentación ha sido el dolor epicondíleo. En algunos casos no se ha identificado una causa y ha sido necesario considerarlos idiopáticos.

Una vez hechas las consideraciones en cuanto a diagnóstico sindromático, de cronicidad y etiológico, analizamos los antecedentes de tratamientos previos y procedemos a realizar un minucioso examen físico para definir el *diagnóstico de localización* mediante inspección, palpación y la realización de maniobras especiales o de provocación, como lo expondremos a continuación.

2.3.4. Diagnóstico de localización

Examen físico

Inspección. Mediante la inspección localizamos en primer lugar el punto doloroso referido por el paciente por lo general como un área de límites difusos, y lo observamos en búsqueda de signos inflamatorios o de edema (figura 5.9). En segundo lugar, mediante una palpación con presión digital discreta ubicamos con exactitud el punto doloroso, el cual no siempre coincide con el señalado por el paciente (figura 5.10). Corroboramos la presencia de edema o de masas locales.

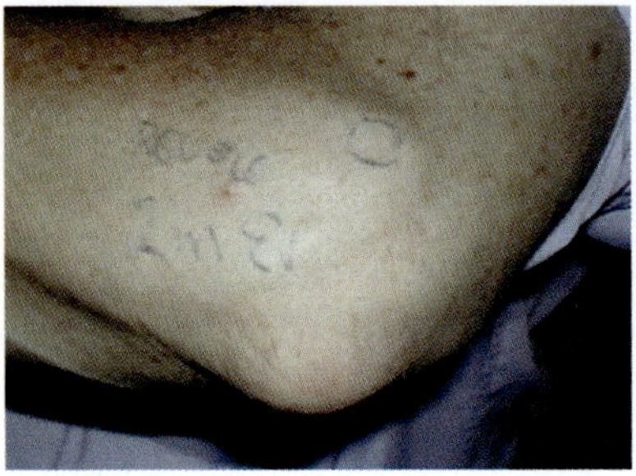

Figura 5.9. Síndrome doloroso lateral del codo. Inspección.

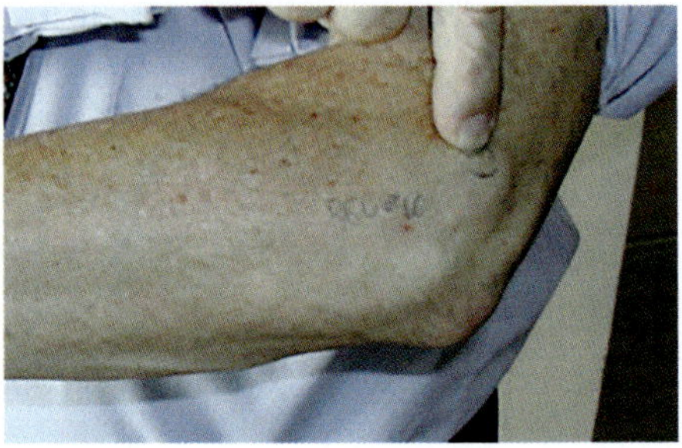

Figura 5.10. Localización. Palpación con presión digital discreta.

En tercer lugar, procedemos a realizar un examen físico específico para hacer un diagnóstico diferencial entre cada una de las ocho entidades mencionadas, mediante *maniobras especiales* también llamadas *maniobras de provocación*.

Epicondilitis propiamente dicha

Manteniendo una extensión activa simultánea de la muñeca y de los dedos contra resistencia, se realiza una palpación del epicóndilo encontrando dolor en toda su área (figuras 5.11 y 5.12), lo cual corresponde a una tendinitis insercional del tendón conjunto (ECRB, EDC, EDQP, ECU).

Tendinitis insercional del ECRB

Se pone en evidencia realizando una extensión activa contra resistencia únicamente de la muñeca, y palpando el reborde anterior del epicóndilo en el cual se encuentra localizado el punto de dolor irradiado distalmente en la dirección del músculo (figuras 5.13 y 5.14).

Tendinitis insercional del EDC

El examen se realiza colocando los codos en extensión y la muñeca y los dedos en flexión activa (figuras 5.15 y 5.16). A la palpación del epicóndilo se encuentra el punto de dolor limitado a la parte central de su reborde distal e irradiado distalmente hacia el músculo del EDC.

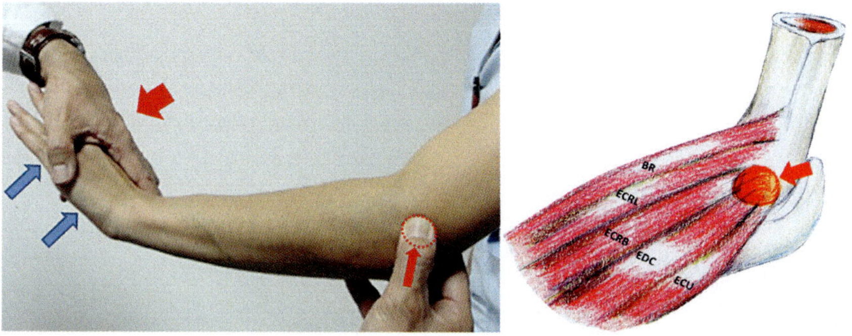

Figuras 5.11 y 5.12. Maniobra de extensión activa de la muñeca y de los dedos contra resistencia para evaluar una epicondilitis lateral propiamente dicha.

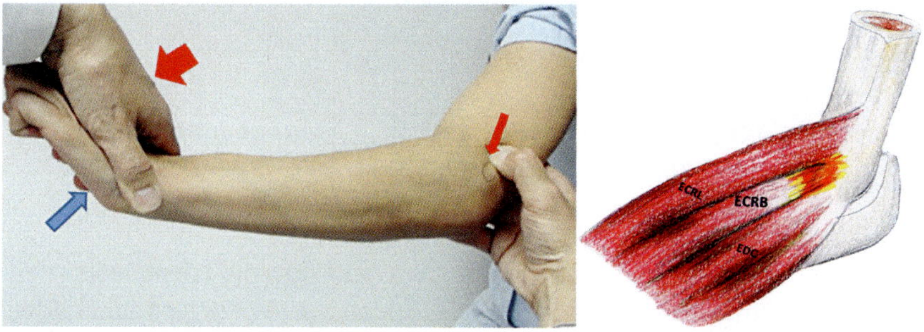

Figuras 5.13 y 5.14. Maniobra de extensión activa de la muñeca contra resistencia para evaluar una tendinitis insercional del extensor carpi radialis brevis

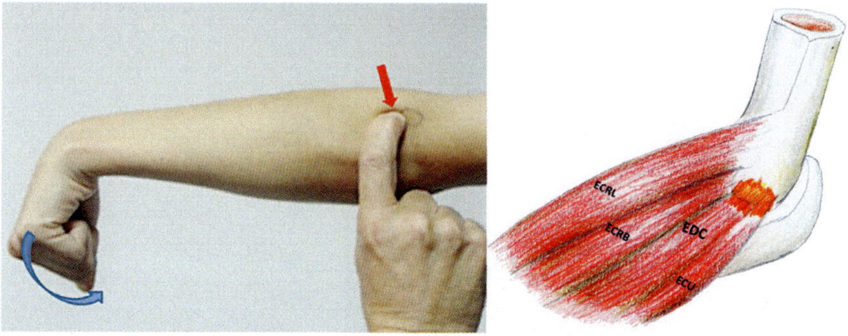

Figuras 5.15 y 5.16. Maniobra de flexión activa de la muñeca y de los dedos para evaluar una tendinitis insercional del extensor digitorum communis.

Tendinitis insercional del ECRL

Realizando simultáneamente una flexión del codo y la extensión de la muñeca contra resistencia (figura 5.17 y 5.18), podemos identificar mediante palpación digital con discreta presión un área de dolor proximal al epicóndilo, sobre la cresta supracondílea del húmero; esta corresponde a la inserción del ECRL y expresa una tendinitis insercional.

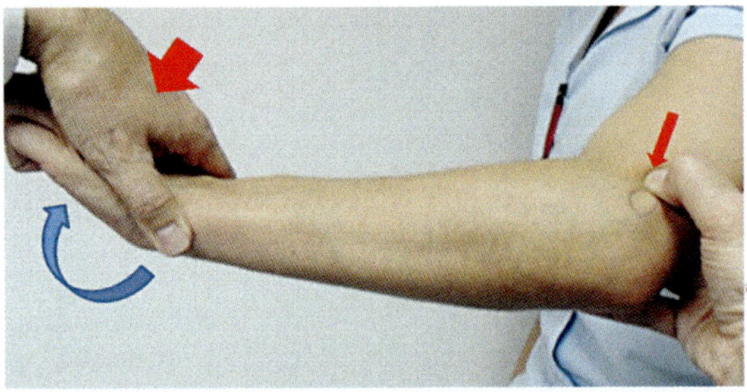

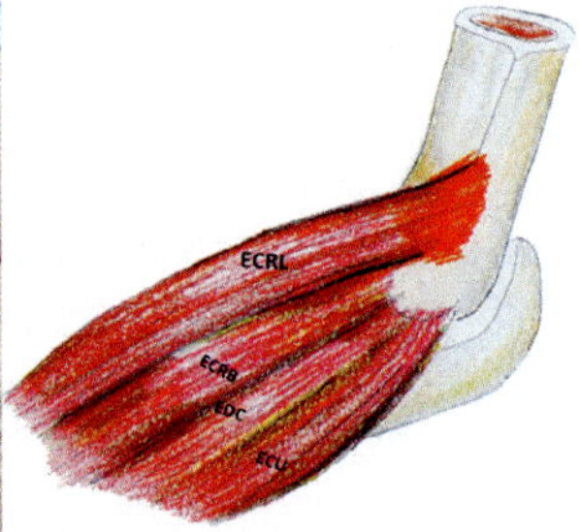

Figuras 5.17 y 5.18. Maniobra de extensión activa contra resistencia de la muñeca para evaluar una tendinitis insercional del extensor carpi radialis longus.

Miotendinitis proximal de EDC y/o ECRB

Mediante una maniobra de palpación transversa durante la extensión de la muñeca y de los dedos contra resistencia (figuras 5.19 y 5.20), podemos identificar una quinta entidad que se manifiesta por dolor difuso localizado en la masa muscular proximal, en la zona de transición miotendínea del grupo epicondíleo. La denominamos miotendinitis del extensor común de los dedos, la cual incluye al extensor digiti quinti proprius y al extensor carpi ulnaris.

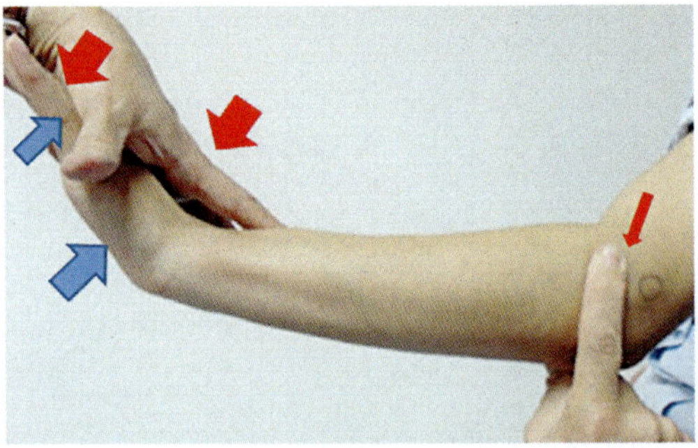

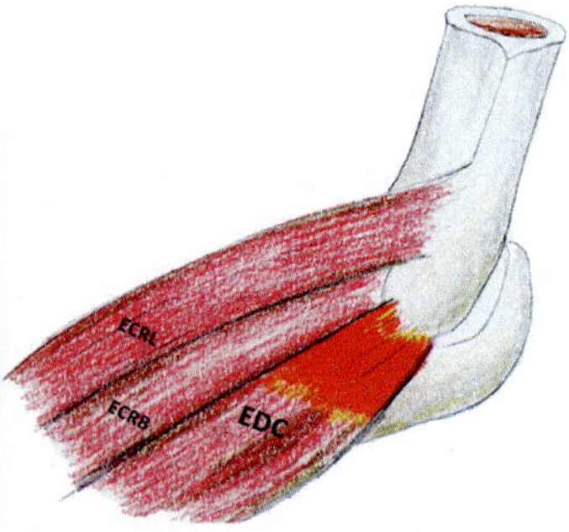

Figuras 5.19 y 5.20. Maniobra de extensión activa contra resistencia de la muñeca y de los dedos para evaluar una miotendinitis proximal del extensor digitorum communis y/o del extensor carpi radialis brevis.

Atrapamiento del nervio interóseo posterior

Aunque consideramos que el atrapamiento del nervio interóseo posterior conforma un cuadro clínico bien definido que lo independiza del síndrome doloroso lateral del codo que estamos describiendo, lo incluimos en este como una sexta entidad de la cual es indispensable hacer un diagnóstico diferencial para lo cual realizamos las siguientes maniobras ilustradas en las figuras 5.21, 5.22, 5.23, 5.24, 5.25, 5.26:

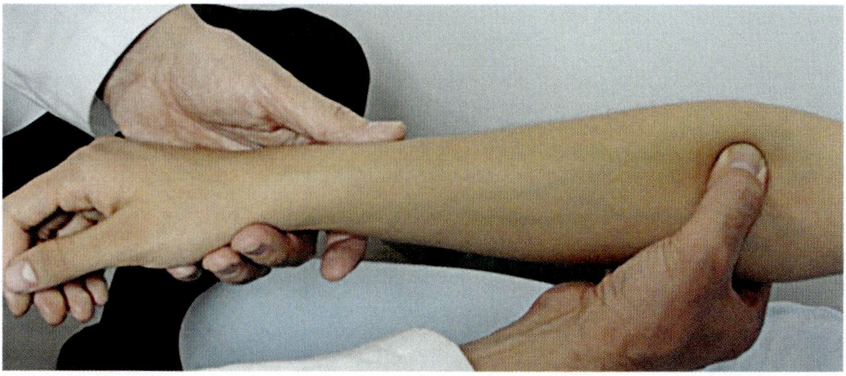

Figura 5.21. Palpación del nervio interóseo posterior en su trayecto.

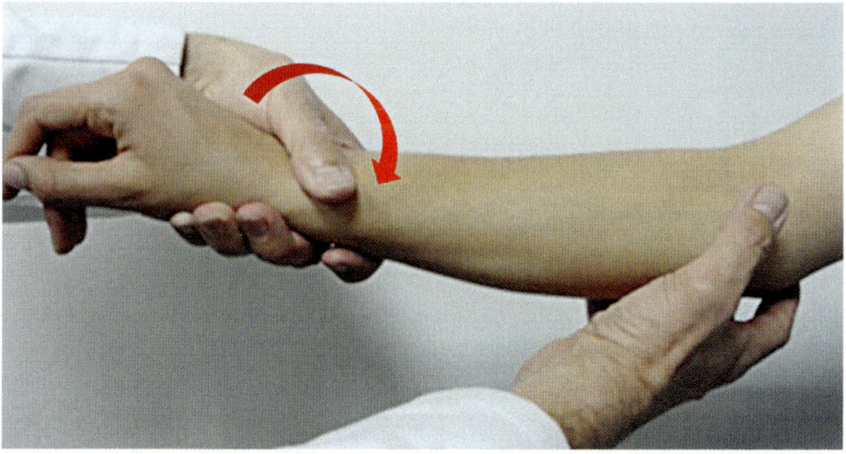

Figura 5.22. Pronación pasiva máxima.

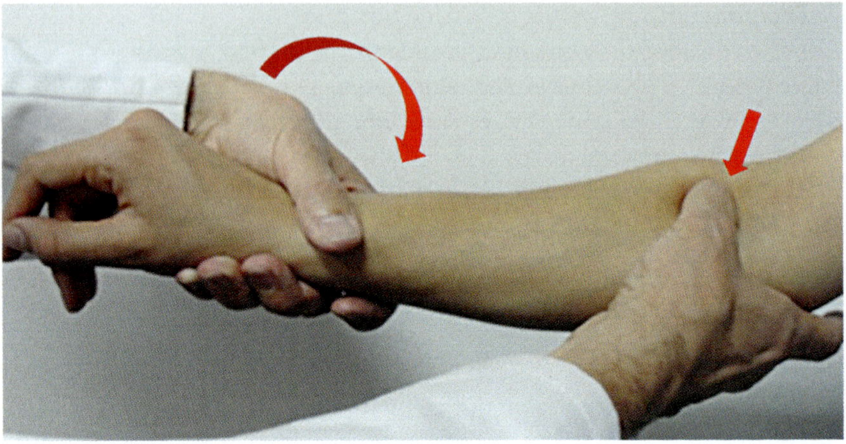

Figura 5.23. Pronación pasiva máxima agregando presión digital en la arcada de Frohse.

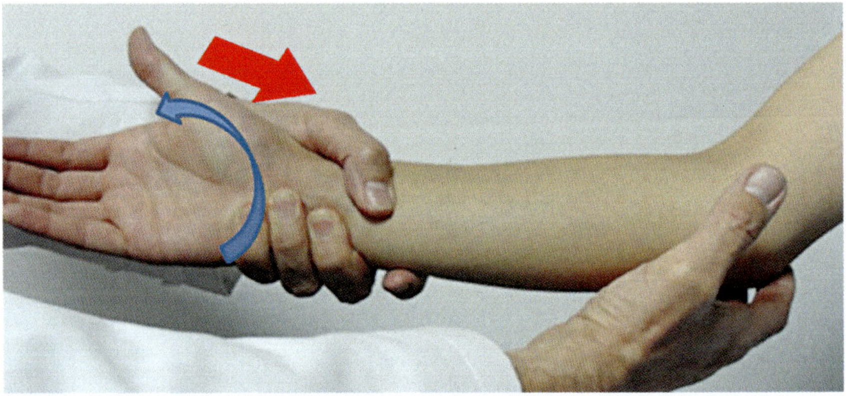

Figura 5.24. Supinación activa contra resistencia.

Tendinitis del borde lateral del tríceps

La podemos corroborar realizando la extensión del codo contra resistencia y aplicando presión digital en la zona (figura 5.27).

Tendinitis del ancóneo

De rara ocurrencia, se puede encontrar en su inserción en la parte posterior del epicóndilo y ponerse en evidencia mediante una maniobra de supinación activa contra resistencia con el codo extendido y la aplicación de presión digital en dicho punto (figura 5.28).

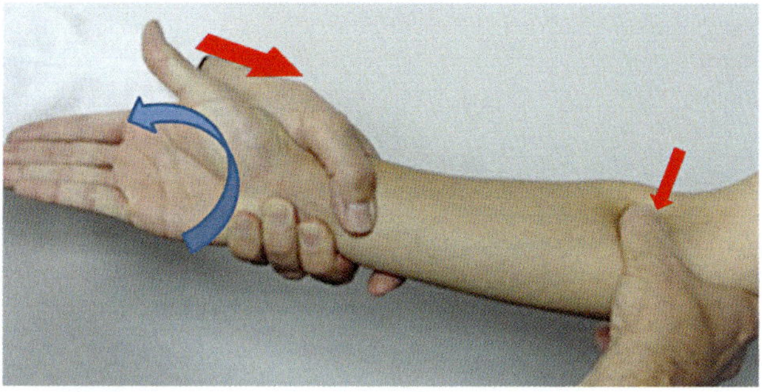

Figura 5.25. Supinación activa contra resistencia agregando presión digital en la arcada de Frohse.

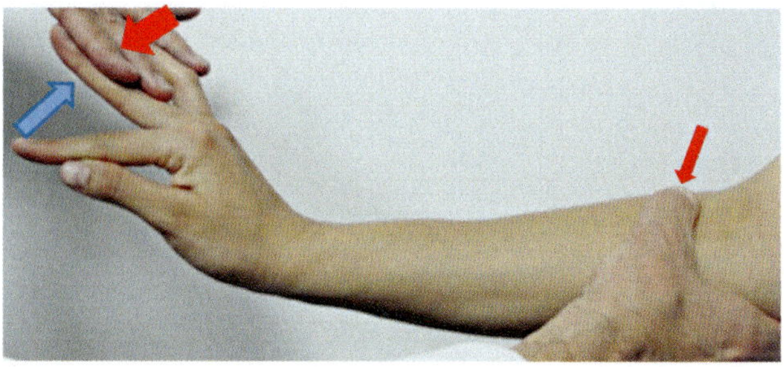

Figura 5.26. Extensión del 3° dedo contra resistencia y presión digital sobre el trayecto del nervio interóseo posterior.

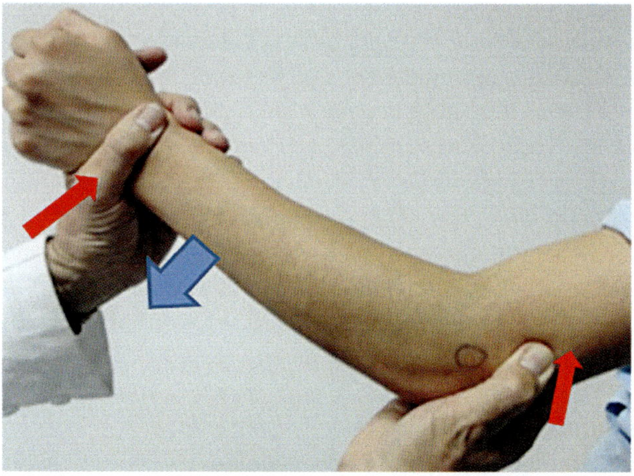

Figura 5.27. Palpación digital en el borde lateral del tríceps con el antebrazo en extensión contra resistencia.

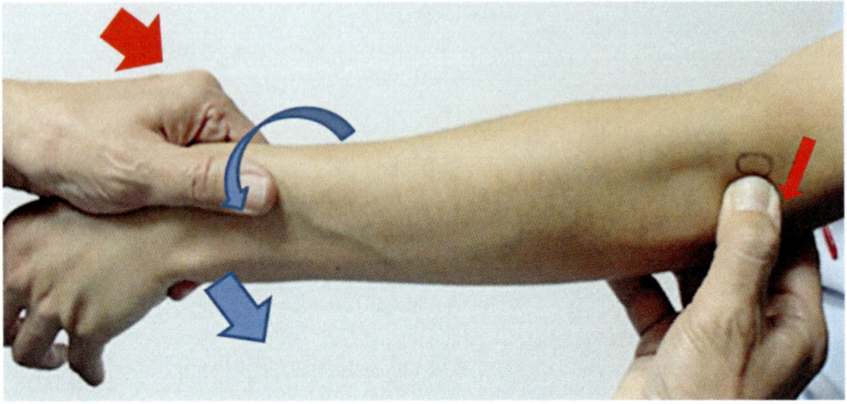

Figura 5.28. Maniobra de extensión del codo y supinación activas, contra resistencia, y aplicación de presión digital en el borde del ancóneo.

2.4. Tratamiento

2.4.1. Reseña histórica

El tratamiento de la entidad clínica tradicionalmente conocida como *epicondilitis* se basa en la actualidad en un cúmulo de antecedentes históricos de los cuales podemos hacer la breve reseña que presentamos a continuación en la tabla 3. En ella podemos observar cómo se han concebido múltiples formas de tratamiento médico y de técnicas quirúrgicas, todas ellas basadas en diferentes concepciones etiopatogénicas. Vale la pena resaltar cómo fueron apareciendo a lo largo de los años los recursos de tratamiento que hoy en día utilizamos: en cuanto al tratamiento conservador, en 1951 se utilizó el ultrasonido y en 1959 se introdujo la aplicación de infiltraciones con corticoides. En cuanto a los tratamientos quirúrgicos, entre los 23 procedimientos reseñados es pertinente resaltar las intervenciones descritas por Goldie en 1964 como *resección del tejido reaccional subtendinoso*, por Coonrad en 1972 como *resección de tejido afectado local*, por Boyd en 1973 como *resección parcial del ligamento anular y epicondilectomía*, y la descrita en 1979 por Nirschl como *resección del área de tendón afectado y epicondilectomía* (3). La recomendación de esta última fue ratificada en 1993 por Froimson (1).

2.4.2. Tratamiento conservador

Como lo mencionamos, los criterios para definir un cuadro agudo y uno crónico no son muy rigurosos, pero en nuestra experiencia ponemos el límite de lo agudo al tercer mes, el cuadro crónico lo definimos después de un año, y el segmento intermedio lo consideramos subagudo.

Tabla 3. Tratamiento de la epicondilitis. Reseña histórica.

1	1923	Gutig	Radioterapia
2	1928	Hohmann	Incisión transversa en el tendón conjunto
3	1936	Cyriax	Es un Síndrome. 26 posibles etiologías. Manipulaciones
4	1946	Tavernier	Denervación del epicóndilo
5	1951	Coste	Ultrasonido
6	1959	Kaplan	Denervación del epicóndilo
7	1959	Lamphier	Infiltración de corticoides
8	1965	Bosworth	Sección del tendón y resección parcial del ligamento anular
9	1961	Garden	Alargamiento distal del ECRB
10	1964	Goldie	Resección del tejido reaccional subtendinoso
11	1970	Gardner	Radioterapia
12	1972	Roles	Descompresión del túnel radial
13	1972	Coonrad	Resección de tejido afectado local
14	1973	Boyd	Resección parcial del ligamento anular y epicondilectomía
15	1974	Narakas	Resección del tendón ECRB y descompresión del radial
16	1977	Cantero	Alargamiento distal de ECRL y ECRB
17	1979	Talbot	Resección del "menisco" radio-humeral
18	1979	Nirschl	Resección del área de tendón afectado y epicondilectomía
19	1982	Baumgard	Sección percutánea del tendón conjunto (4, 5)
20	1983	Van der Beken	Plastia en Z del tendón conjunto
21	1993	Froimson	Resección del área de tendón afectado y epicondilectomía
22	1987	Karpmann	Ondas de choque (6, 7)
23	2003	Calandruccio	Parche hemático (8)

En las etapas aguda y subaguda indicamos el tratamiento médico, tradicionalmente llamado conservador, para lo cual disponemos de escasos recursos: antiinflamatorios no esteroideos por vía oral, terapia física, reposo, ejercicios de estiramiento e infiltraciones con sustancias antiinflamatorias de acción local. Estos recursos los aplicamos en forma discriminada, teniendo en consideración el diagnóstico etiológico y de localización.

Antiinflamatorios no esteroideos

Los aines los utilizamos por espacio de 20 a 30 días. Si hay un diagnóstico clínico diferente al sobreuso o al sobreesfuerzo, este tratamiento debe estar asociado al tratamiento específico de la enfermedad de base.

Terapia física

De la terapia física utilizamos diversas formas de calor, el frío, contrastes térmicos, la diatermia, moduladores del dolor, el ultrasonido y el masaje de fricción transversa.

Reposo

El reposo es una indicación clásica y lo concebimos de tres formas:

- Reposo total: se consigue mediante la inmovilización total y rígida con yesos o férulas, y las indicamos únicamente en etapas agudas con sintomatología muy severa.
- Reposo parcial por supresión de las fuerzas patógenas: se indica no realizar la actividad que desencadenó el problema. Esta medida es fácil de aplicar cuando se trata de una actividad deportiva de recreación, pero cuando se trata de una actividad laboral, se plantea un problema social complejo.
- Reposo por descarga funcional.

Han sido diseñados y comercializados diferentes modelos de soportes ortopédicos para el tratamiento de la epicondilitis. De acuerdo con los hallazgos de Walther et al. (9) en sus investigaciones sobre los efectos biomecánicos de los distintos tipos de aditamentos, utilizamos aquellos que contienen un cojinete que se coloca sobre la masa muscular, distalmente al epicóndilo (figura 5.29). De acuerdo con el diagnóstico de localización, el cojinete deberá aplicarse principalmente sobre el músculo cuyo tendón haya sido definido como el problema. La presión suave en esta área produce una deformación de la masa muscular que dispersa las fuerzas axiales y alivia de cargas al epicóndilo (figura 5.30). Recomendamos el uso de este soporte en forma permanente durante el día sin retirarlo durante la realización de actividades deportivas o laborales. Consideramos que no es necesario durante la noche.

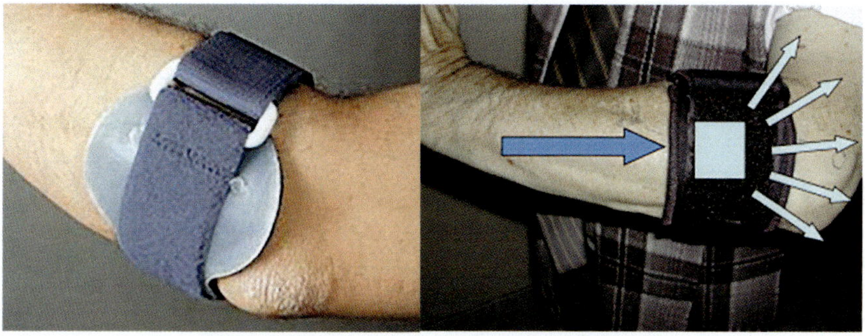

Figuras 5.29 y 5.30. Aditamento que contiene un cojinete que produce una discreta presión sobre la masa muscular con la consiguiente dispersión de la fuerza axial y descarga funcional sobre el epicóndilo.

Ejercicios de estiramiento

Los ejercicios de estiramiento deben dirigirse en forma discriminada y específica a un músculo o a un grupo muscular según los hallazgos del diagnóstico de localización: para la tendinitis insercional del ECRB y para la epicondilitis propiamente dicha, se recomienda el ejercicio ilustrado en la figura 5.31, el cual se indica también para la tendinitis insercional del ECRL asegurándose de mantener el codo en extensión. Para la tendinitis insercional del EDC y para la miotendinitis proximal de EDC y/o ECRB se indica el ejercicio ilustrado en la figura 5.32. Para la tendinitis del borde lateral del tríceps, el de la figura 5.33. Los ejercicios recomendados para el tratamiento del atrapamiento del nervio interóseo posterior ya fueron comentados en capítulo anterior.

Infiltraciones

Los criterios para indicar y aplicar una infiltración local se pueden puntualizar en estos cuatro aspectos: cuándo, dónde, cuánto y cómo.

En la etapa aguda iniciamos el tratamiento médico con las medidas ya mencionadas y reservamos la infiltración para el momento en que pensamos que dicho tratamiento no está dando el resultado esperado, lo cual puede ocurrir antes del tercer mes. En la etapa subaguda consideramos que la infiltración con corticoides está bien indicada. En la etapa crónica, después de diez o de doce meses, indicamos el tratamiento quirúrgico pero las circunstancias pueden ser favorables para otras infiltraciones, aunque con pobre pronóstico de éxito.

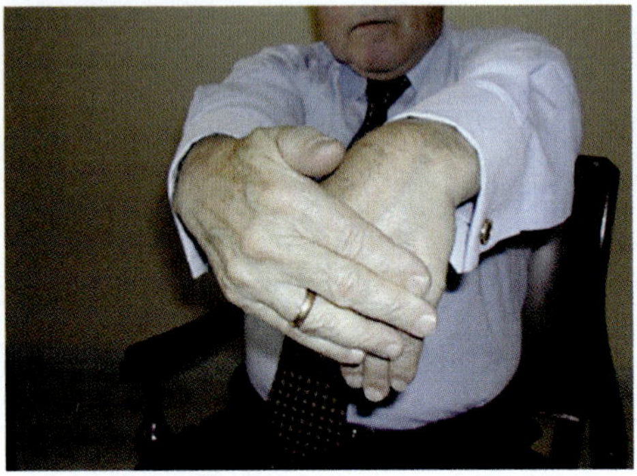

Figura 5.31. Estiramiento del extensor carpi radialis brevis.

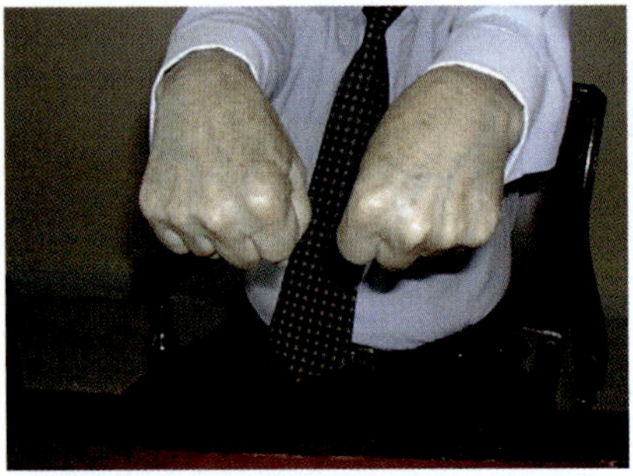

Figura 5.32. Estiramiento del extensor digitorum communis.

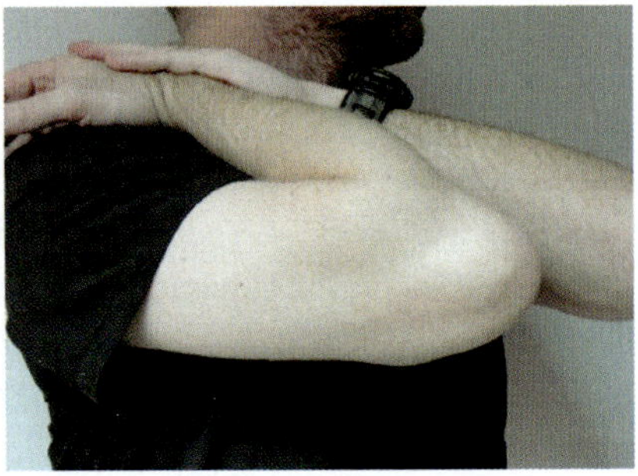

Figura 5.33. Estiramiento del tríceps.

El punto de aplicación de la infiltración debe ser el que corresponde al diagnóstico de localización. Así, para la tendinitis insercional del ECRL se hará a lo largo de la cresta supracondílea del húmero; para la tendinitis insercional del ECRB, en el área de inserción en el epicóndilo y en un segmento corto en sentido distal, así como para la tendinitis insercional del EDC; para la miotendinitis proximal del EDC y del ECRB, se realizará en el área afectada. Para la tendinitis del borde lateral del tríceps a lo largo de dicho borde, así como para la tendinitis del ancóneo. No colocamos infiltraciones para cuadros de atrapamiento del nervio interóseo posterior.

Para la epicondilitis propiamente dicha realizamos punciones múltiples en toda el área del epicóndilo, al menos en número de diez, llegando con la aguja hasta el periostio; consideramos que con cada avance de la aguja seccionamos fibras tendinosas, siendo este uno de los objetivos. Como este procedimiento es doloroso, recomendamos hacer las punciones en forma sucesiva siguiendo una línea en espiral y comenzando por el punto más dorsal y proximal del epicóndilo (figura 5.34).

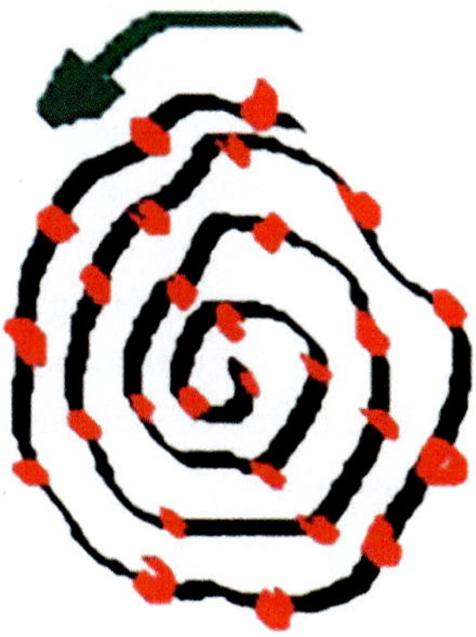

Figura 5.34. Punciones sucesivas en espiral para aplicar una infiltración en casos de epicondilitis propiamente dicha.

La cantidad de líquido que podemos colocar en cada sitio es muy limitada. Por esta razón, nuestra recomendación es diluir lo menos posible con anestésico, y preparar una mezcla de 1 ml de corticoide utilizando de preferencia el acetato de triamcinolona en solución de 10 mg/ml, con 0,5 ml de lidocaína al 1 % sin epinefrina, aunque se pueden emplear otros tipos de corticoide como la dexametasona (dexametasona acetato 8 mg + dexametasona fosfato 2 mg / 1 ml). Utilizamos una jeringa de 3 ml con una aguja de calibre 22.

En cuanto a la aplicación de infiltraciones repetitivas, consideramos que si no se obtiene un buen resultado con una o dos, es muy probable que tampoco se logre con otras adicionales, y si simultáneamente se están ejecutando las otras medidas de tratamiento mencionadas, pensamos que habría indicación de tratamiento quirúrgico.

2.4.3. Tratamiento quirúrgico

Si el problema tiene un tiempo de evolución mayor de un año y no ha respondido a tratamientos médicos, no nos cabe duda de que la indicación es el tratamiento quirúrgico. Si estamos en la etapa intermedia, el objetivo primario es el de agotar los recursos de tratamiento médico después de lo cual, y teniendo en cuenta las circunstancias particulares del paciente, también se indicará el tratamiento quirúrgico. No tenemos en cuenta la hipótesis de que el cuadro corresponde a una enfermedad autolimitante cuya duración es de un año (10), y que antes de transcurrido ese tiempo no se debe intervenir quirúrgicamente. Froimson indica el tratamiento quirúrgico cuando ha fallado el tratamiento médico y lo supedita a las necesidades del paciente (1), concepto que consideramos debe integrarse al contexto evaluativo para tomar una decisión. Estamos de acuerdo con Nirschl (4) al considerar el dolor la principal indicación para tratamiento quirúrgico, en especial si representa una limitación funcional o laboral. Modificar las actividades durante periodos prolongados es una medida difícil de aplicar dadas sus implicaciones en la vida laboral y personal del paciente.

De los diversos tipos de procedimientos quirúrgicos mencionados en la reseña histórica presentada en la tabla 1, hemos tomado algunas recomendaciones de Nirschl (1979) (4) y de Froimson (1993) (1), y realizamos el procedimiento de la siguiente forma:

Mediante una incisión curvilínea de 2,5 cm, que se inicia 1 cm por encima del epicóndilo (figura 5.35), exponemos e identificamos los límites del mismo (figura 5.36). Exponemos, identificamos y analizamos el aspecto del tendón conjunto y del ECRB (figura 5.37) en búsqueda de alteraciones en su aspecto que puedan corresponder a la descripción de Nirschl (1979) (4): "pérdida del aspecto nacarado, grisáceo, edematoso, friable, con rupturas. Tamaño frecuente: 2 x 1 cm. Exostosis del epicóndilo 20 %. Histología: degeneración angiofibroblástica". Realizamos el "test del raspado" descrito por el mismo autor, buscando el "desprendimiento fácil al raspar con el bisturí". Es pertinente comentar que en nuestra experiencia, identificar el área patológica en los términos descritos no ha sido siempre algo evidente, pero lo consideramos un paso clave del procedimiento.

Procedemos entonces a realizar una incisión longitudinal y mediana en el epicóndilo y a levantar el periostio en forma de dos colgajos hacia los lados para exponer el epicóndilo en toda su área. En algunos casos hemos encontrado una exostosis (figura 5.38). Prolongamos la incisión en sentido distal a lado y lado del área considerada como patológica (figura 5.39) y la extirpamos en forma de una cuña que incluya todo el tejido sugestivo de anormalidad (figura 5.40). Preferimos esta resección radical.

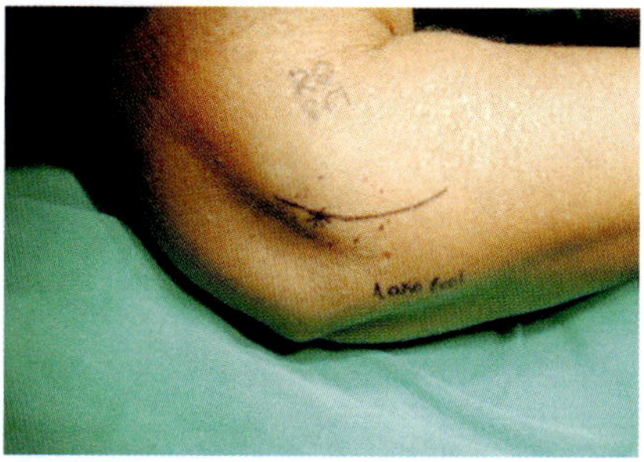

Figura 5.35. Incisión curvilínea centrada en el epicóndilo.

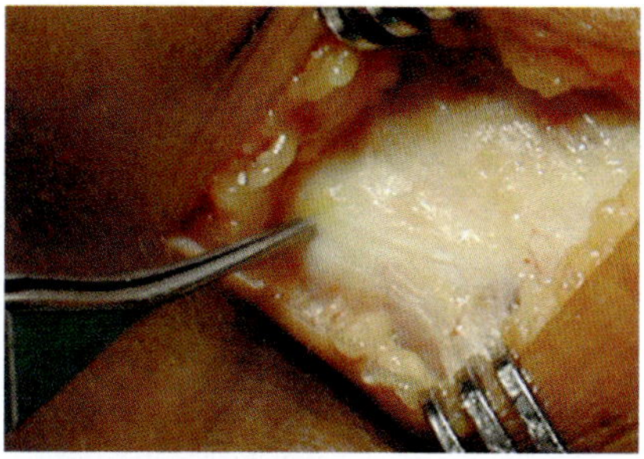

Figura 5.36. Exposición del epicóndilo en todo su contorno y del grupo muscular epicondíleo.

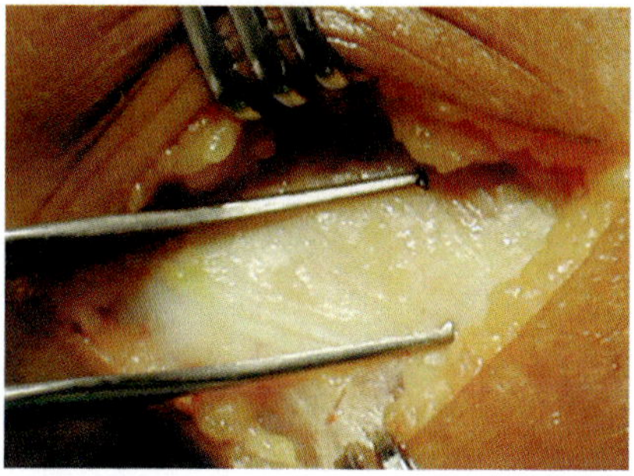

Figura 5.37. Inspección del tendón conjunto del grupo epicondíleo y análisis de su aspecto.

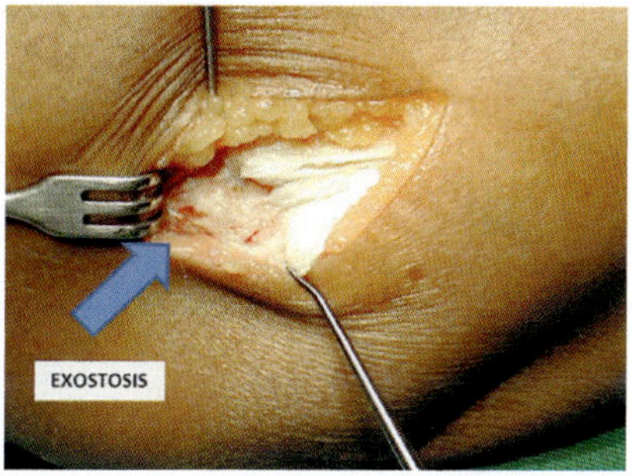

Figura 5.38. Exposición subperióstica del epicóndilo y hallazgo de exostosis.

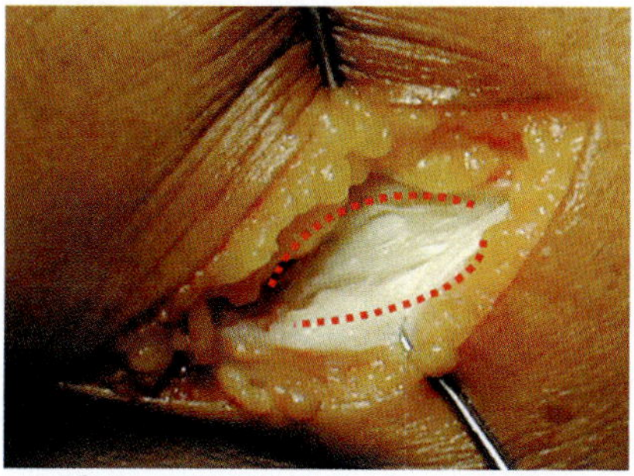

Figura 5.39. Incisión en cuña delimitando el área de aspecto anormal.

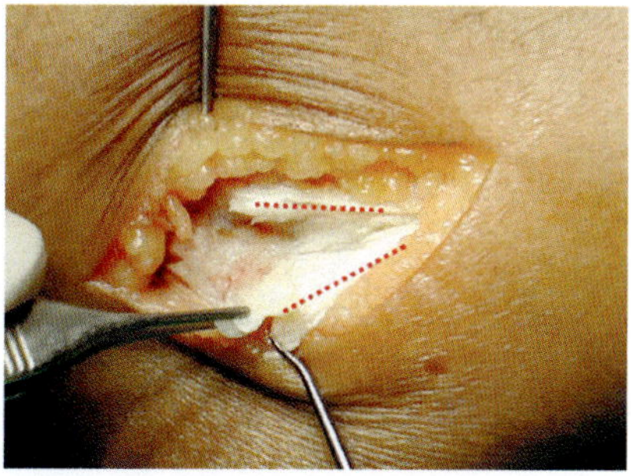

Figura 5.40. Resección en cuña de todo el tejido sugestivo de patología.

Extirpamos totalmente el epicóndilo (figuras 5.41 y 5.42), hacemos hemostasia y suturamos el tendón conjunto (figura 5.43).

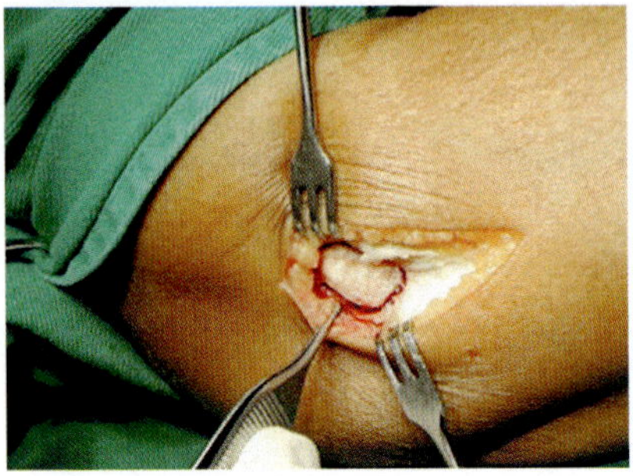

Figura 5.41. Epicondilectomía. Delimitación del área.

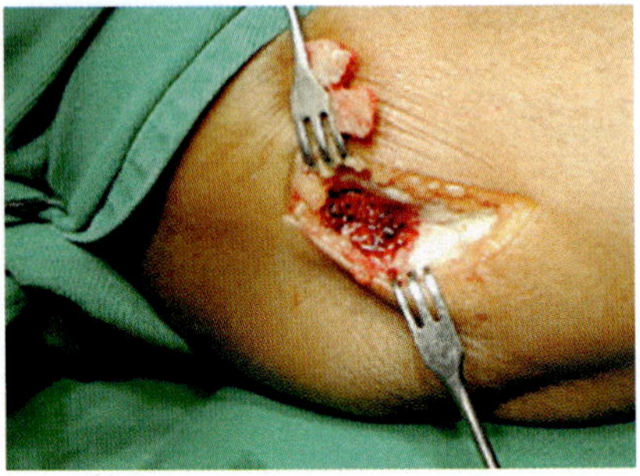

Figura 5.42. Resección del epicóndilo.

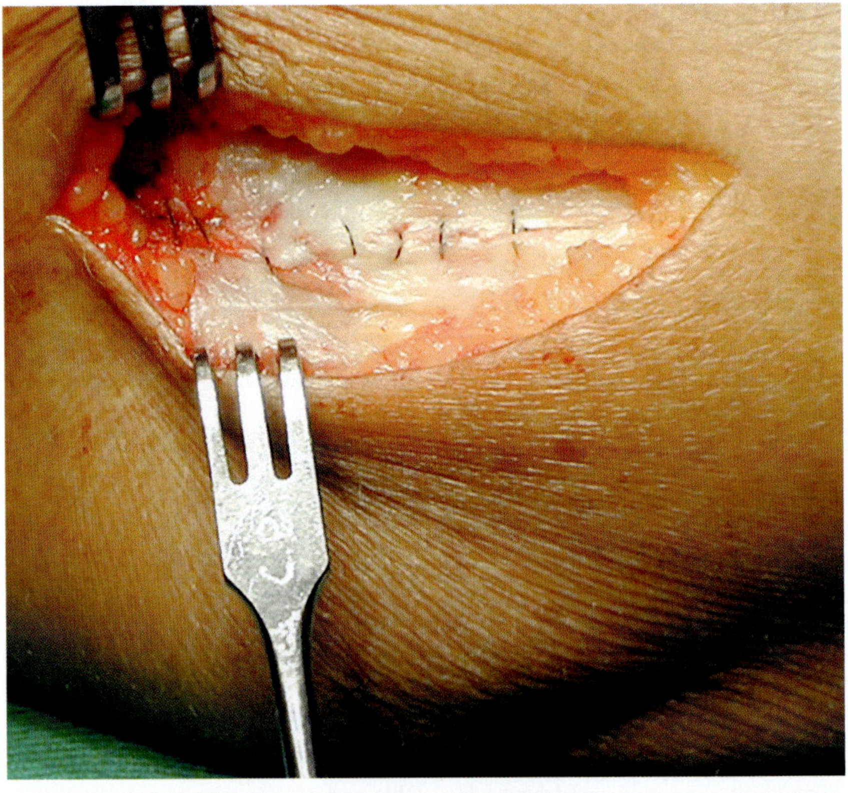

Figura 5.43. Tenorrafia del tendón conjunto y cierre del periostio.

Realizamos el cierre de la piel con sutura reabsorbible subdérmica e inmovilizamos con una pinza de azúcar durante 15 días.

3. SÍNDROME DOLOROSO MEDIAL DEL CODO

3.1. Entidades clínicas que lo conforman

Basados en una experiencia similar a la ya planteada sobre el cuadro de dolor en la cara externa del codo hemos adoptado la expresión síndrome doloroso medial del codo para referirnos al mismo cuadro de dolor en la cara interna, teniendo en cuenta que hemos encontrado aspectos clínicos similares a los de la cara lateral. Bajo esta perspectiva, consideramos que el síndrome doloroso lateral del codo y el síndrome doloroso medial del codo son dos cuadros clínicos homólogos.

En el síndrome doloroso medial del codo hemos definido ocho entidades clínicas, las cuales describiremos en forma resumida:

3.1.1. Epicondilitis medial propiamente dicha

Dolor puntual en toda el área del epicóndilo medial. Se pone en evidencia mediante una maniobra de flexión simultánea de la muñeca y de los dedos contra resistencia y aplicando presión digital sobre el epicóndilo.

3.1.2. Tendinitis insercional del pronator teres

Dolor en el reborde anterior del epicóndilo que se pone en evidencia mediante una maniobra de pronación contra resistencia y presión digital en dicho reborde.

3.1.3. Tendinitis insercional del flexor carpi radialis

Dolor en el reborde anterior del epicóndilo que se pone en evidencia mediante una maniobra de flexión de la muñeca y presión digital en dicho reborde.

3.1.4. Tendinitis insercional del flexor digitorum superficialis

Dolor en el reborde distal del epicóndilo que se pone en evidencia mediante una maniobra de flexión de los dedos contra resistencia y presión digital en dicho reborde.

3.1.5. Tendinitis insercional del flexor carpi ulnaris

Dolor en el reborde posterior del epicóndilo que se pone en evidencia mediante una maniobra de flexión de la muñeca y presión digital en dicho reborde.

3.1.6. Miotendinitis proximal de PT y/o FCR y/o FDS

Dolor en la zona de transición miotendínea que se pone en evidencia tensionando el músculo afectado y agregando presión digital en dicho zona.

3.1.7. Atrapamiento del nervio mediano en el pronator teres

Asociado a un cuadro de tendinitis insercional del Pronator Teres se puede encontrar un cuadro de dolor a todo lo largo del músculo e identificar un dolor puntual en la arcada del pronador, configurándose un síndrome del pronador redondo que se puede verificar mediante las maniobras descritas en el capítulo correspondiente en este texto. Si coexisten las dos entidades, se tratarán simultáneamente.

3.1.8. Atrapamiento del nervio cubital en el canal cubital

Asociado a los cuadros de epicondilitis medial propiamente dicha o de tendinitis insercional del flexor carpi ulnaris, puede coexistir un atrapamiento del nervio cubital en el canal cubital. Como en el caso anterior, si coexisten las dos entidades, se tratarán simultáneamente.

3.2. Tratamiento conservador

Antes de indicar un tratamiento nos aseguramos de completar un proceso de evaluación meticuloso del síndrome doloroso medial del codo, de la misma forma como fue planteado en la tabla 2 para el síndrome doloroso lateral, considerando los siguientes aspectos diagnósticos: diagnóstico sindromático, de cronicidad, etiológico y de localización.

Los recursos para tratamiento conservador son pocos y los indicamos en las etapas aguda y subaguda de la misma manera como lo analizamos para el síndrome lateral: antiinflamatorios no esteroideos por vía oral, terapia física, reposo —incluido el uso de un soporte con cojinete dispersor (figura 5.44) —, ejercicios de estiramiento e infiltraciones con sustancias antiinflamatorias de acción local. Con respecto a las infiltraciones debemos agregar que en este caso deben ser aplicadas con sumo cuidado para no lesionar el nervio cubital, y en no más de dos ocasiones. Los ejercicios de estiramiento deberán ser indicados específicamente para el músculo afectado de acuerdo con el diagnóstico de localización, aunque el ejemplificado en la figura 5.45 produce simultáneamente el estiramiento del pronator teres, del flexor carpi radialis, del flexor digitorum communis y del flexor carpi ulnaris.

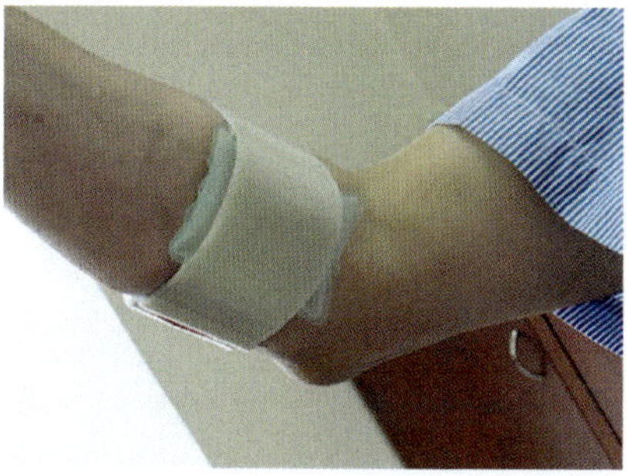

Figura 5.44. Soporte con cojinete dispersor.

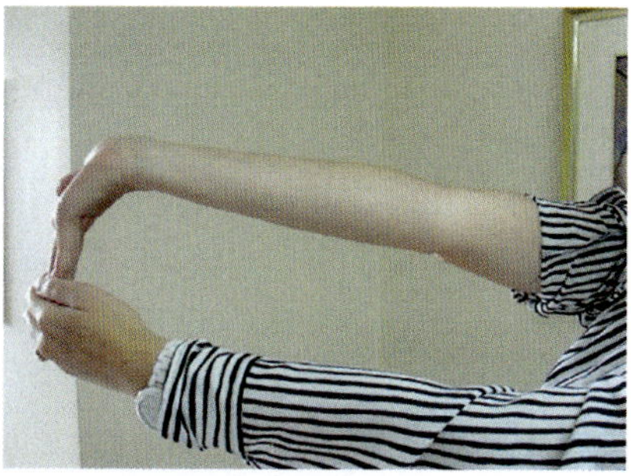

Figura 5.45. Ejercicio para estiramiento de los músculos epitrocleares.

3.3. Tratamiento quirúrgico

Una vez agotados los recursos de tratamiento médico como en el caso ilustrado en la figura 5.46, que completó dos años de tratamiento incluyendo dos sesiones de ondas de choque, indicamos el tratamiento quirúrgico y seguimos algunos lineamientos de Nirschl (4) y otros de Froimson (1). Mediante una incisión curvilínea exponemos el epicóndilo medial y el tendón conjunto, el cual analizamos cuidadosamente para definir el área que presente cambios anatómicos (figura 5.47). Realizamos una incisión mediana en el epicóndilo y elevamos el periostio hacia ambos lados hasta la base, resecamos en forma de cuña el área definida como anormal en el tendón —para Nirschl, el área más afectada se encuentra en el intervalo entre el PT y el FCR (4)—, y resecamos el epicóndilo en su totalidad (11) (figura 5.48) teniendo estricto cuidado para no lesionar el nervio cubital. A continuación hacemos la tenorrafia correspondiente en el área extirpada, la sutura del periostio y colocamos una inmovilización en pinza de azúcar en posición neutra durante dos semanas.

En los casos en que clínicamente haya dolor a la palpación en el canal epitrócleo-olecraneano agregamos al procedimiento descrito la liberación del nervio cubital desde un punto situado dos centímetros proximalmente al epicóndilo hasta la arcada de Osborne (figura 5.49), teniendo el cuidado de conservar la integridad de todos los tejidos epineurales posteriores para no alterar el anclaje del nervio en su trayecto original ni su vascularización. No realizamos ningún tipo de anteriorización del nervio cubital (12).

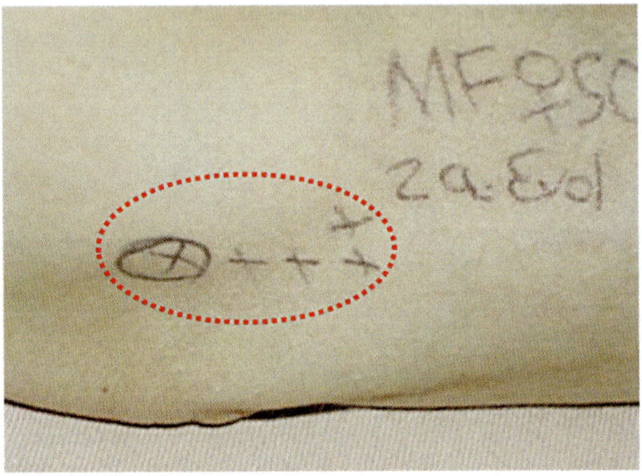

Figura 5.46. Epicondilitis medial crónica, severa, con irradiación zonal.

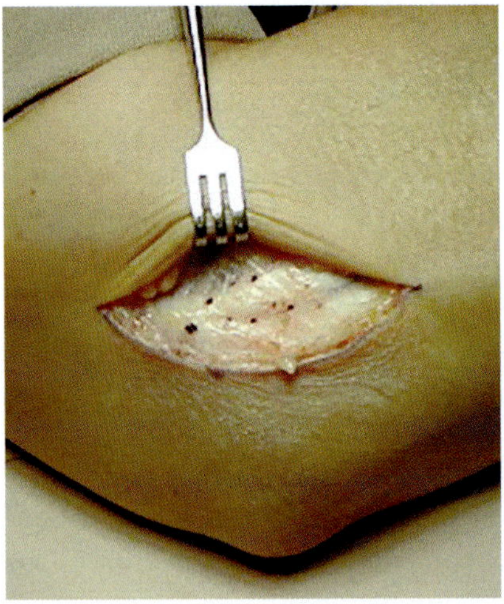

Figura 5.47. Análisis del aspecto del tendón conjunto e identificación del área patológica.

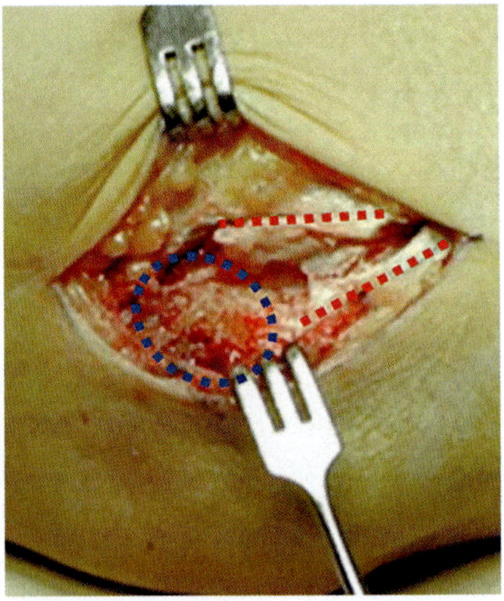

Figura 5.48. Resección en cuña de la parte tendinosa de aspecto anormal y resección de la epitróclea.

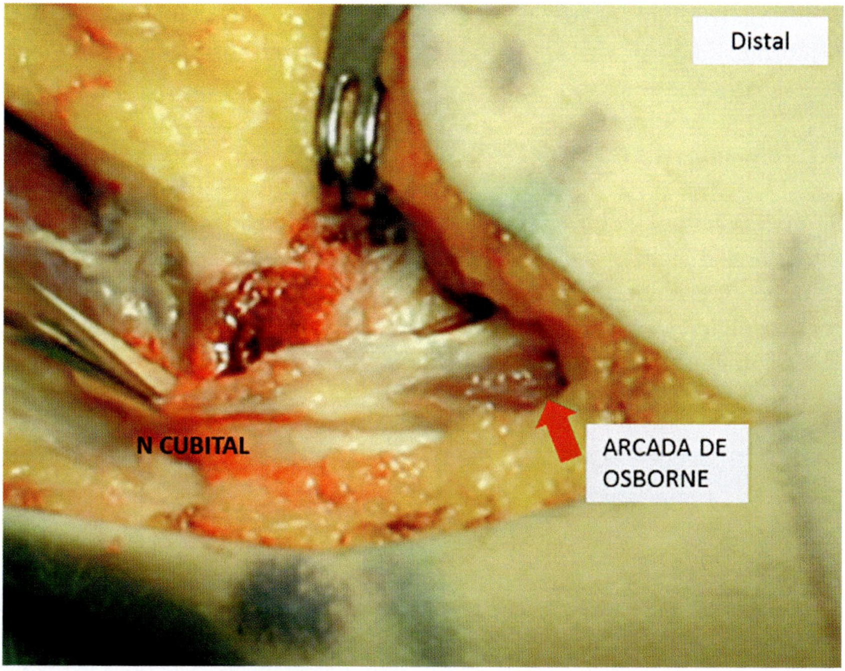

Figura 5.49. Epicondilectomía medial asociada a la liberación del nervio cubital en el canal epitrócleo-olecraneano hasta la arcada de Osborne.

Si clínicamente se ha definido la asociación de un síndrome del canal cubital, al procedimiento descrito le agregamos la liberación del nervio cubital en todo el canal, desde la arcada de Struthers hasta la arcada de Osborne.

4. TENDINITIS DEL FLEXOR CARPI ULNARIS

El flexor carpi ulnaris (FCU) es el único tendón alrededor de la muñeca que incluye un hueso considerado un sesamoideo, como lo es el pisiforme, y que actúa como un punto de reflexión para el tendón antes de su inserción final en la base del quinto y del cuarto metacarpianos (3, 5), aplicando parte de las fuerzas axiales generadas por la contracción del músculo sobre la articulación piso-piramidal.

Un motivo de consulta frecuente es el dolor en la cara anterior del pisiforme, y debemos hacer un diagnóstico diferencial entre las entidades que se reseñan a continuación.

4.1. Tenosinovitis distal del FCU

Se manifiesta por dolor en el extremo distal del flexor carpi ulnaris que se intensifica al realizar acciones de fuerza (figura 5.50). De rara ocurrencia, se pone en evidencia cuando se provoca dolor mediante una maniobra de presión digital en el extremo tendinoso proximal al pisiforme, manteniendo el tendón tensionado mediante la flexión y desviación cubital de la muñeca contra resistencia (figura 5.51).

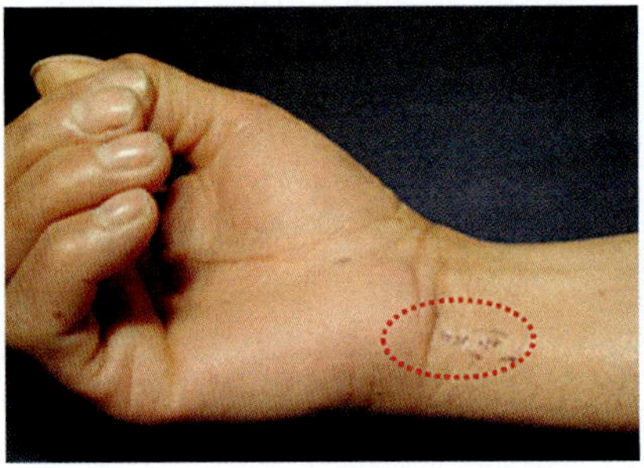

Figura 5.50. Dolor referido al extremo distal del flexor carpi ulnaris.

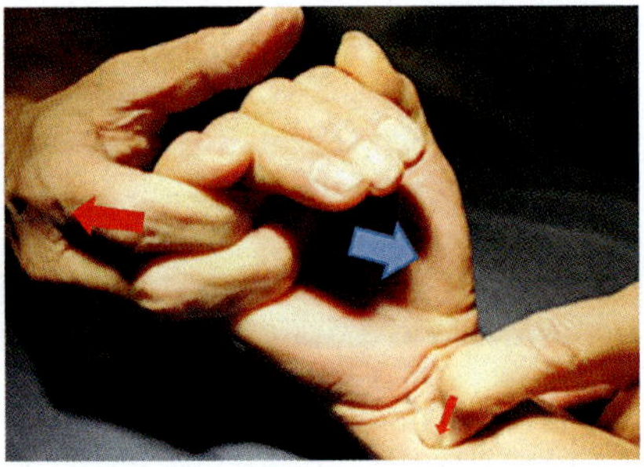

Figura 5.51. Maniobra de provocación que pone en evidencia la tenosinovitis distal del flexor carpi ulnaris: flexión de la muñeca en desviación cubital, contra resistencia y presión digital sobre el FCU.

4.2. Tendinitis insercional del FCU en el pisiforme

El dolor es referido exactamente sobre la cara anterior del pisiforme (figura 5.52) y se puede poner en evidencia mediante la maniobra de tensionar el tendón —flexión contra resistencia y en desviación cubital— aplicando presión digital. Es de anotar que el examinador puede verificar que el dolor se localiza en la superficie anterior del pisiforme. Es de suma importancia examinar cuidadosamente la articulación piso-piramidal para descartarla como punto de origen de la sintomatología. Si ha fracasado el tratamiento conservador con antiinflamatorios por vía oral, medidas fisioterapéuticas y de ergonomía y una infiltración local de corticoide, se puede optar por el tratamiento quirúrgico.

En cirugía realizamos una *hemiresección palmar del pisiforme*: mediante una incisión en líneas quebradas exponemos la cara anterior del FCU y del pisiforme, hacemos una incisión longitudinal a lo largo de los mismos, rechazamos en bloque la parte tendinosa unida al periostio hasta la mitad de la altura del pisiforme y resecamos su mitad anterior (figura 5.53). Terminamos el procedimiento suturando nuevamente los bordes del periostio y del tendón.

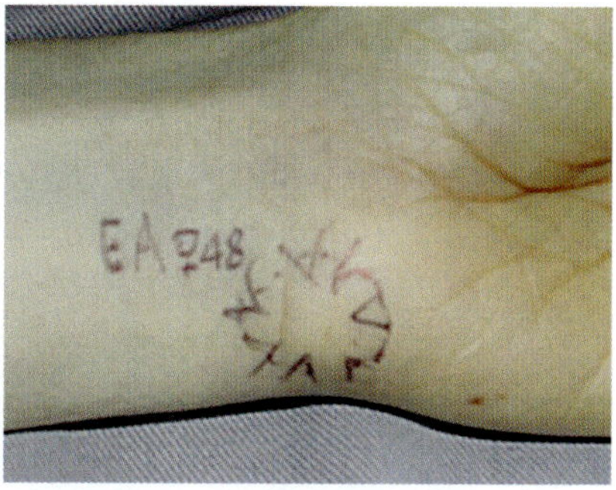

Figura 5.52. Área de referencia del dolor, localizado sobre la cara anterior del pisiforme.

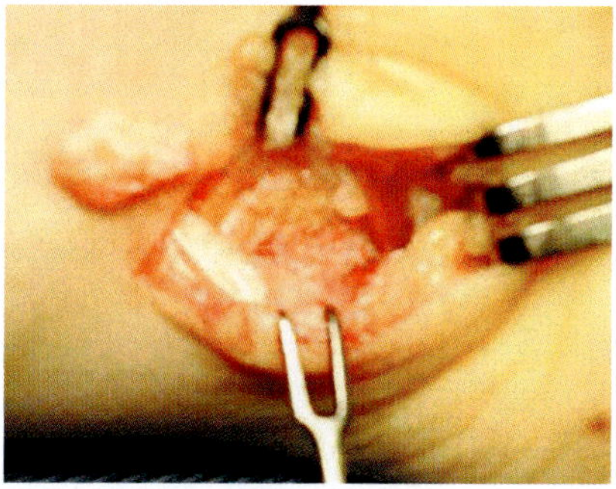

Figura 5.53. Hemiresección palmar del pisiforme.

4.3. Sinovitis y/o artritis piso-piramidal

Es pertinente mencionar aquí este cuadro clínico a pesar de no ser una tendinopatía, dada su importancia en cuanto al diagnóstico diferencial con la tendinitis insercional del FCU en el pisiforme. Como lo anunciamos en el ítem anterior, es determinante examinar la articulación piso-piramidal para descartarla como punto de origen de la sintomatología. En este caso, el dolor se puede identificar en la interlínea piso-piramidal e intensificarse mediante movimientos de lateralidad del pisiforme que el examinador realiza tomándolo con sus dedos, y también colocando la muñeca en extensión máxima y flejando contra resistencia para cerrar el espacio articular piso-piramidal y presionar una contra otra las carillas. Si estas maniobras son positivas pueden confirmar el diagnóstico de sinovitis y/o artritis piso-piramidal, sobre lo cual se orientará el tratamiento.

Inicialmente se pueden instaurar los recursos de tratamiento conservador ya comentados, se puede inmovilizar la articulación con un soporte ortopédico y aplicar una infiltración intraarticular. Si no se obtiene mejoría se puede indicar como tratamiento la resección quirúrgica del pisiforme, para lo cual realizamos una incisión en líneas quebradas, exponemos el FCU y el pisiforme, y hacemos una incisión longitudinal sobre los mismos como en el caso anterior; desperiostizamos el pisiforme en todo su contorno (figura 5.54) y lo resecamos en su totalidad (figura 5.55). Realizamos la tenorrafia del FCU e inmovilizamos la muñeca durante dos semanas. La recuperación suele ser rápida y total (figura 5.56).

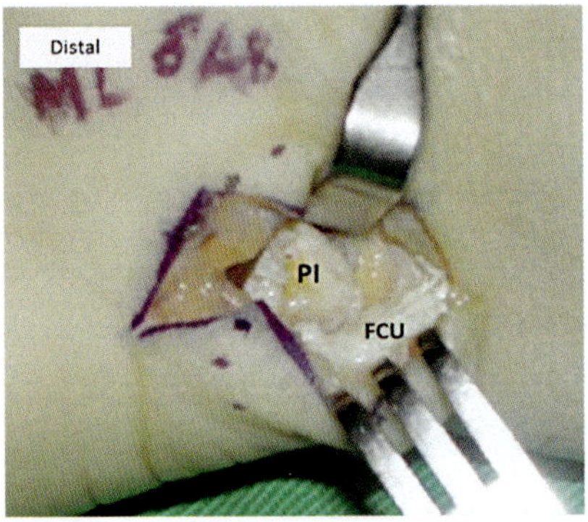

Figura 5.54. Desperiostización y exposición del pisiforme por vía transtendínea (FCU).

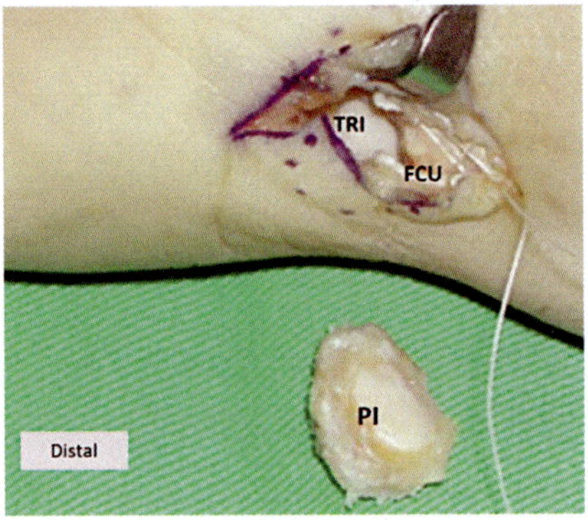

Figura 5.55. Resección del pisiforme.

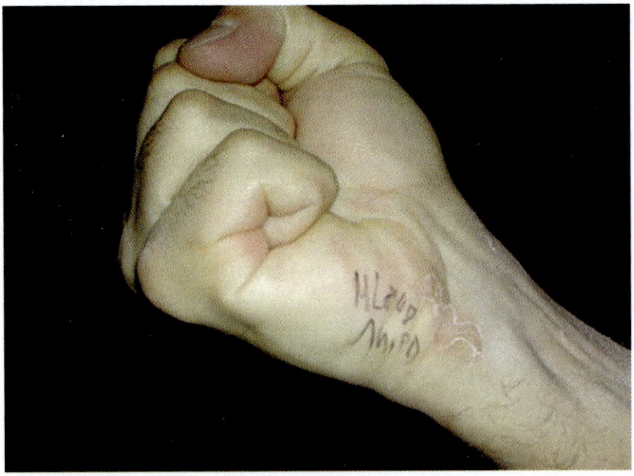

Figura 5.56. Recuperación de la función.

5. TENDINOPATÍAS INTRÍNSECAS EN LA MANO

Presentamos a continuación una serie de cuadros clínicos observados durante la consulta y que han llamado nuestra atención como entidades poco conocidas pero que cada vez se ven con más frecuencia. Comentaremos aspectos clínicos, de examen físico, de tratamiento y algunas consideraciones fisiopatológicas sobre los cinco grupos siguientes:

5.1. Músculos interóseos

5.1.1. Primer interóseo dorsal

Hemos observado cuadros de dolor e inflamación en varios puntos del primer interóseo dorsal, tanto en el segundo rayo como en el primero, a saber:

Inserción distal en la base de la falange proximal del dedo índice.

Se presenta como un dolor puntual en el extremo distal del tendón del primer interóseo dorsal hasta su punto de inserción en la base de la falange proximal del segundo dedo, (figura 5.57) que se intensifica con la maniobra de abducción del dedo índice contra resistencia (figura 5.58) o con la de la realización de la pinza de lateralidad también contra resistencia, en la cual se suman la acción de abducción y la de flexión de la falange proximal (figura 5.59).

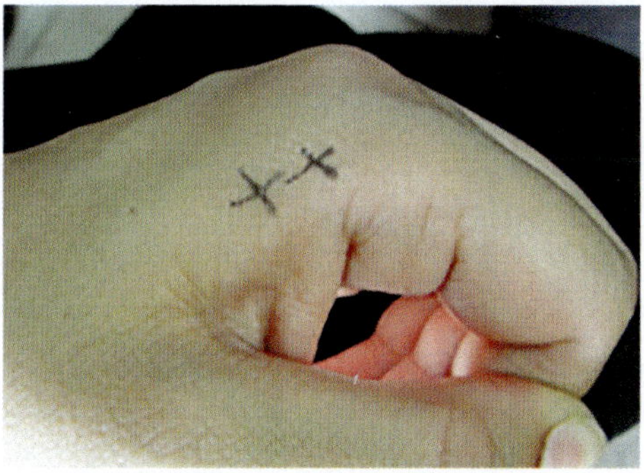

Figura 5.57. Dolor localizado en el área de inserción distal del primer interóseo dorsal en la base de la falange proximal del índice.

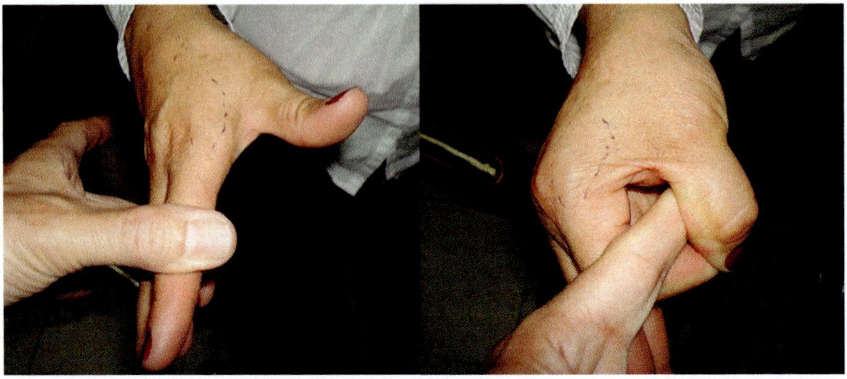

Figuras 5.58 y 5.59. Maniobras para evaluación clínica: abducción del dedo índice contra resistencia y flexión de la falange proximal del índice durante el agarre de pinza.

Inserción proximal en el segundo metacarpiano.

Se manifiesta por dolor a lo largo de la cara dorso-lateral del segundo metacarpiano (figura 5.60), y se pone en evidencia aplicando presión digital durante la ejecución de la pinza de lateralidad contra resistencia (figura 5.61).

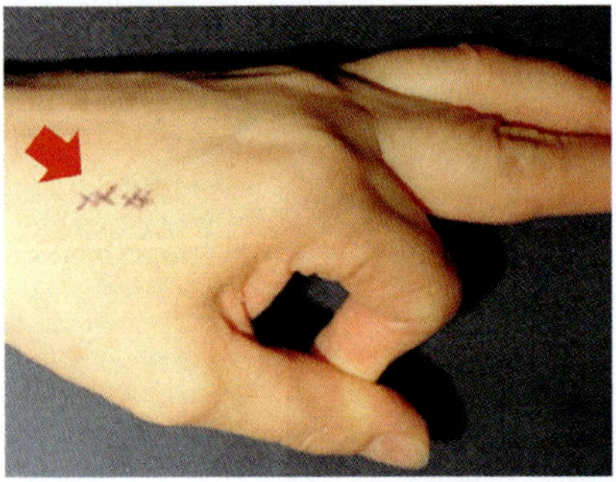

Figura 5.60. Tendinitis insercional proximal del primer interóseo dorsal en el segundo metacarpiano. Área de dolor.

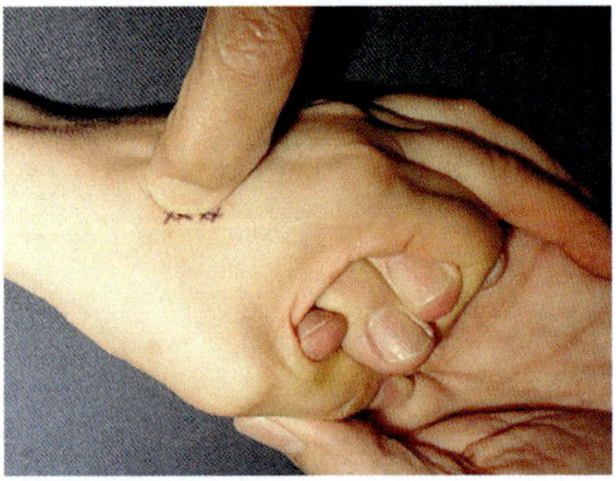

Figura 5.61. Valoración clínica mediante la aplicación de presión digital durante la ejecución de la pinza de lateralidad contra resistencia.

Inserción proximal en el primer metacarpiano.

Como en el caso anterior, se manifiesta por dolor a lo largo de la cara dorso-medial del primer metacarpiano (figura 5.62), y también se evidencia aplicando presión digital durante la ejecución de la pinza de lateralidad contra resistencia (figura 5.63).

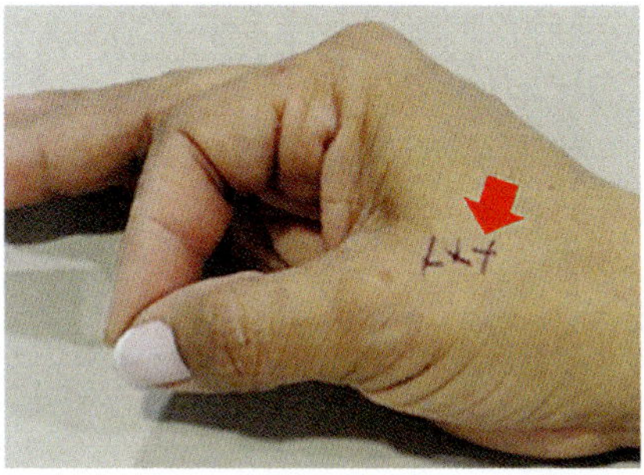

Figura 5.62. Tendinitis insercional proximal del primer interóseo dorsal en el primer metacarpiano. Área de dolor.

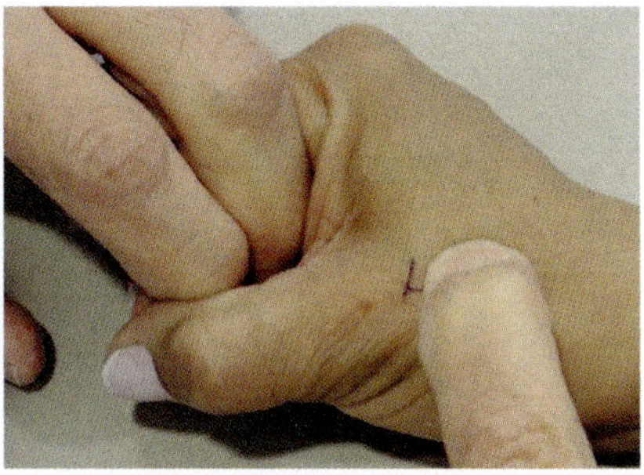

Figura 5.63. Maniobra para valoración clínica: aplicación de presión digital durante la ejecución de la pinza de lateralidad contra resistencia.

5.1.2. *Segundo interóseo dorsal*

En la tendinitis del segundo interóseo dorsal el punto de dolor lo refiere el paciente en la cara lateral de la base de la falange proximal del tercer dedo (figura 5.64). Se pone en evidencia mediante la maniobra de aplicar presión digital en dicho punto, en tanto que se le pide al paciente hacer el cierre activo del segundo espacio interdigital contra resistencia y en discreta flexión de las articulaciones metacarpo-falángicas (figura 5.65). Como parte del tratamiento hemos encontrado útil el uso de un yugo entre los dedos 3° y 2° (figura 5.66).

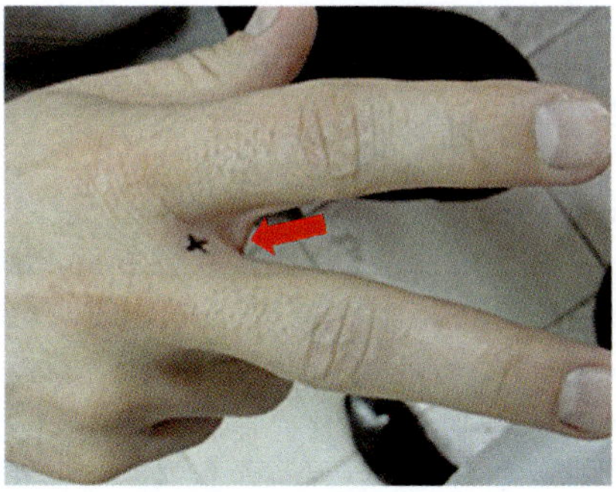

Figura 5.64. Área de dolor referido en el punto de inserción del segundo interóseo dorsal.

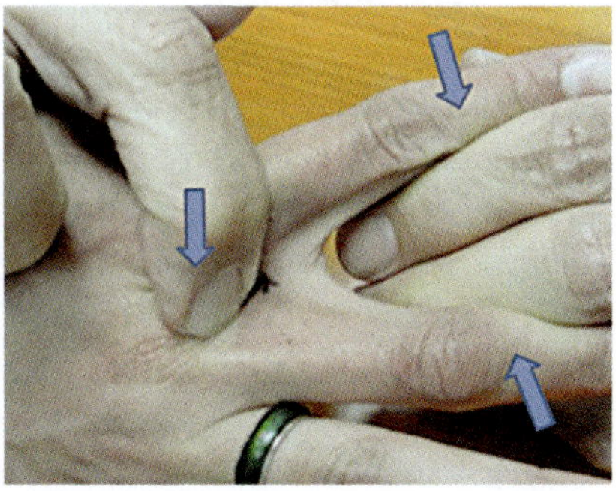

Figura 5.65. Maniobra de examen clínico: cierre del segundo espacio interdigital y aplicación de presión digital puntual.

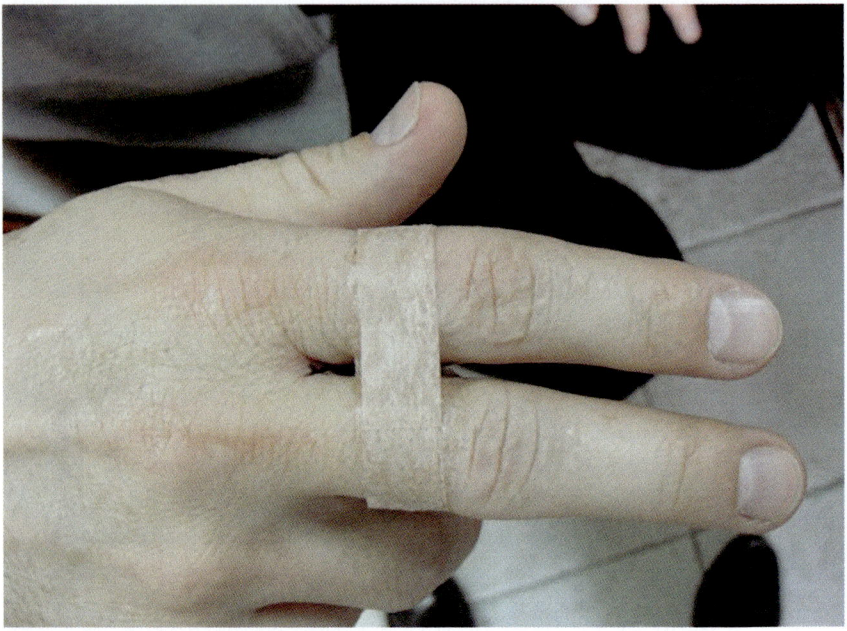

Figura 5.66. Utilización de un yugo como parte del tratamiento.

5.2. Aparato extensor de los dedos

5.2.1. Tendinitis del capuchón extensor

El paciente consulta por presentar dolor mal definido a lo ancho del dorso de la base de la falange proximal. Se intensifican los síntomas mediante una maniobra de provocación en tres modalidades: al realizar la extensión de la metacarpo-falángica con el dedo extendido y contra resistencia (figura 5.67), y la misma en desviación cubital (figura 5.68) y en desviación radial (figura 5.69). Este cuadro lo hemos encontrado en el dedo medio en pacientes que operan algunos tipos de aparatos digitales realizando en forma repetitiva movimientos de lateralidad. También lo hemos visto en el quinto dedo (figura 5.70), y lo relacionamos con la realización de actividades en las que permanece extendido el quinto dedo mientras que los dedos vecinos operan en flexión (figura 5.71), acciones que generan fuerzas opuestas en un mismo sistema de tendones extensores de los dedos.

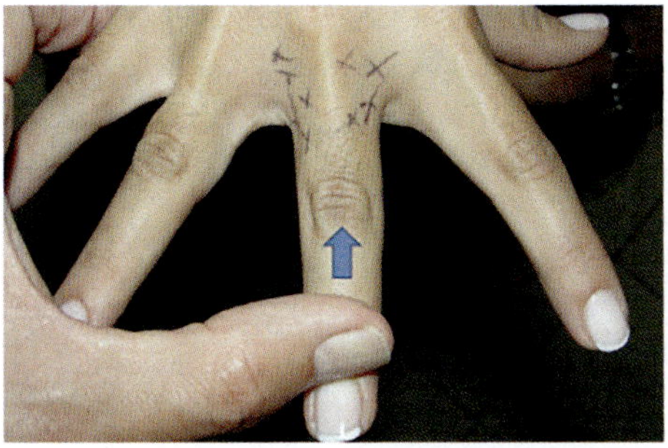

Figura 5.67. Tendinitis del capuchón extensor. Maniobra de examen: extensión activa de la metacarpo-falángica contra resistencia con el dedo en neutro.

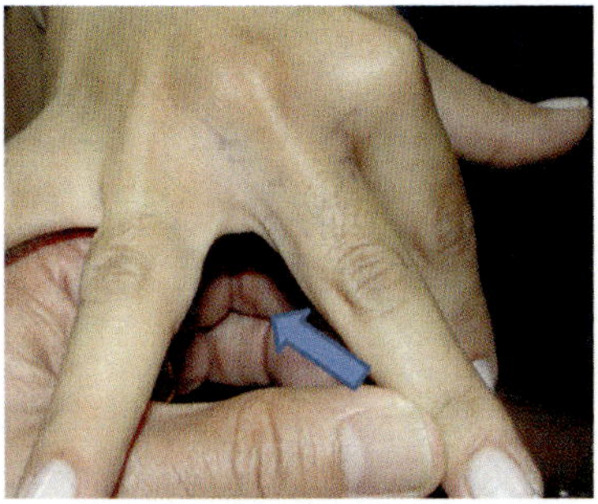

Figura 5.68. Extensión activa de la metacarpo-falángica contra resistencia a la desviación cubital.

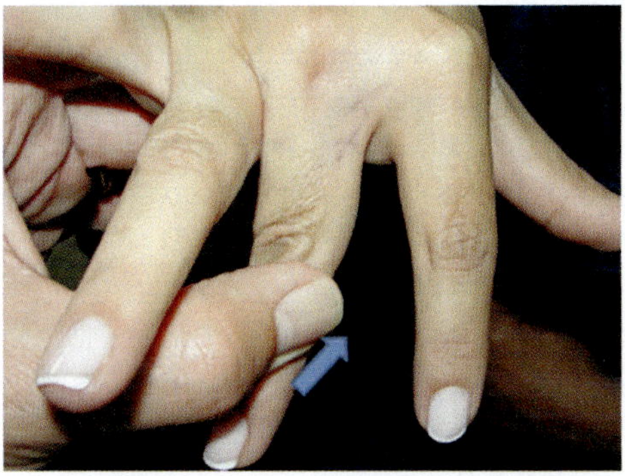

Figura 5.69. Extensión activa de la metacarpo-falángica contra resistencia a la desviación radial.

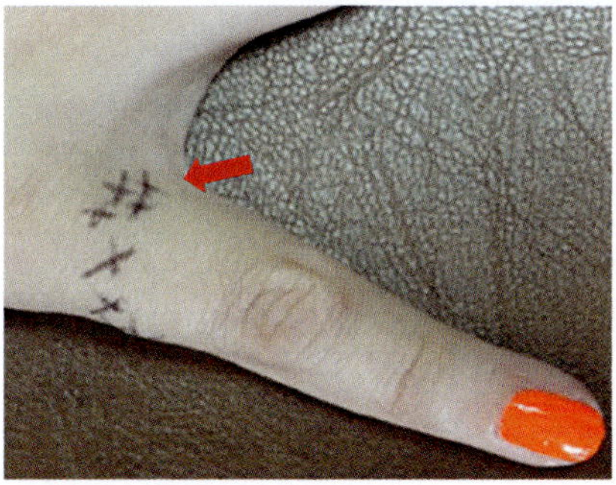

Figura 5.70. Tendinitis del capuchón extensor del quinto dedo. Área referida de dolor.

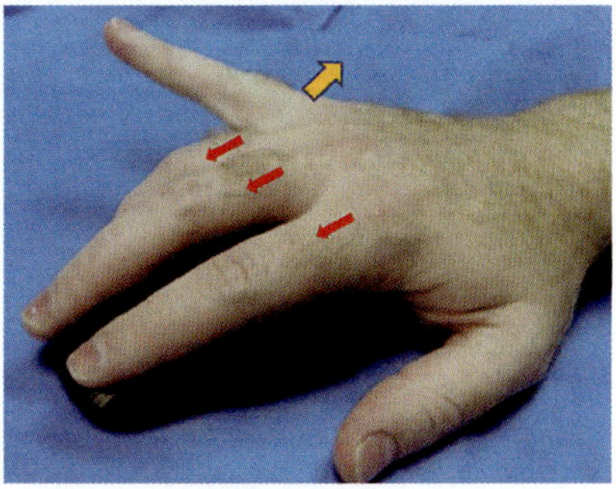

Figura 5.71. Actividad en la que se realizan acciones opuestas en el sistema de extensores de los dedos.

5.2.2. Tendinitis de la banda central del aparato extensor

Con frecuencia hemos visto pacientes figura 5.72). Aunque inicialmente buscamos la existencia de alteraciones locales que explicaran la sintomatología, tras un examen minucioso hemos encontrado dolor a la palpación digital proximalmente, sobre la polea A1 y sobre los tendones flexores, dolor que se acrecienta al realizar la palpación manteniendo el dedo en flexión contra resistencia (figura 5.73), y también que consultan por dolor vago referido a la mitad distal del dorso de la falange proximal (al hacer deslizar los tendones flexores pasivamente bajo la punta del dedo del examinador; este dolor lo interpretamos como el resultado de una tenosinovitis de los flexores que constituirían el cuadro de dedo en pregatillo. El dolor del dorso del dedo lo interpretamos como la expresión de una tendinitis de la banda central del aparato extensor secundaria a una tenosinovitis de los flexores, patología que podemos considerar por sobreesfuerzo dado que el aparato extensor debe realizar un mayor trabajo para hacer deslizar los tendones flexores durante la extensión los cuales, por estar sus sinoviales inflamadas, ofrecen una mayor resistencia. Una vez realizado el tratamiento para la tenosinovitis de los flexores, los síntomas dorsales también desaparecen.

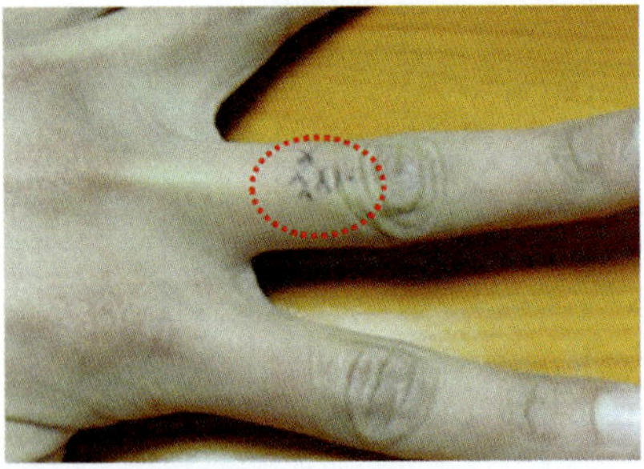

Figura 5.72. Área de localización del dolor en la tendinitis de la banda central del aparato extensor.

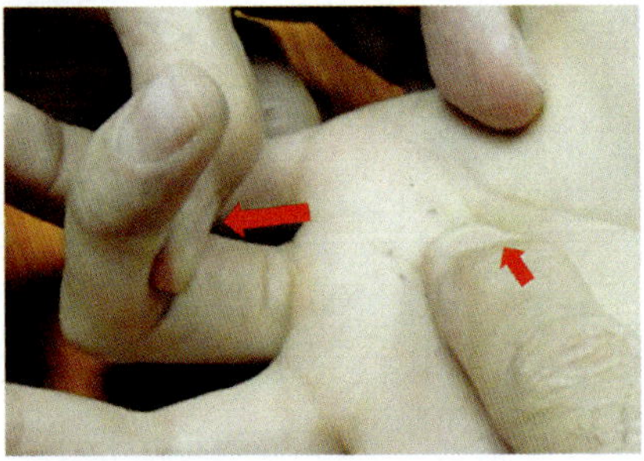

Figura 5.73. Signos indicativos de una tenosinovitis de los flexores a la altura de la polea A1.

5.3. Músculos tenares

Hemos encontrado algunos cuadros clínicos de dolor referido a tres zonas de la eminencia tenar, a saber:

5.3.1. Zona tenar proximal

a. Tendinitis insercional proximal del abductor pollicis brevis

b. Tendinitis insercional proximal del opponens pollicis

En esta zona el cuadro de dolor que hemos visto en la consulta se refiere a una línea proximal tenar (figura 5.74) que corresponde a la inserción proximal del abductor pollicis brevis; dado que este músculo se origina en el ligamento transverso del carpo, en el escafoides y en el trapecio (13, 14), lo hemos interpretado, entonces, como una tendinitis insercional de este músculo. Esta impresión diagnóstica la hemos ratificado mediante la maniobra de colocar el pulgar en la posición de máxima abducción palmar (15) contra resistencia y, al mismo tiempo, aplicando presión digital en la línea tenar proximal (figura 5.75). Tanto los síntomas como los hallazgos en el examen físico pueden coincidir si el proceso inflamatorio ocurre en la inserción proximal del *oppones pollicis* puesto que este se origina en el ligamento transverso del carpo y en el trapecio (14, 15). La maniobra específica para evaluar el oponente es la misma pero completando el arco de la oposición en sentido medial (figura 5.76).

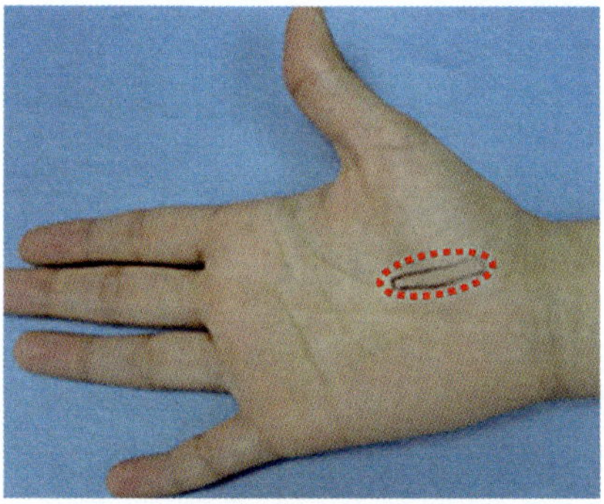

Figura 5.74. Dolor referido a la zona tenar proximal de la eminencia tenar.

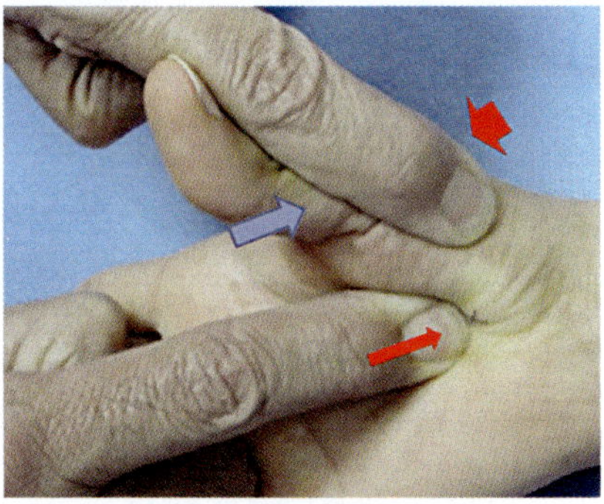

Figura 5.75. Tendinitis insercional proximal del abductor pollicis brevis. Maniobra para su evaluación clínica: pulgar en posición de máxima abducción palmar contra resistencia y aplicación de presión digital en la línea tenar proximal.

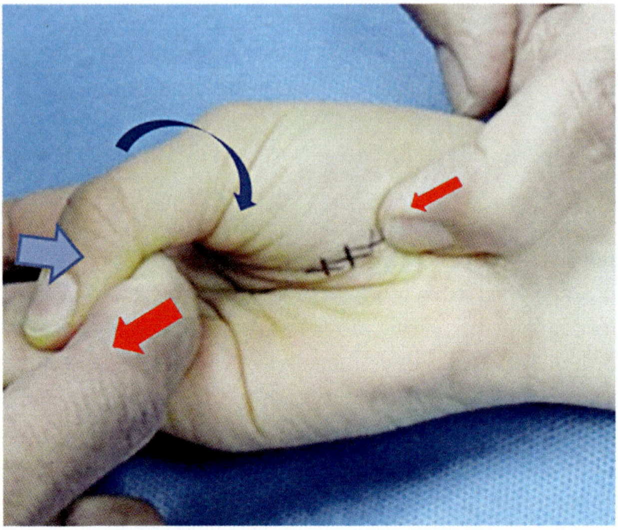

Figura 5.76. Tendinitis insercional proximal del opponens pollicis. Maniobra de examen: oposición contra resistencia y presión digital en la línea tenar proximal.

5.3.2. Zona tenar distal

a. Tendinitis insercional distal del abductor pollicis brevis

b. Tendinitis insercional distal del opponens pollicis

Otro cuadro clínico de frecuente ocurrencia lo describe el paciente como un punto doloroso en la cara antero-lateral de la base de la falange proximal del pulgar (figura 5.77). Siendo esta la localización del sesamoideo lateral, punto de inserción distal del tendón del abductor pollicis brevis (16), realizamos la maniobra de colocar el pulgar en la posición de máxima abducción palmar (15) contra resistencia y, al mismo tiempo, aplicamos presión digital en la cara antero-lateral de la base de la falange proximal, en el sesamoideo lateral (figura 5.78). Siendo positiva esta evaluación, consideramos como cierto el diagnóstico de tendinitis insercional distal del abductor pollicis brevis. Creemos pertinente comentar aquí un cuadro similar que se presenta como un área linear de dolor a lo largo del borde antero-lateral del primer metacarpiano (figura 5.79); correspondiendo esta a la línea de inserción del oponente del pulgar (13), realizamos la maniobra de llevar al pulgar en oposición máxima contra resistencia y aplicar presión digital en la línea del metacarpiano (figura 5.80). De esta forma confirmamos el diagnóstico de tendinitis insercional distal del opponens pollicis.

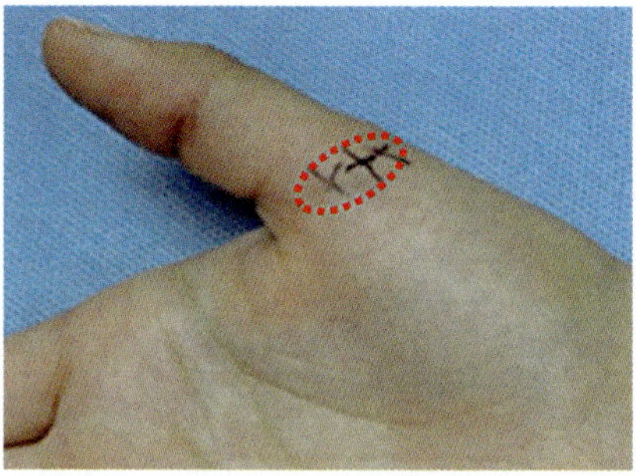

Figura 5.77. Dolor referido a la zona distal de la eminencia tenar.

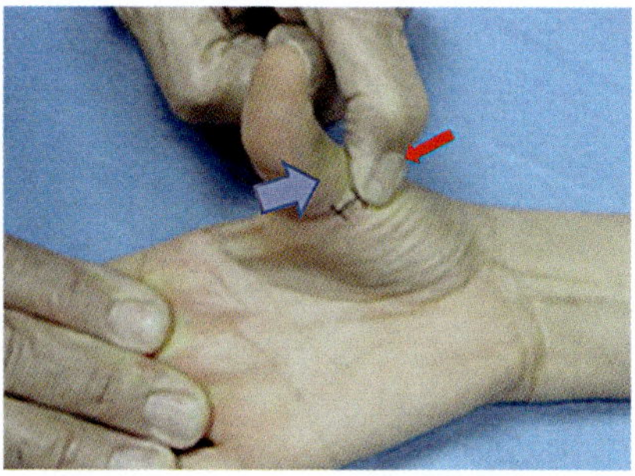

Figura 5.78. Tendinitis insercional distal del abductor pollicis brevis. Maniobra de evaluación clínica: máxima abducción palmar contra resistencia y presión digital puntual.

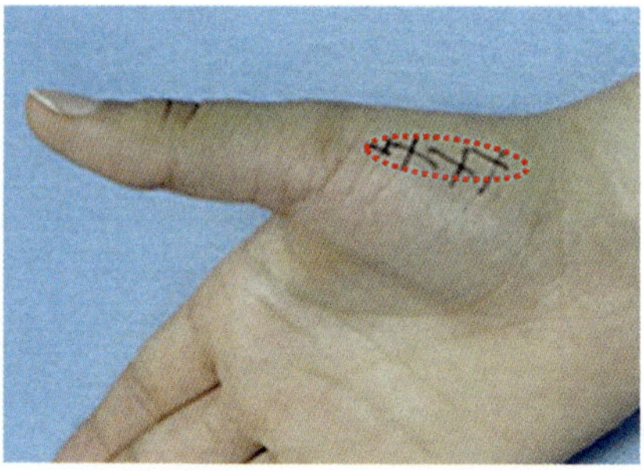

Figura 5.79. Dolor referido al borde antero-lateral del primer metacarpiano.

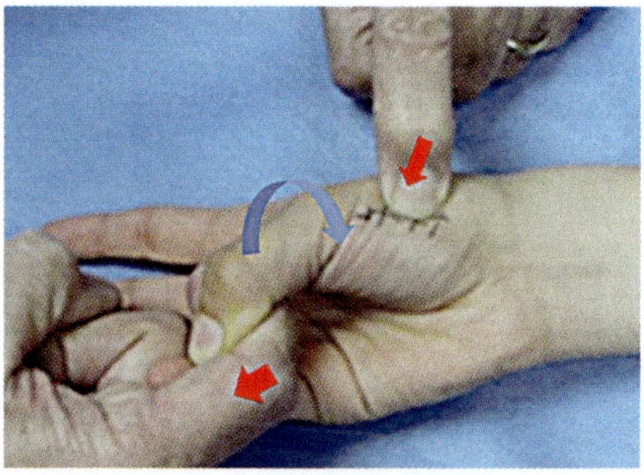

Figura 5.80. Tendinitis insercional distal del opponens pollicis. Maniobra de evaluación clínica: oposición máxima contra resistencia y presión digital en la línea del metacarpiano.

5.3.3. Zona de la base del primer metacarpiano

Tendinitis insercional distal del abductor pollicis longus

Aunque se trata de un músculo extrínseco, es pertinente comentarlo en este apartado puesto que aunque su inserción distal principal tiene lugar en el dorso de la base del primer metacarpiano, este tendón puede presentar variantes anatómicas con expansiones tendinosas que se incorporan al abductor pollicis brevis (16). El cuadro clínico se manifiesta como dolor en el área del dorso de la base del primer metacarpiano (figura 5.81), en ocasiones difuso y mal definido e irradiado a lo largo del primer compartimento extensor. Se puede realizar entonces la maniobra de provocación específica que nos conduce a confirmar el diagnóstico de una tendinitis insercional distal del abductor pollicis longus: colocando el pulgar en posición de máxima abducción radial (15) contra resistencia y aplicando presión digital en el sitio de inserción del APL (figura 5.82), se identifica un dolor puntual.

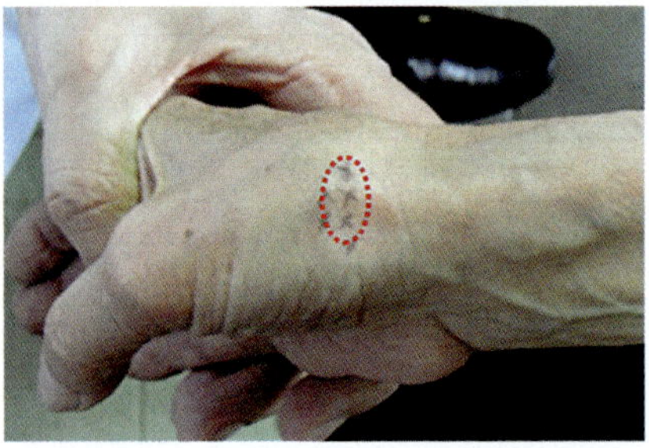

Figura 5.81. Dolor referido al dorso de la base del primer metacarpiano.

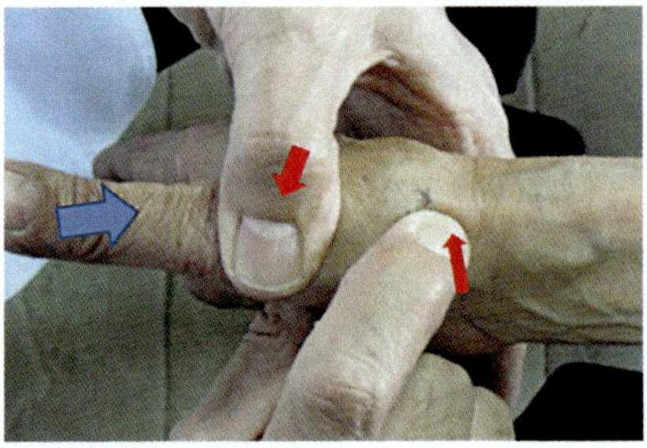

Figura 5.82. Tendinitis insercional distal del abductor pollicis longus. Maniobra de evaluación clínica: máxima abducción radial contra resistencia .

Es primordial hacer el diagnóstico diferencial con las siguientes tres entidades:

Tenosinovitis estenosante de De Quervain: al realizar la maniobra que busca el signo de Finkelstein —desviación cubital de la muñeca manteniendo en contacto el pulpejo del pulgar con el segundo dedo o el pulgar dentro del puño cerrado—, se puede encontrar una intensificación del dolor con irradiación proximal, pero palpando minuciosamente a lo largo del primer compartimento (figura 5.83) se descarta que este sea el sitio del dolor.

Osteoartritis trapecio-metacarpiana: la rizartrosis es una enfermedad progresiva en la que se identifican varias etapas evolutivas. Es necesario independizar la clasificación radiológica para la cual seguimos los lineamientos de Eaton (16), de la clasificación clínica presentada en forma de correlación clínico-radiológica por Barron y Catalano (17). Clínicamente, en las etapas tardías el diagnóstico es evidente y se basa en un cuadro de dolor, aumento de volumen alrededor de la articulación trapecio-metacarpiana, subluxación, ruidos articulares y defensa a la movilización. En las etapas tempranas el cuadro clínico es sutil e impreciso y es cuando el examinador debe estar alerta para diferenciarlo de una tendinitis insercional distal del abductor pollicis longus. Se hace evidente mediante una palpación minuciosa de la interlínea articular en las caras laterales de la articulación realizando movimientos de traslación lateral, y a lado y lado del tendón del APL (figura 5.84). Puede ser útil una maniobra de movilización del metacarpiano agregando una fuerza de presión axial sobre el trapecio (figura 5.85).

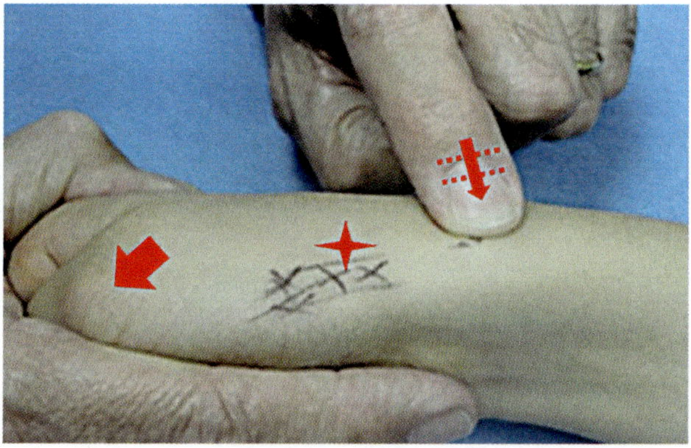

Figura 5.83. Diagnóstico diferencial con la enfermedad de De Quervain. Signo de Finkelstein negativo.

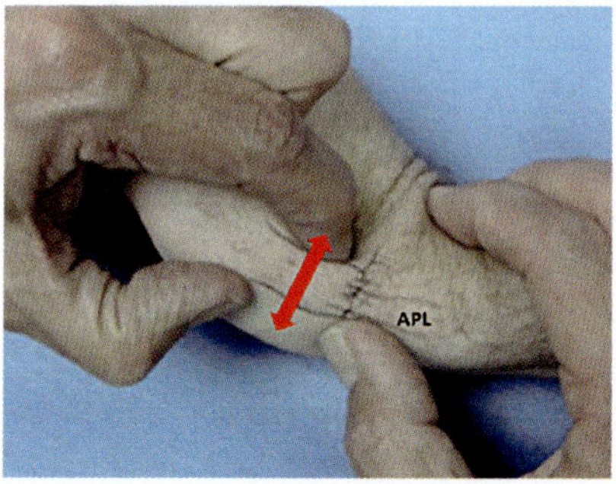

Figura 5.84. Diagnóstico diferencial con la rizartrosis. Palpación de la interlínea articular trapecio-metacarpiana, con movimientos de traslación lateral.

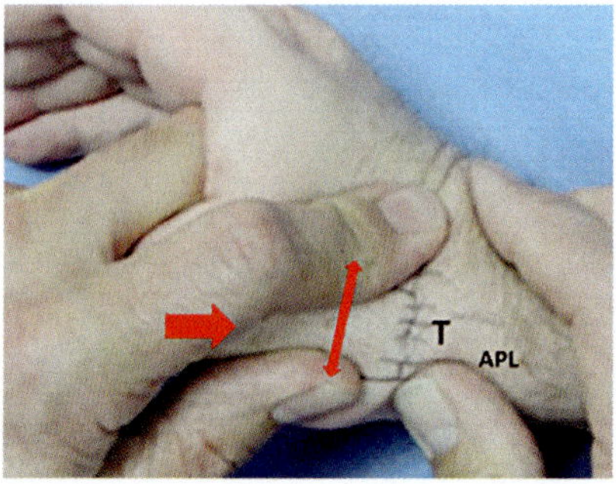

Figura 5.85. La misma valoración de la figura anterior, agregando presión axial.

Inestabilidad trapecio-metacarpiana: la inestabilidad trapecio-metacarpiana se presenta como un cuadro de dolor de distribución imprecisa alrededor de la base del pulgar. La encontramos en dos grupos: el primero, conformado por pacientes que presentan una osteoartritis trapecio-metacarpiana y que por lo general son pacientes mayores, y el segundo, conformado por pacientes jóvenes en los que puede o no existir un antecedente de trauma. En el primer grupo, como lo mencionamos en el apartado anterior, la inestabilidad puede presentarse en la etapa inicial de instauración del proceso osteoartrítico conformando el cuadro denominado por Lane (18) pulgar preartrítico (figura 5.86), caso en el cual recomendamos la reconstrucción quirúrgica del ligamento palmar oblicuo con la técnica por él descrita, a la cual le hemos hecho algunas modificaciones (figura 5.87).

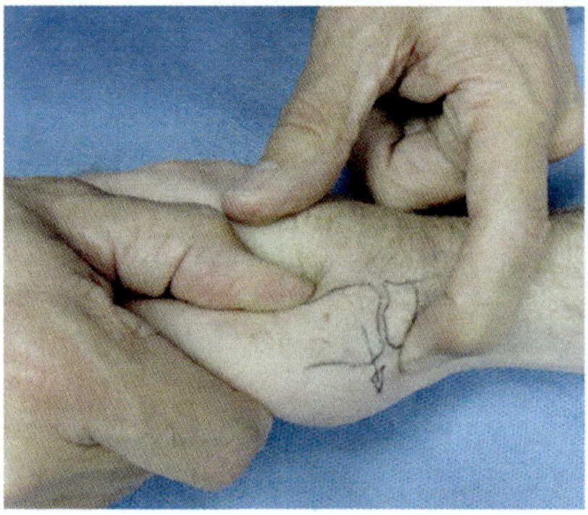

Figura 5.86. Evaluación de la inestabilidad trapecio-metacarpiana. Desplazamiento lateral del metacarpiano sobre el trapecio.

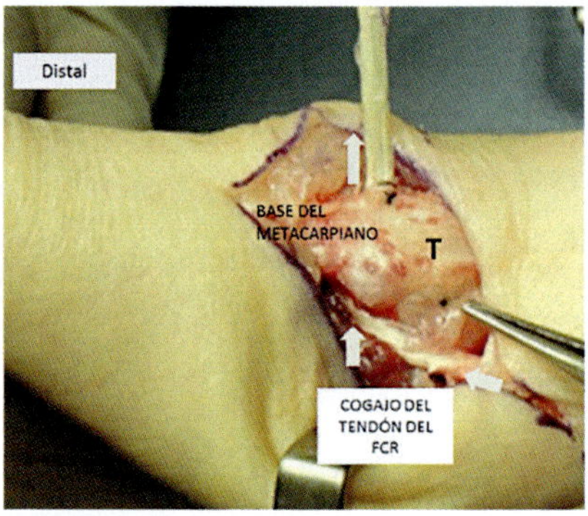

Figura 5.87. Técnica de reconstrucción del ligamento palmar oblicuo con un colgajo del tendón del flexor carpi radialis.

Zona de la arcada tenar de la rama motora del nervio mediano

En la misma línea de la base de la eminencia tenar, sobre la parte distal del ligamento transverso del carpo, hemos encontrado varios casos de pacientes con la queja de dolor puntual y en ocasiones lacerante (figura 5.88). Este punto corresponde a la arcada tenar, punto de ingreso de la rama motora del nervio mediano a la masa muscular dirigiéndose en sentido lateral entre los músculos flexor pollicis brevis y abductor pollicis brevis (16) hacia el opponens pollicis. El síntoma de dolor se intensifica si se realiza la maniobra de provocación ilustrada en la figura 5.89, en la que se indica al paciente realizar el movimiento de oposición del pulpejo del pulgar hacia el del quinto dedo contra resistencia, y aplicando presión digital sobre el área de la arcada tenar. Este cuadro lo interpretamos como un atrapamiento de la rama tenar del nervio mediano en dicha arcada, y su causa por lo general es una actividad repetitiva que solicita la función de oponencia.

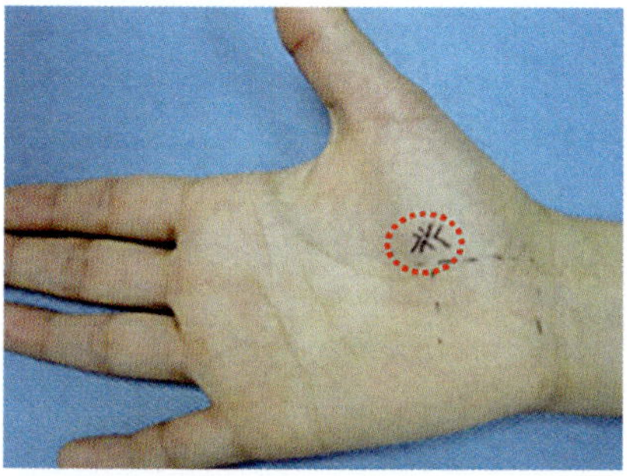

Figura 5.88. Motivo de consulta: dolor puntual en el área de la rama motora del mediano.

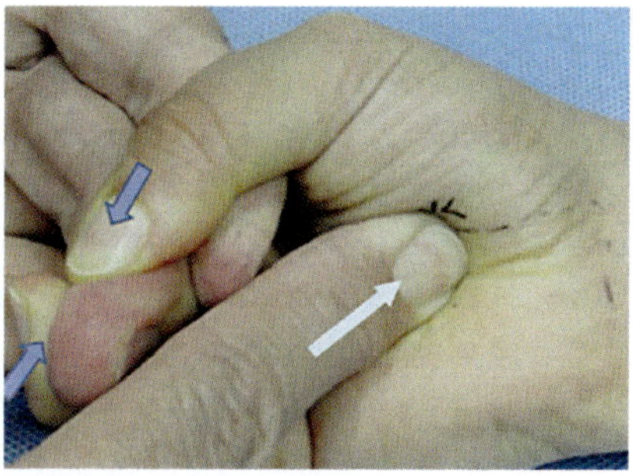

Figura 5.89. Maniobra para evaluación clínica: oposición del pulgar contra resistencia y presión digital sobre el área de la arcada tenar.

5.4. Músculos hipotenares

5.4.1. Tendinitis distal del abductor digiti minimi

En la parte medial de la mano hemos observado casos en los que la queja de dolor se localiza en el borde dorsomedial del extremo distal de la diáfisis del quinto metacarpiano y en la base de la falange proximal (figura 5.90). Por corresponder este punto al tendón del abductor del quinto dedo, músculo que se origina en el pisiforme y en el ligamento piso-hamato, se inserta en la cápsula de la articulación metacarpo-falángica en la cara medial de la base de la falange proximal y en el borde cubital del extensor propio del quinto dedo (13), lo hemos interpretado como una tendinitis distal del abductor *digiti minimi*. La ponemos en evidencia mediante una maniobra de provocación en la cual el paciente realiza la abducción del quinto dedo contra resistencia, y aplicamos presión digital en el área del dolor (figura 5.91).

5.4.2. Tendinitis del opponens digiti minimi

El músculo oponente del quinto dedo, *opponens digiti minimi* (15), es un músculo profundo que se origina en el gancho del ganchudo (hamato) y en el ligamento transverso del carpo y se inserta distalmente en el borde medial del quinto metacarpiano (13). Su punto de origen es compartido con el músculo flexor corto del quinto dedo, flexor *digiti quinti brevis* (12), dado que este discurre por delante del oponente y en la misma dirección para insertarse en la cara medial de la base de la primera falange (13). Hemos recibido en la consulta pacientes con la queja de dolor en el área que corresponde al tercio proximal del oponente (figura 5.92). Al realizar una maniobra de provocación en la cual el paciente hace la oposición del quinto dedo contra resistencia y al aplicar presión digital en el área del dolor (figura 5.93) hemos obtenido la reproducción de los síntomas, por lo cual hemos interpretado el cuadro como una tendinitis del oponente del quinto dedo. En cuanto a su causa, la hemos encontrado relacionada con actividades que exigen en forma sostenida o repetitiva la acción de dicho músculo, tales como la de sostener un aparato digital durante la escritura (figura 5.94).

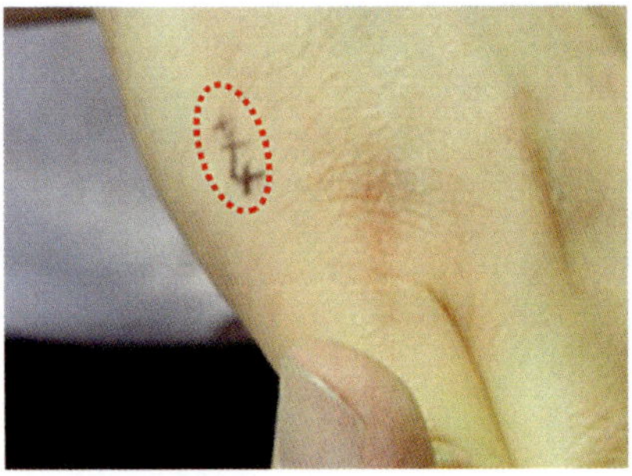

Figura 5.90. Área de dolor en la parte distal del abductor *digiti minimi.*

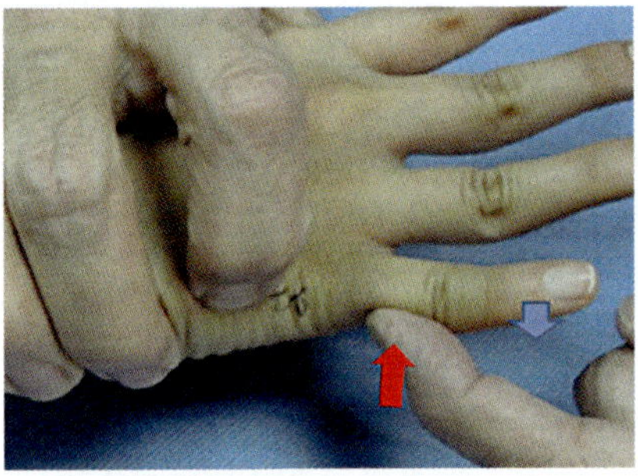

Figura 5.91. Maniobra para evaluación clínica: abducción del quinto dedo contra resistencia y presión digital sobre la parte distal del tendón.

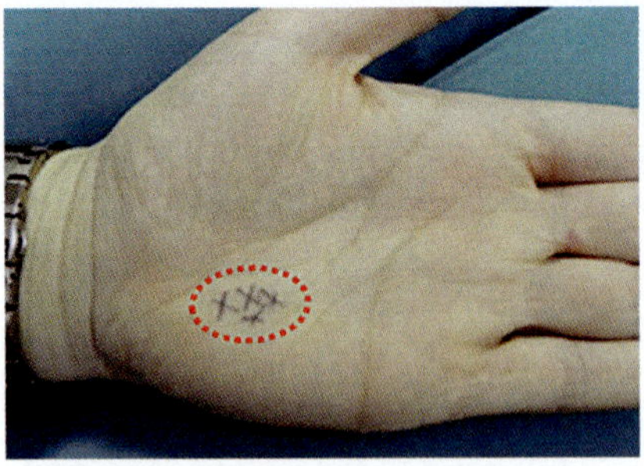

Figura 5.92. Área de dolor en la parte proximal del *opponens digiti minimi.*

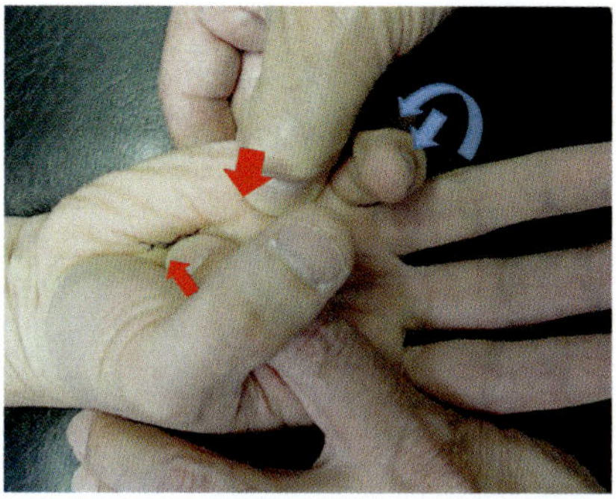

Figura 5.93 Maniobra de provocación: oposición del quinto dedo contra resistencia y presión digital en el área del dolor.

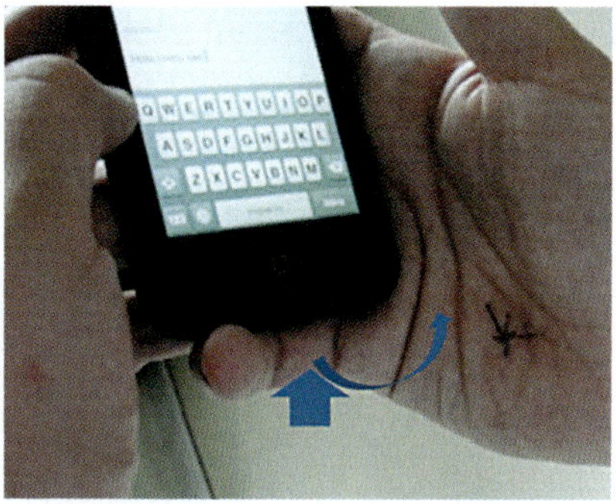

Figura 5.94. Acción que exige la oposición sostenida del quinto dedo y simultáneamente la de sostener el peso de un aparato digital.

5.5. Tendones extensores extrínsecos relacionados

5.5.1. Tendinitis del Extensor Indicis Proprius

Un motivo de consulta frecuente es el de dolor en el extremo distal del tendón extensor propio del índice (figura 5.95), el cual discurre adyacente al extensor común por su lado medial. Si realizamos una maniobra de provocación en la cual le pedimos al paciente efectuar la extensión independiente del índice contra resistencia y aplicamos presión digital en el área del dolor (figura 5.96), obtenemos una intensificación del mismo que nos lleva a confirmar el diagnóstico. Lo hemos relacionado con actividades manuales en las que se mantiene activamente extendido el segundo dedo mientras que se trabaja con los otros dedos en flexión como en el caso de los masajistas como se ilustra en la figura 5.95. Es nuestra hipótesis considerar que el realizar estas dos acciones opuestas en forma simultánea puede producir una sobrecarga en el EIP y que esta sea la causa del proceso inflamatorio.

5.5.2. Tendinitis del extensor digiti quinti proprius

Esta es una condición homóloga a la anterior. El tendón del EDQP discurre adyacente al extensor común por su lado medial. El motivo de consulta es el de dolor en el extremo distal del tendón extensor propio del quinto dedo (figura 5.97). Si realizamos una maniobra de provocación similar a la anterior, en la cual le pedimos al paciente efectuar la extensión independiente del meñique contra resistencia y aplicamos presión digital en el área del dolor (figura 5.98), confirmamos el diagnóstico. El proceso fisiopatológico que lo origina es similar al anterior, relacionado con actividades en las que se mantiene activamente extendido el quinto dedo mientras que se trabaja con los otros dedos en flexión (figura 5.99).

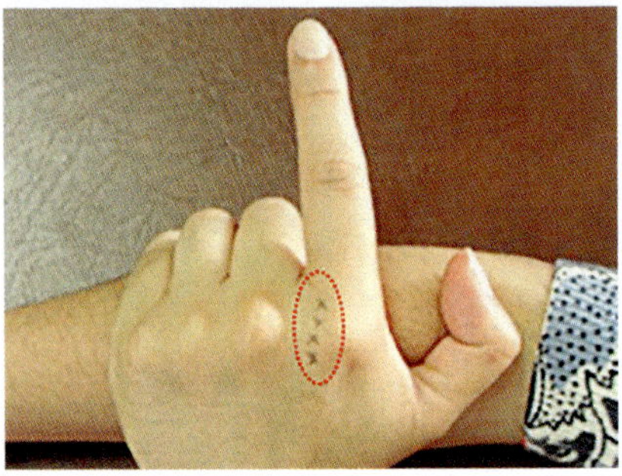

Figura 5.95. Dolor bien localizado en el área que corresponde al extremo distal del extensor *indicis proprius.*

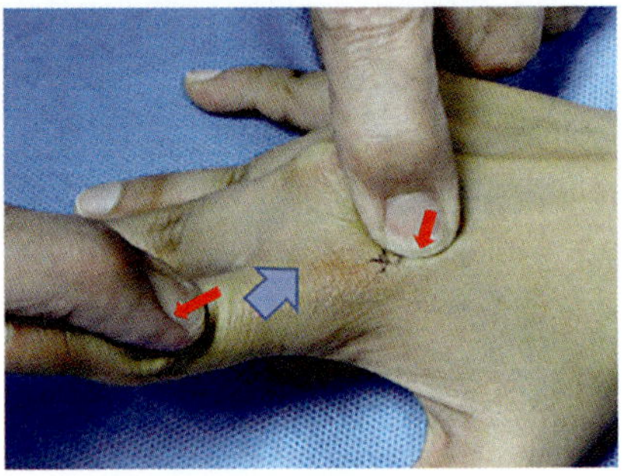

Figura 5.96. Maniobra de provocación: extensión aislada del índice contra resistencia y presión digital en el área del dolor.

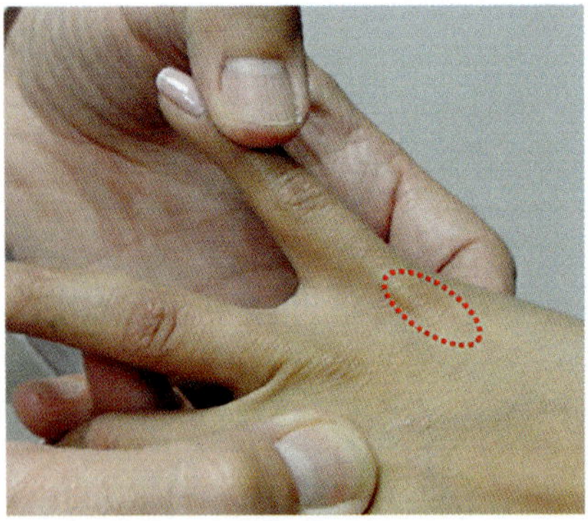

Figura 5.97. Dolor puntual referido al área del extensor digiti quinti proprius.

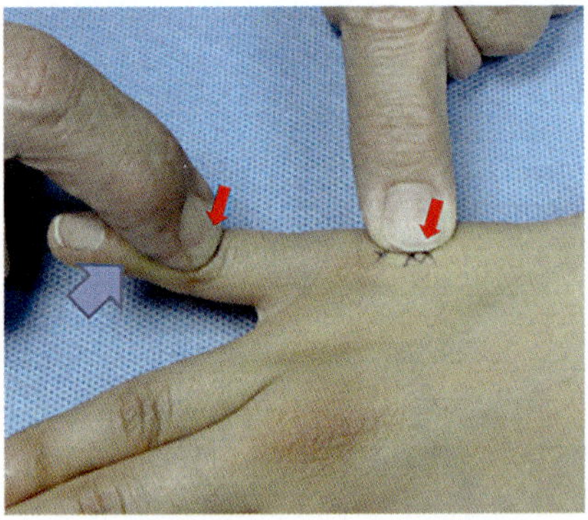

Figura 5.98. Maniobra de provocación: extensión aislada del meñique contra resistencia y presión digital en el área del dolor.

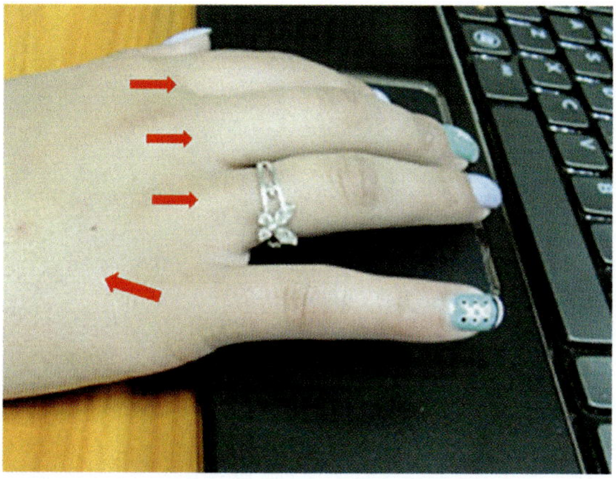

Figura 5.99. Extensión aislada y sostenida del quinto dedo durante el trabajo de digitación.

5.5.3. Tendinitis de la víncula del extensor digitorum communis del 3° al 2° dedos

Una queja frecuente en la consulta ha sido la de dolor localizado en el trayecto de la víncula tendinosa que une al extensor digitorum communis (EDC) de los dedos tercero y segundo (figura 5.100). Si realizamos la maniobra de provocación de mantener la extensión simultánea de los dedos 2° y 3° contra resistencia y aplicar presión digital sobre la víncula (figura 5.101) los síntomas se intensifican, lo cual nos conduce al diagnóstico de una tendinitis de la víncula del extensor digitorum communis del 3° al 2° dedos. Esta estructura, proveniente del tendón extensor común del tercer dedo, cruza por encima del extensor propio del índice (EIP) y se incorpora en el extensor común del mismo dedo (figura 5.102). Durante la extensión simultánea de los 4 dedos los tendones EIP y EDC se mantienen paralelos y bien alineados (figura 5.103). El anterior comportamiento se sostiene durante la flexión simultánea de los mismos (figura 5.104). Sin embargo, durante la extensión aislada del índice manteniendo los otros dedos flejados ocurre un desplazamiento del tendón extensor común del índice en sentido medial (figura 5.105), traccionado por la víncula, y se modifica su forma lineal por una curvilínea (figura 5.106). Por otra parte, los movimientos de lateralidad del índice en la articulación metacarpo-falángica introducen cambios adicionales en el sistema (figura 5.107), dado que la desviación lateral contribuye a tensar la víncula.

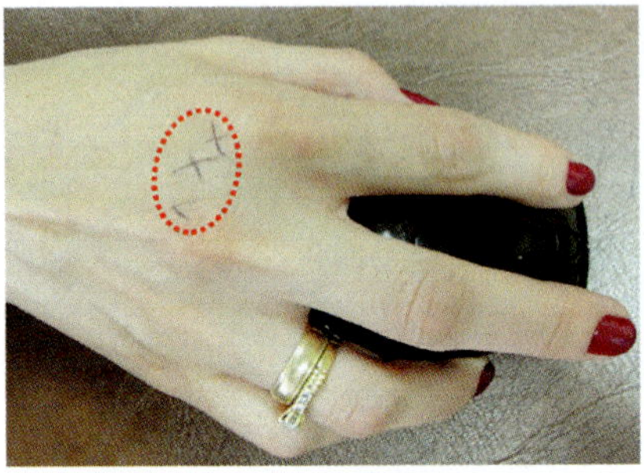

Figura 5.100. Dolor bien definido en el área de la víncula tendinosa que une al extensor digitorum communis (EDC) de los dedos tercero y segundo.

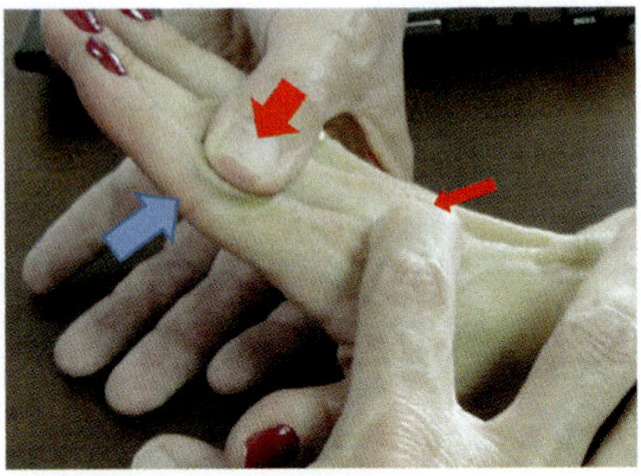

Figura 5.101. Tendinitis de la víncula del extensor digitorum communis del 3° al 2° dedos. Maniobra diagnóstica de provocación: extensión simultánea de los dedos 2° y 3° contra resistencia y presión digital sobre la víncula.

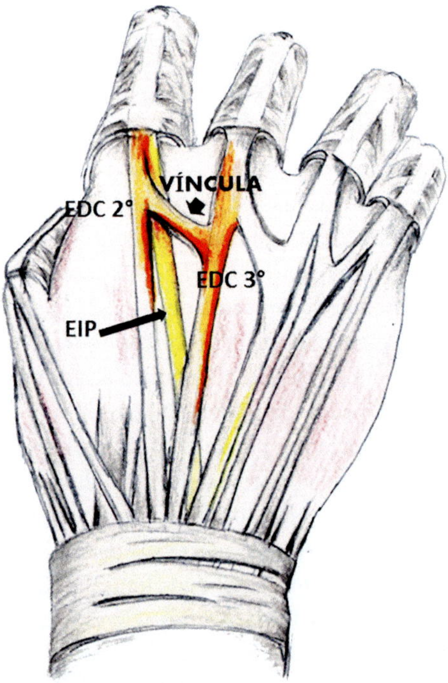

Figura 5.102. Cruce de la víncula por encima del tendón extensor propio del índice en su trayecto desde el extensor común del tercer dedo al del segundo.

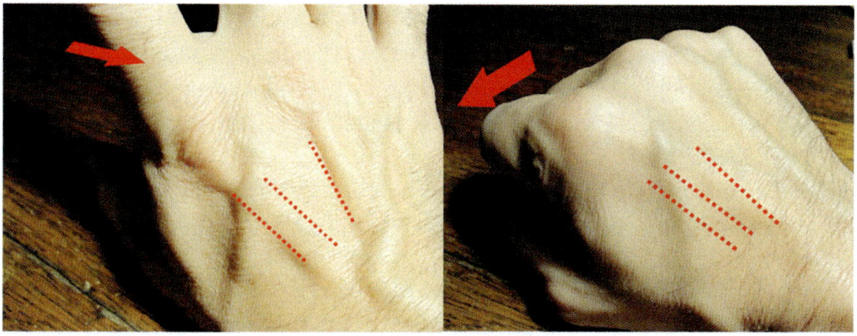

Figuras 5.103 y 5.104. Paralelismo de los tendones EDC 2° y 3° y del EIP que se mantiene durante la extensión y durante la flexión simultáneas de los cuatro dedos.

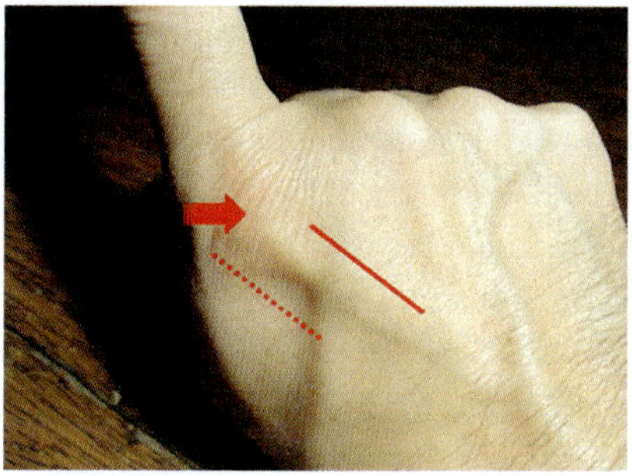

Figura 5.105. Desplazamiento medial del tendón extensor común del índice durante la extensión aislada del mismo, con los otros dedos en flexión.

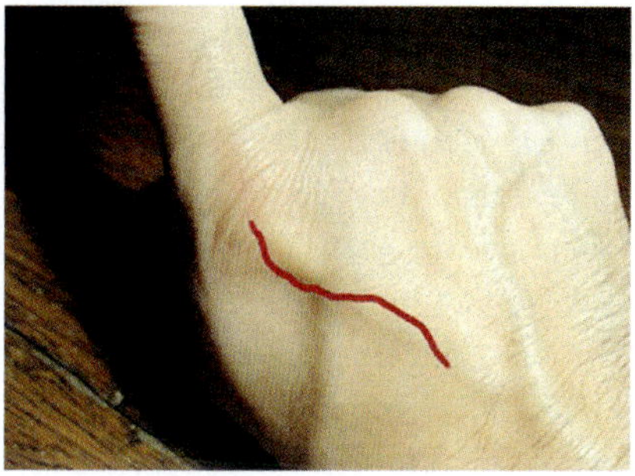

Figura 5.106. Deformación curvilínea del extensor común del índice al ser traccionado por la víncula en sentido medial.

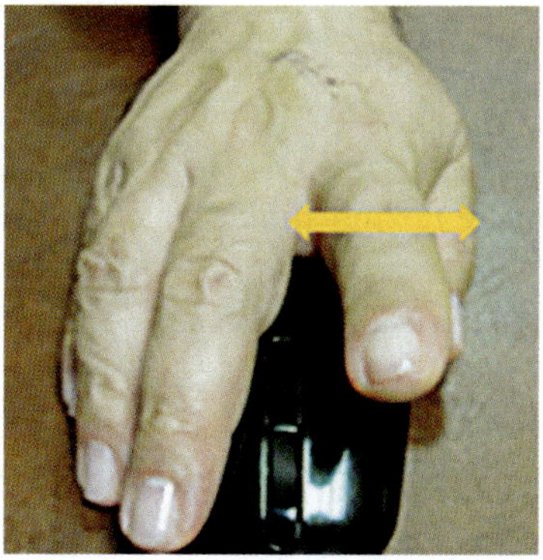

Figura 5.107. Movimientos de lateralidad del índice que producen desplazamientos transversales de la víncula.

Basados en estas consideraciones pensamos que este segmento del aparato extensor, y específicamente la víncula, es susceptible de trauma acumulativo durante el manejo de implementos como el ratón del computador. Basados en esta hipótesis definimos los diversos aspectos para el tratamiento.

5.5.4. Tendinitis de la víncula del extensor digitorum communis del 5° al 4° dedos y/o del tendón del extensor digitorum communis del 5° dedo

Otro motivo de consulta ha sido el de dolor en el extremo distal del dorso del cuarto espacio intermetacarpiano (figura 5.108). Al examen físico, estando las articulaciones metacarpo-falángicas en flexión, se palpa una banda en forma de cuerda de arco, transversal, que se extiende a la manera de un puente entre las cabezas de los metacarpianos cuarto y quinto; esta banda está formada en su parte lateral por la víncula (señalada en rojo en la figura 5.109) y en su parte medial por el tendón extensor común del quinto dedo (señalado en negro en la figura 5.109). Esta víncula tendinosa que une a los tendones del extensor común de los dedos del 5° al del 4° (figura 5.110) tiene un comportamiento homólogo al de la víncula que une a los tendones de los dedos tercero y segundo. Se tensiona durante la flexión simultánea de los dedos y se desplaza distalmente adoptando una posición transvera y distal, y tracciona en sentido lateral al extensor común del meñique (figura 5.111). Durante la extensión simultánea de los dedos, la víncula se desplaza en sentido proximal (figura 5.112) (señalada en azul), se relaja y adopta una posición oblicua (señalada en rojo), permitiendo que el tendón extensor común del quinto dedo también se desplace en sentido medial y adopte una posición oblicua (señalado en negro). Podemos considerar, entonces, que esta estructura mixta, formada en parte por la víncula y en parte por el tendón extensor común del meñique, funciona como una V que se abre durante la flexión y se cierra durante la extensión. Para la valoración en el examen físico realizamos una maniobra de provocación que consiste en aplicar presión digital sobre la banda tensionada mediante la flexión simultánea de las articulaciones metacarpo-falángicas de los dedos cuarto y quinto (figura 5.111). La intensificación de los síntomas nos conduce al diagnóstico de una tendinitis de la víncula del extensor común del 5° al 4° dedos cuando el dolor predomina en la parte lateral de la banda, de una tendinitis del extensor común del 5° dedo cuando el dolor predomina en la parte medial, o de las dos partes conjuntamente si el dolor abarca todo el ancho de la estructura. Con base en el anterior análisis consideramos que las actividades repetitivas en las que el quinto dedo permanece en extensión mientras que los otros están en flexión (figura 5.113) genera un funcionamiento asimétrico de la estructura conjunta que puede originar una lesión inflamatoria.

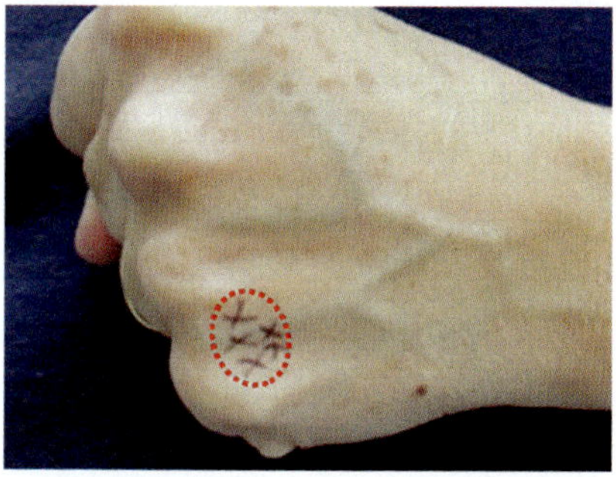

Figura 5.108. Dolor bien definido en el área de la víncula del extensor *digitorum communis* del 5° al 4° dedos y/o del tendón del extensor *digitorum communis* del 5° dedo.

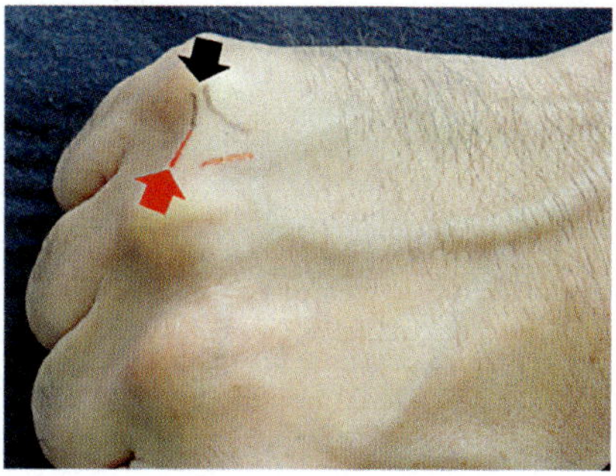

Figura 5.109. Posición de la banda de unión intertendínea formada en su parte lateral por la víncula señalada en rojo, y en su parte medial por el tendón extensor común del quinto dedo señalado en negro, con los dedos en flexión.

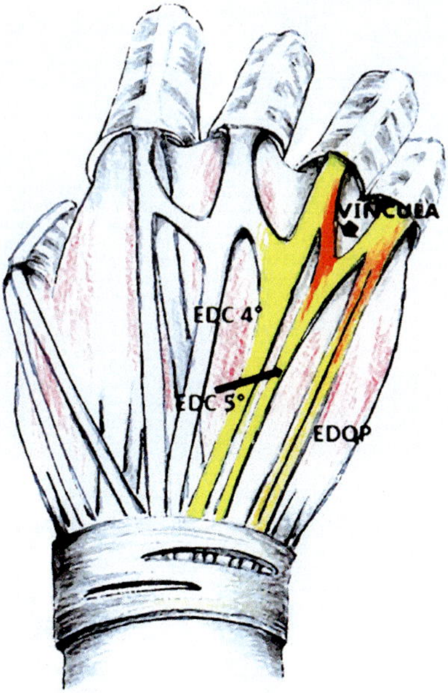

Figura 5.110. Unión de la víncula del tendón extensor *digitorum communis* del 5° al 4° con el extensor *digiti quinti proprius.*

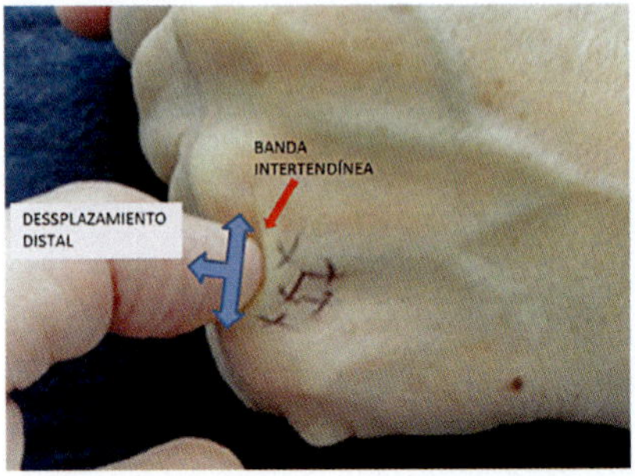

Figura 5.111. Durante la flexión simultánea de los dedos la banda intertendínea se tensiona y se desplaza distalmente adoptando una posición transversa y distal, y tracciona en sentido lateral al extensor común del quinto dedo.

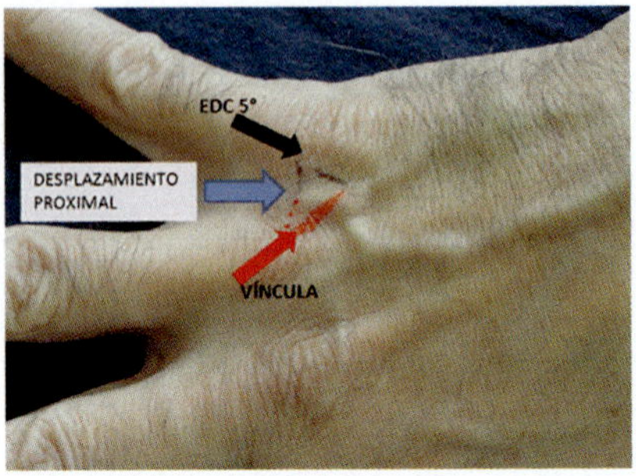

Figura 5.112. Durante la extensión simultánea de los dedos ocurre un desplazamiento proximal de la banda intertendínea, se relaja la víncula y se desplaza en sentido medial el tendón extensor común del quinto dedo.

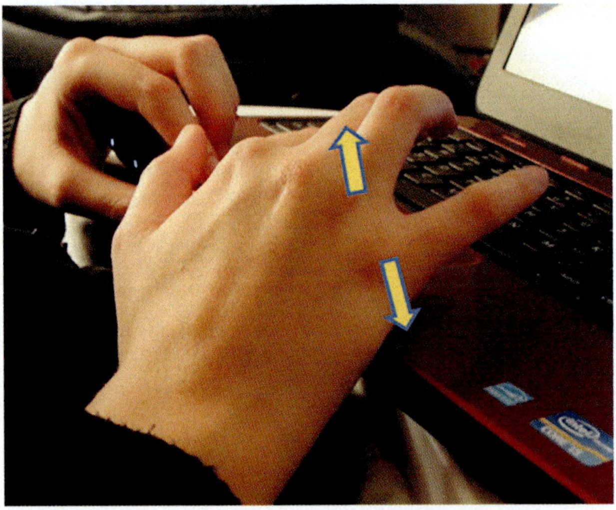

Figura 5.113. Actividad repetitiva en la que se genera un funcionamiento asimétrico de la banda intertendínea.

5.6. Tratamiento

El tratamiento debe ser específico, y para tal efecto recomendamos sustentarlo en el trípode diagnóstico relacionado en la tabla 4:

Tabla 4. Trípode diagnóstico

Diagnóstico de localización
Diagnóstico de cronicidad
Diagnóstico de etiopatogenia

El *diagnóstico de localización* lo hacemos mediante un detallado examen físico siguiendo las indicaciones antes anotadas.

El *diagnóstico de cronicidad* es determinante para diseñar el plan terapéutico y de fisioterapia y establecer un pronóstico.

El *diagnóstico de etiopatogenia* es un aspecto fundamental para establecer un esquema de tratamiento. Aunque en algunos casos hemos encontrado antecedentes de enfermedad metabólica como la gota, u hormonal como el hipotiroidismo que pueden constituir factores etiológicos o predisponentes, la mayoría de los casos observados han estado relacionados con el manejo de equipos o de instrumentos que requieren de movimientos repetitivos que producen lesiones por trauma acumulativo.

Entramos entonces a analizar el problema de la ergonomía. La expresión ergonomía, del griego ergon, trabajo, y gnomos, ley (13), se refiere a la ciencia que analiza y regula los fenómenos derivados de la interacción del ser humano con las máquinas y con el ambiente, y que estudia el diseño de las herramientas y de los puestos de trabajo con el objetivo de buscar el bienestar humano y el rendimiento de un sistema. Con el advenimiento de aparatos digitales de alta eficiencia vemos cómo algunas personas llegan a realizar gran parte de las tareas propias de su trabajo en estos, y cómo los utilizan con gran eficiencia y velocidad durante muchas horas durante el día. En estas condiciones se pueden presentar cuadros bilaterales como lo ilustra la figura 5.114, en este caso, de atrapamiento de la rama motora tenar del nervio mediano. Debemos entonces evaluar desde el punto de vista ergonómico la forma como el paciente maneja sus instrumentos buscando hacer un diagnóstico etiopatogénico.

Con base en lo anteriormente expuesto tenemos entonces que considerar que frente a un caso de tendinopatía intrínseca de la mano por trauma acumulativo debemos en primer lugar identificar el agente causal y, en el paciente, su relación de ergonomía con el instrumento para corregirla, pero además analizar las circunstancias personales del paciente. Con respecto a este último punto hemos observado que personas que hace largo tiempo se desempeñan en una determinada tarea (ej.: frente a un computador) sin presentar problemas, llegan a presentarlos por cambios en sus relaciones familiares o laborales que comienzan a causarles estrés emocional. Podemos suponer, entonces, que este estrés emocional genera, al realizar un trabajo repetitivo, una mayor fuerza aplicada en cada movimiento. Bajo esta premisa, en segundo lugar, frente al paciente con una tendinopatía indagamos sobre su estado emocional para corregirlo como parte esencial del esquema terapéutico. En tercer lugar debemos indagar por el ritmo de ejecución de movimientos que el paciente está imprimiendo en su trabajo para poder determinar si existe un exceso de solicitación incompatible con la fisiología.

Asociando las anteriores consideraciones podemos plantear que el panorama de la ergonomía lo conforman tres aspectos que, reunidos, podemos describir como un *tríptico ergonómico* (tabla 5).

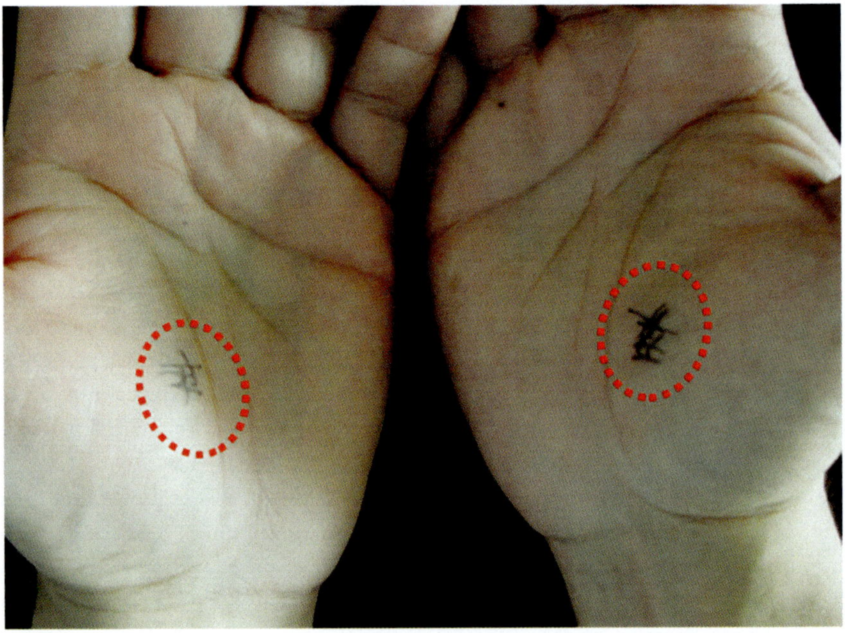

Figura 5.114. Atrapamiento de la rama motora tenar del nervio mediano, bilateral.

Consideramos que los tres puntos anteriores son prioritarios, y una vez planteada su corrección procedemos, en cuarto lugar, a iniciar el tratamiento médico convencional. Para todo el grupo de tendinopatías intrínsecas de origen inflamatorio en la mano, en general hemos utilizado tratamientos con antiinflamatorios no esteroideos, soportes ortopédicos y fisioterapia.

Hemos prescrito los aines por tiempo variable, entre 10 y 30 días, según las características del medicamento, la severidad del cuadro, las condiciones generales del paciente y el tiempo de evolución. En casos resistentes podemos hacer infiltraciones locales de corticoides en dilución del 50 % alrededor de la estructura afectada (19). Los soportes ortopédicos pueden ser indicados en los casos de síntomas severos para aprovechar el efecto analgésico del reposo, pero procuramos utilizarlos por el menor tiempo posible. Indicamos ejercicios de estiramiento de las unidades miotendíneas afectadas y tratamiento fisioterapéutico. En esta última recomendamos la aplicación de distintas formas de calor local, medidas que conduzcan a la disminución del edema en caso de que exista, y que se realice de tal forma que no sea dolorosa, por razones que expondremos en el capítulo 6.

Todos los casos observados de tendinopatías intrínsecas de la mano se han resuelto de forma satisfactoria con el esquema de tratamiento presentado.

Tabla 5. Tríptico ergonómico.

	Características	**Aspectos preventivos y de tratamiento**
Ergonomía física	Equilibrio biomecánico	Toma del instrumento o aproximación de contacto al aparato
Ergonomía emocional	Estrés emocional	Estado de relajación
Ergonomía de ritmo	Economía funcional	Acondicionamiento físico para un alto rendimiento

En el léxico popular de varios países encontramos proverbios que casualmente y por coincidencia, ilustran algunos de los conceptos antes enunciados:

Chi va piano va sano e va lontano.
Del afán no queda sino el cansancio.
Le désir est là, mais pas fatigué.
No por más madrugar amanece más temprano.
Qui va loin protège sa monture.
More haste, less speed.
El que menos corre vuela.
A paso de camionero: lento pero seguro.

REFERENCIAS

1. Froimson AI. Tenosynovitis and Tennis Elbow. En: Green DP. Operative Hand Surgery, Third ed. Churchill Livingstone; 1993. p. 2000.
2. Whaley AL, Baker CL. Lateral epicondilitis. Clin Sports Med. 2004;23:677-691.
3. Narakas A, Bonnard C. L'épicondylalgie: son traitement conservateur et chirurgical. En: Tubiana R. Traité de Chirurgie de La Main, Tome 4. Masson; 1991.
4. Nirschl RP. Epicondilitis lateral y medial. En: Morrey BF, Codo. Master en Cirugía Ortopédica. Marban S. L.; 2000. p. 129-148.
5. Baumgard SH. Percutaneous release of the epicondylar muscles for humeral epicondylitis. Am J Sports Med July. 1982;10:233-236.
6. Sang Seok L, Sangkuk K, Noh Kyoung P, Chan Woo L, Ho Sup S, Min Kyun S, et al. Effectiveness of Initial Extracorporeal Shock Wave Therapy on the Newly Diagnosed Lateral or Medial Epicondylitis. Ann Rehabil Med. 2012;36(5):681-687.
7. van der Worp H, van den Akker-Scheek I, van Schie H, Zwerver J. ESWT for tendinopathy: technology and clinical implications. Knee Surg Sports Traumatol Arthrosc. 2013;21:1451-1458.
8. Edwards SG, Calandruccio JH. Autologous blood injections for refractory lateral epicondylitis. J Hand Surg. 2003;28A:272-278.
9. Walther M, Kirschner S, Koenig A, Barthel T, Gohlke F. Wuerzburg: Biomechanical evaluation of braces used for the treatment of epicondylitis. J Shoulder Elbow Surg. 2002;11:265-70.
10. Adams JE, Steinmann SP. Elbow Tendinopathies and Tendon Ruptures. En: Scott, Wolfe, Robert, Hotchkiss, William, Pederson, et al. Green's Operative Hand Surgery, 6th ed. Elsevier-Churchill Livingstone; 2011. p. 922.
11. Eversman WW. Entrapment and compression neuropathies. En: Green DP. Operative Hand Surgery, 3th ed. Churchill Livingstone; 1993.
12. Calixto LF. Tendinosis del codo. Actualización en patología de hombro y codo. Bogotá: Sociedad Colombiana de Ortopedia y Traumatología; 2011.
13. Lampe EW. Surgical Anatomy of The Hand.: Clinical Symposia; 1951.
14. Scott, Wolfe, Robert, Hotchkiss, William, Pederson, et al. Green's Operative Hand Surgery, 6th ed. Elsevier-Churchill Livingstone; 2011.
15. International Federation of Societies for Surgery of the Hand. Terminology for Hand Surgery; 1986.
16. Eaton RG, Glickel SZ. Trapeziometacarpal osteoarthritis: staging as a rationale for treatment. Hand Clin. 1987;3:455-469.
17. Barron OA, Catalano LW. Thumb Basal Joint Arthritis. En Scott, Wolfe, Robert, Hotchkiss, William, Pederson, et al. Green's Operative Hand Surgery, 6th ed. Elsevier-Churchill Livingstone; 2011. p. 408-409.
18. Eaton RG, Lane LB, Littler JW, et al. Ligament reconstruction for the painful thumb carpometacarpal joint: a long-term assessment. J Hand Surg [Am]. 1984;9:692-699.
19. Silver JK, Rozmaryn LM. Overuse tendinitis of the intrinsic muscles. Orthopedics. 1998;21,(8):891.

6

Biomecánica aplicada a la rehabilitación

1. INTRODUCCIÓN

Como parte del tratamiento de las diversas tendinopatías, de las tendinitis, de los síndromes de atrapamiento tendinoso y de los nervios periféricos, así como para buscar la modulación de cicatrices en los periodos posoperatorios, hemos recomendado medidas de terapia física y ejercicios de estiramiento. En este capítulo queremos comentar la experiencia clínica obtenida en el manejo de nuestros pacientes y los criterios con los cuales recomendamos dichas medidas. Ya hemos descrito en cada capítulo la forma de realizar los ejercicios de estiramiento desde el punto de vista de la mecánica articular en la cual se busca colocar la unidad miotendínea en su posición de máxima longitud, considerando que hay unidades monoarticulares, biarticulares y poliarticulares (1). Teniendo en cuenta los fundamentos de la biomecánica del tejido conjuntivo, revisaremos los criterios con los cuales buscamos los siguientes objetivos:

- Estiramiento de la unidad miotendínea.
- Estiramiento de las estructuras peritendíneas.
- Restablecimiento de los planos de deslizamiento peritendinosos e intertendíneos.
- Estiramiento de las fascias musculares.
- Restablecimiento de los planos de deslizamiento interestructurales.
- Estiramiento de los tejidos de cicatrización.
- Estiramiento de ligamentos y cápsulas articulares.
- Preparación músculo-tendínea para realizar trabajos repetitivos.

2. BIOMECÁNICA DEL TEJIDO CONJUNTIVO

La biomecánica se define como la parte de la biología que estudia la acción de los agentes exteriores sobre las células y los tejidos, y las modificaciones que de ello resultan, concepto ilustrado bajo el término clásico de *transformismo* (2).

2.1. Anatomía

El tejido conjuntivo está formado por células, fibras, sustancia fundamental amorfa y plasma intersticial. Las células son fibroblastos (figura 6.1), macrófagos, células mesenquimales, mastocitos, plasmocitos, células adiposas y leucocitos. Las fibras son: las colágenas, las elásticas y las reticulares (figuras 6.2, 6.3 y 6.4). La sustancia fundamental amorfa está formada por glucoproteínas (mucopolisacáridos y proteínas), agua y fibronectina (3).

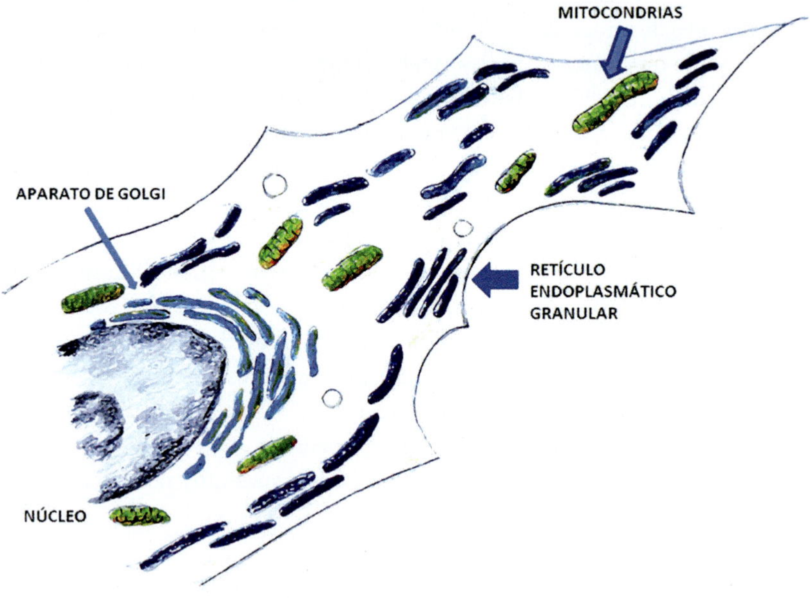

Figura 6.1. Fibroblastos. Tomada y modificada de Junqueira y Carneiro (3).

El tejido conjuntivo propiamente dicho puede ser laxo o denso y, este último, modelado (figura 6.5) o no modelado. El tejido conjuntivo de propiedades especiales incluye el adiposo, el elástico, el reticular y el hemocitopoyético, el tejido cartilaginoso y el óseo (3).

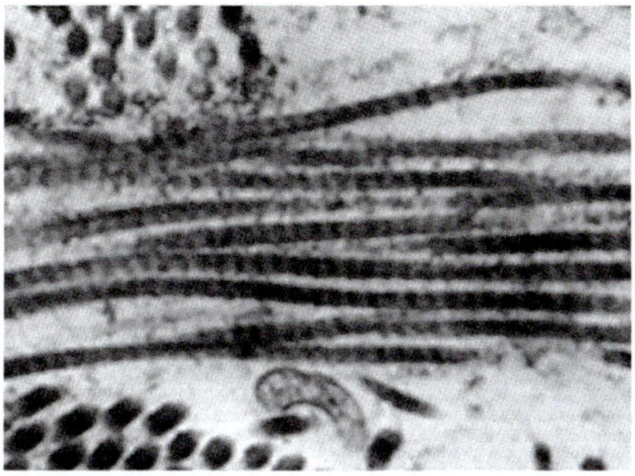

Figura 6.2. Microfibrillas colágenas (3).

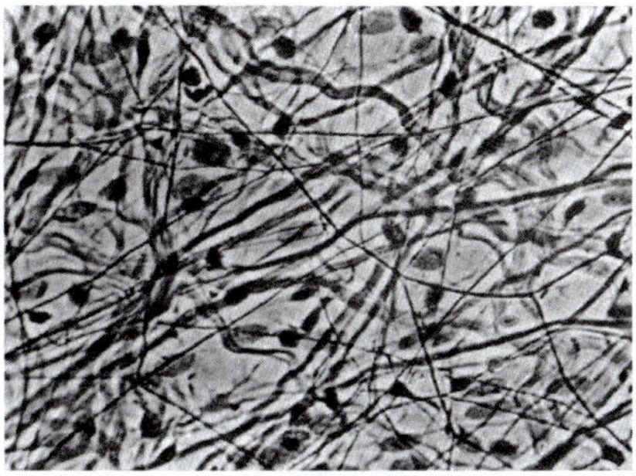

Figura 6.3. Fibras elásticas (las finas) (3).

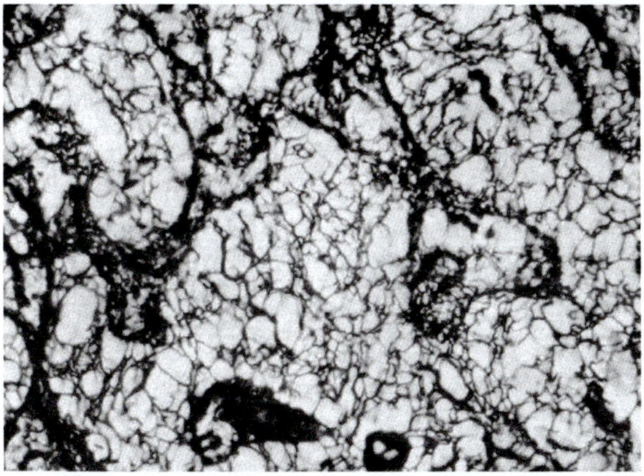

Figura 6.4. Fibras reticulares (3).

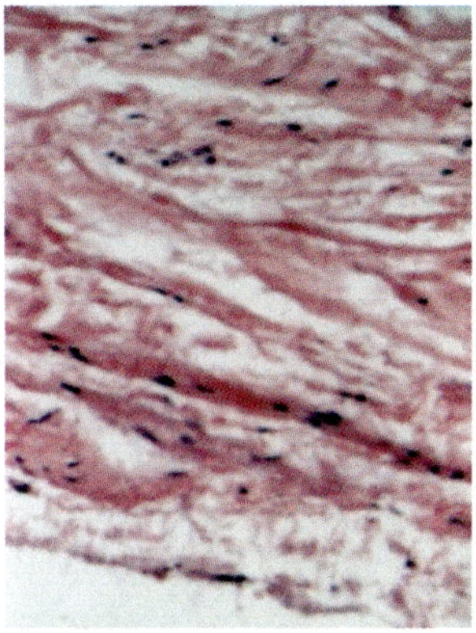

Figura 6.5. Tejido conjuntivo denso modelado.

Los tendones y los ligamentos están formados por tejido conjuntivo denso modelado (3), constituido por fibroblastos que ocupan el 20 % del total del volumen, y por matriz extracelular que ocupa el 80 %. De esta matriz, el 30% está formado por colágeno, sustancia fundamental y elastina (4). La molécula de colágeno se sintetiza en el fibroblasto como procolágeno y se excreta como tropocolágeno, el cual se polimeriza para formar el colágeno (5) (figura 6.6). Esta molécula está formada por tres cadenas de polipéptidos conformados por los aminoácidos glicina, prolina e hidroxiprolina, y agrupadas en forma de hélice triple constituida por dos cadenas alfa 1 y una alfa 2, unidas mediante puentes de hidrógeno o *crosslinks* (figura 6.7).

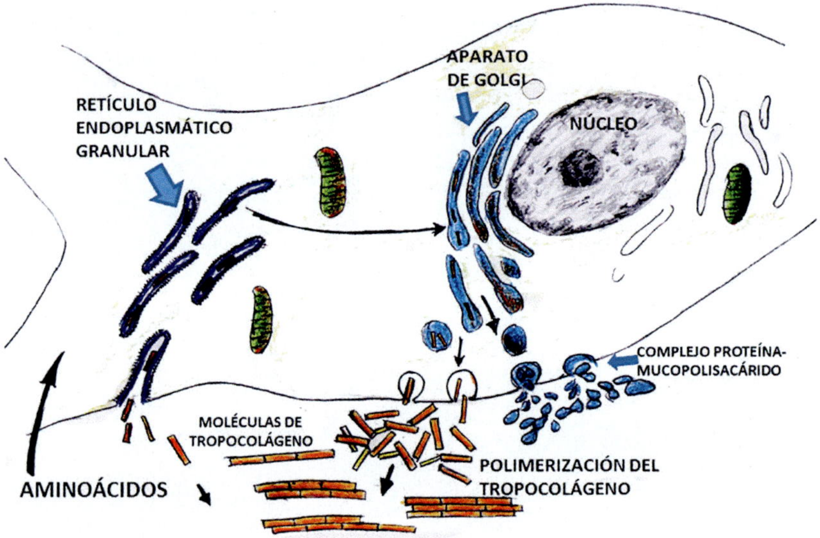

Figura 6.6. Producción de colágeno en el fibroblasto.

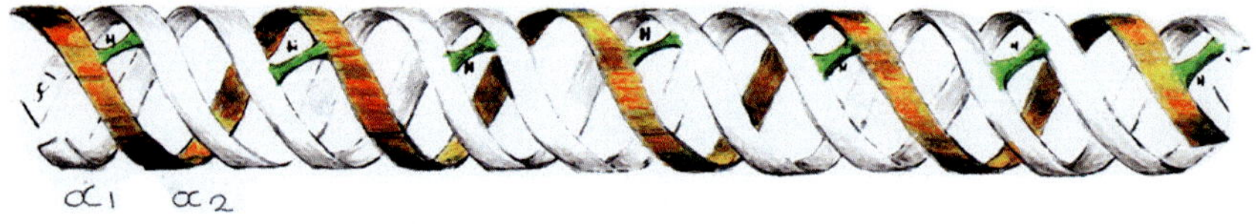

Figura 6.7. Molécula de tropocolágeno constituida por dos cadenas alfa 1 y una alfa 2, unidas por puentes de hidrógeno.

Las moléculas de tropocolágeno, también unidas mediante *cross*links (5), se agrupan en microfibrillas y estas a su vez lo hacen en subfibrillas. Las subfibrillas se agrupan para formar fibrillas, que se unen también mediante crosslinks (4) para formar fascículos, y estos, a su vez, se agrupan para formar tendones y ligamentos (3, 4) (figura 6.8). En los fascículos las fibrillas se disponen en forma plegada o crimp structure (5). Tanto las estructuras denominadas crosslinks como la forma plegada otorgan a las estructuras que conforman sus características biomecánicas de comportamiento frente al estrés. La agrupación de varias fibrillas de colágeno forma una fibra de colágeno considerada como la unidad estructural básica del tendón.

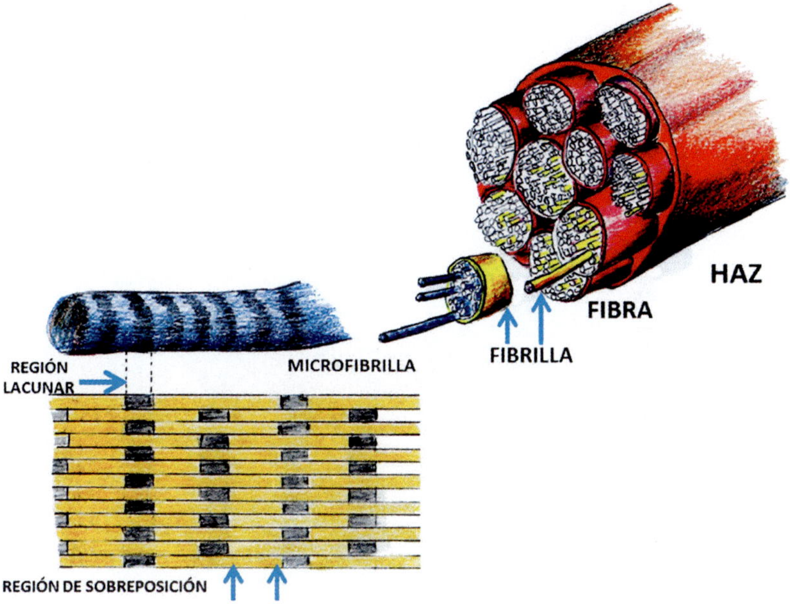

Figura 6.8. Estructura de los haces de colágeno.

Los fibroblastos se mantienen alineados en los fascículos en forma alargada siguiendo el eje funcional del tendón o del ligamento, y las fibras colágenas se disponen en forma paralela siguiendo el mismo eje unidireccional en el tendón, o en forma entrelazada en los ligamentos dada su función multidireccional (4).

Las fibrillas, los fascículos y los haces adquieren un recubrimiento de tejido conjuntivo laxo —el endotenon—, y los tendones otro similar —el epitenon—, el cual se mantiene en continuidad con el endotenon por su superficie interna. Por su superficie externa, el epitenon se rodea y conserva también continuidad con otra capa de tejido laxo, el paratenon, el cual funciona como una manga elástica que permite el deslizamiento del tendón contra los tejidos vecinos (6). En los ligamentos existe una capa externa similar pero que no recibe nombre específico (4). En segmentos tendinosos de alta fricción el paratenon se distribuye en forma de vaina con una capa visceral y otra parietal (7) (figura 6.9) con células sinoviales; el espacio entre una y otra conforma una cavidad que contiene líquido sinovial el cual facilita la movilidad del tendón y controla los efectos de la fricción, dado que se constituye en un sistema de lubricación por contacto (6, 7).

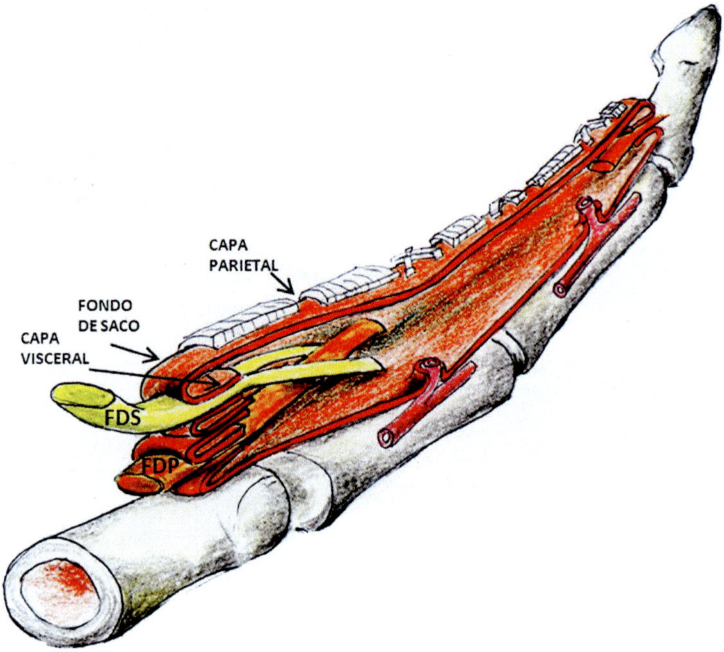

Figura 6.9. Distribución del paratenon en capas parietal y visceral en el canal flexor de los dedos (7).

2.2. Planos de deslizamiento

Entre dos o más estructuras vecinas en movimiento se constituyen planos de deslizamiento, de tal manera que es pertinente identificar planos peritendinosos, intertendinosos, intermusculares e interfasciales, y tener en cuenta que cada uno de estos puede estar afectado de diferente manera según las circunstancias patológicas. Al abordar un proceso de rehabilitación debemos orientar las acciones terapéuticas hacia la readecuación de estos múltiples planos interestructurales.

Como lo hemos mencionado, entre el epitenon y el paratenon se conforma un plano de deslizamiento (7) al cual podríamos denominar *plano peritendíneo* (figura 6.10), conformado por tejido areolar laxo y que se continúa como epimisio en la unión miotendínea (4). En los segmentos tendinosos en donde los tendones transcurren a lo largo de canales osteofibrosos, estos se encuentran recubiertos por una doble capa de membrana sinovial distribuida en dos porciones, una visceral y otra parietal, y se conforma un plano de deslizamiento entre ellas (4, 7) que podríamos también denominar *plano intersinovial*; cuando hay varios tendones agrupados se conforman *planos intertendíneos* como en el canal del carpo, en donde la sinovial mantiene una continuidad (8) y confluye en un mesotendón en el piso del canal (figura 6.11).

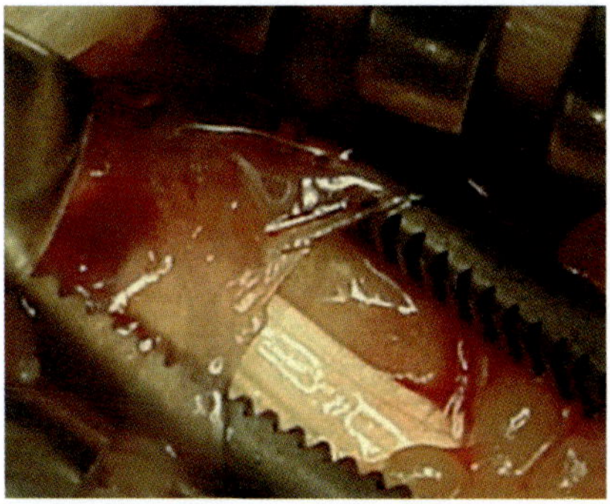

Figura 6.10. Plano peritendíneo. Plano de deslizamiento entre el epitenon y el paratenon.

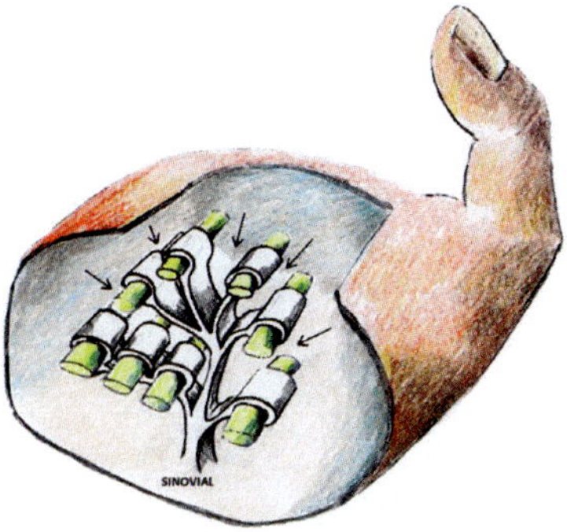

Figura 6.11. Planos intertendíneos en el canal del carpo.

2.3. Vascularización de los tendones

Al abordar un proceso de rehabilitación de un tendón afectado por cualquier tipo de patología es fundamental tener en cuenta las características de su vascularización, la cual se da por tres vías: en primer lugar, a través del mesotenon, del paratenon y de las vínculas (7, 8) llegan a los tendones arterias, venas y vasos linfáticos (9) (figura 6.12). En segundo lugar, en la unión miotendínea pequeñas arterias irrigan separadamente al tendón y al músculo (10). Y en tercer lugar, en la unión tendón-hueso debemos tener en cuenta que no hay comunicación directa a través de la zona fibrocartilaginosa, pero sí hay un aporte sanguíneo al tendón mediante anastomosis indirectas. Estas condiciones explican el hecho de que se presenten zonas avasculares en segmentos intermedios entre las fuentes de irrigación (figura 6.13) y también en aquellos segmentos sometidos a efectos de fricción, torsión, angulación y compresión.

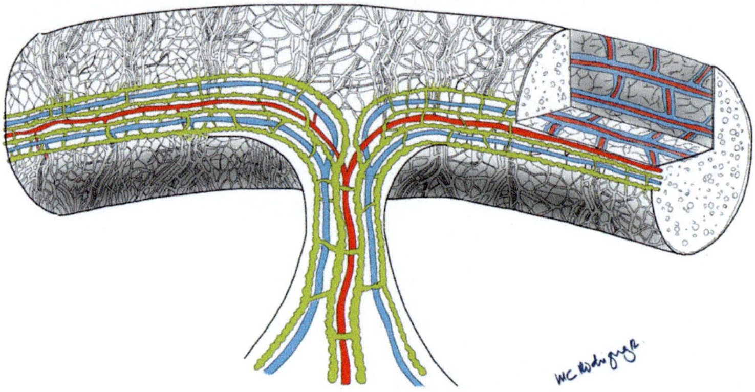

Figura 6.12. Vascularización tendinosa. En verde, red linfática.

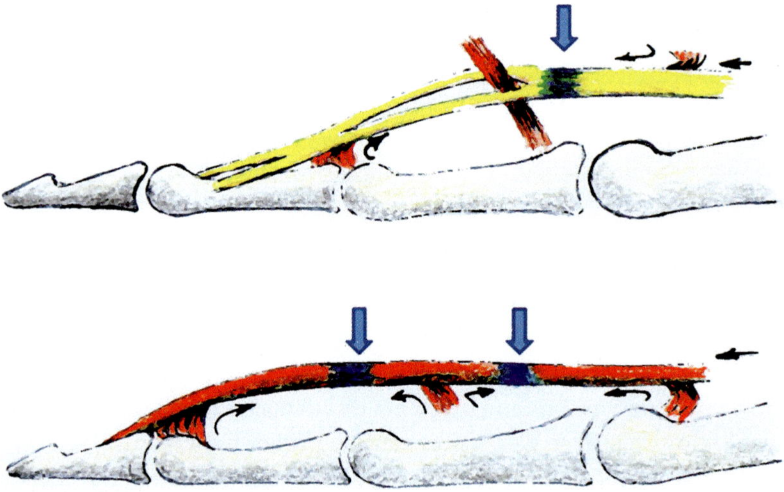

Figura 6.13. Zonas avasculares de los tendones flexores superficial y profundo.

2.4. Uniones miotendínea y tendón-hueso

La unión miotendínea se considera la "placa de crecimiento" del músculo, es el sitio de crecimiento del tendón, contiene órganos de Golgi, receptores nerviosos y células que producen colágeno; en ella existe una membrana basal continua que separa un compartimento intracelular de otro extracelular. En esta membrana basal se identifican tres regiones: una región densa próxima a la célula muscular, una lámina basal, y una región externa, la lámina reticular; esta última provee conexiones estructurales a las fibras colágenas del tendón (10). En la estructura de la unión miotendínea se aprecian numerosos pliegues que le dan una forma interdigitada (figura 6.14), la cual aumenta la superficie de unión y reduce el estrés por unidad de área modificando los ángulos de carga (10). Estos aspectos ponen en evidencia el papel definido que juega la unión miotendínea en el proceso de transmisión de fuerzas.

La unión tendón-hueso (figura 6.15) es similar en los tendones y en los ligamentos, y en ella se identifican cuatro zonas: la zona 1 o parte final del tendón, conformada por fibras colágenas paralelas; la zona 2 en la cual se mezclan las fibras colágenas con el fibrocartílago; la zona 3 en la que se aprecia una mineralización gradual del fibrocartílago hasta transformarse en hueso cortical en la zona 4 (4, 11).

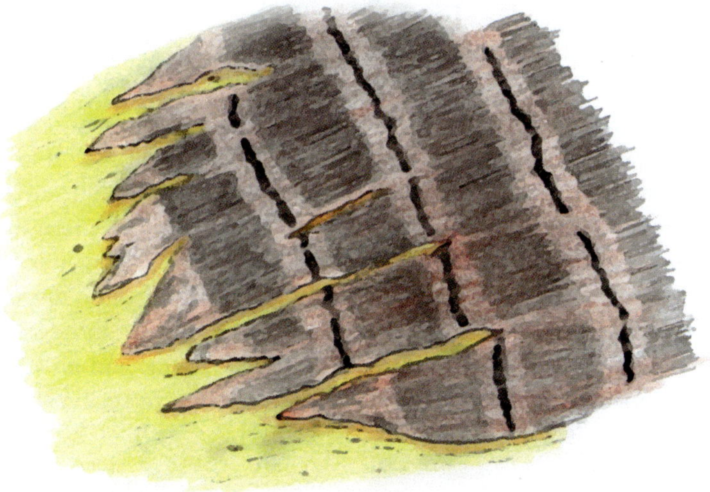

Figura 6.14. Arquitectura interdigitada de la unión miotendínea.

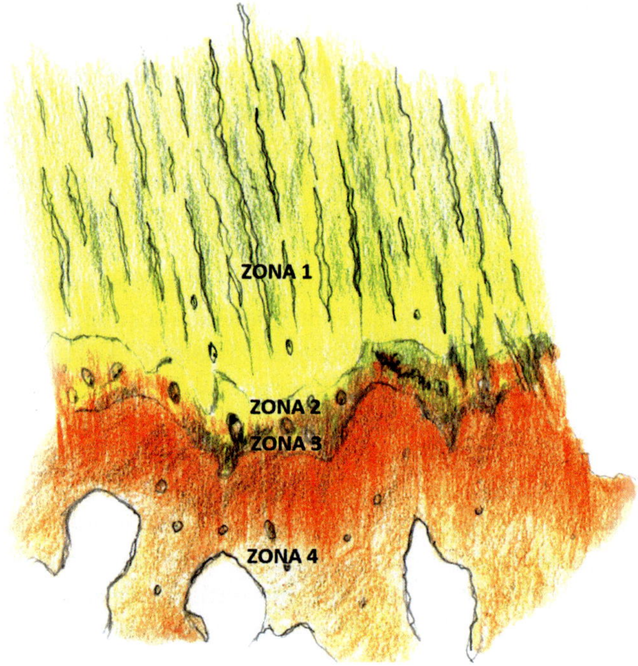

Figura 6.15. Zonas de la unión tendón-hueso.

2.5. Inervación de los tendones

La inervación de los tendones está dada por órganos aferentes, los órganos de Golgi (figura 6.16) y los corpúsculos lamelares. Son órganos neurotendinosos, mecano-receptores, localizados cerca de la unión neuromuscular y que responden a la deformación mecánica reduciendo la tensión muscular durante la contracción excesiva. Los primeros están formados por terminaciones nerviosas que son encapsuladas por tejido endoneural dispuesto en capas concéntricas y que son comprimidas en su posición intratendinosa o epitendinosa, al ser el tendón tensionado por la contracción muscular. Los segundos responden a estímulos transmitidos por tejidos vecinos (5, 11).

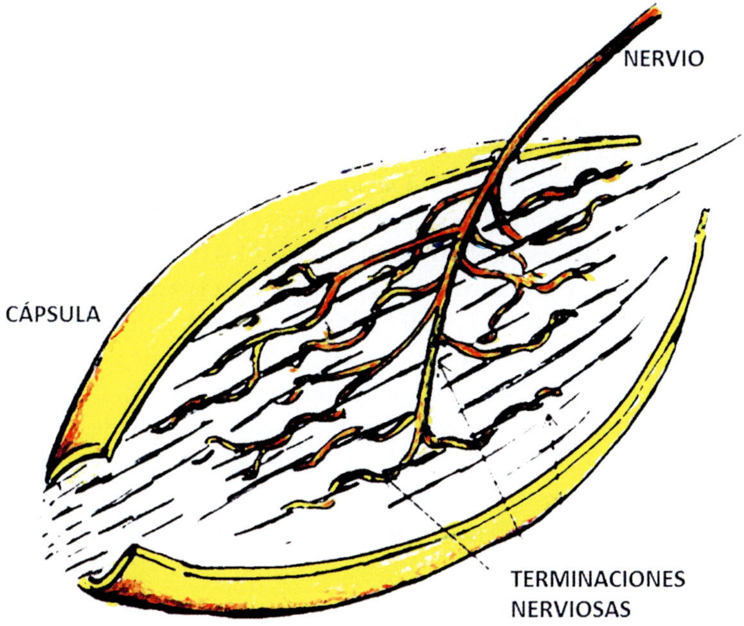

Figura 6.16. Órgano de Golgi

3. PROPIEDADES BIOMECÁNICAS DE LOS TENDONES

La fuerza tensil del colágeno se origina en las uniones covalentes intermoleculares, o *crosslinks,* dentro y entre las microfibrillas (5); estos últimos tienen como función absorber las variaciones de energía. Las fibrillas se consideran la *unidad básica de carga,* y su estructura tiene *un patrón plegado* (*crimp*) que desaparece cuando el tendón se elonga hasta un 2% (5, 11) (figura 6.17), ilustrado por Bonnel y Baldet como aparece en la figura 6.18 (11).

Uno de los métodos para analizar la respuesta de los tendones y de los ligamentos al estrés es observar los cambios que ocurren al someterlos a una fuerza de tensión longitudinal (12) progresiva (*stress*) que produzca su deformación (*strain*) hasta la ruptura. Estos cambios se registran en gráficas como la de *carga/elongación* presentada por Carlstedt (4), o la de *esfuerzo/*

deformación (*Stress/Strain*) de Curwin y Stanish (5), la cual presentamos modificada en la figura 6.19. En esta curva los autores identifican cuatro fases de deformación: la *fase I* en la cual ocurre una elongación elástica no linear (2 % *strain*) permitida por la estructura plegada (*crimp*) (5) de las fibrillas, la cual se hace linear. Al suprimir la carga se recupera la estructura original. Esta es una fase de *deformación elástica no linear, y es denominada como la región "toe" de la curva (transición de la región cóncava a la región lineal) (19)*. En la *fase II* ocurre una elongación elástica linear (1-4 % *strain*), en la cual las fibrillas colágenas se elongan. También se recupera la estructura original al suprimir la carga (5). En la *fase III* se produce un estiramiento permanente (*creep*) (4-8 % *strain*) como consecuencia de la ruptura de uniones entre y dentro de las microfibrillas, de un deslizamiento interfibrilar, de daño en los fibroblastos y de lesión microvascular (5); como resultado se obtiene una *deformación plástica* comparable a la que adquiere un resorte al someterlo a un estiramiento que supera su capacidad de deformación elástica (figura 6.20). En la *fase IV* (8-10 % *strain*) se produce una ruptura macroscópica.

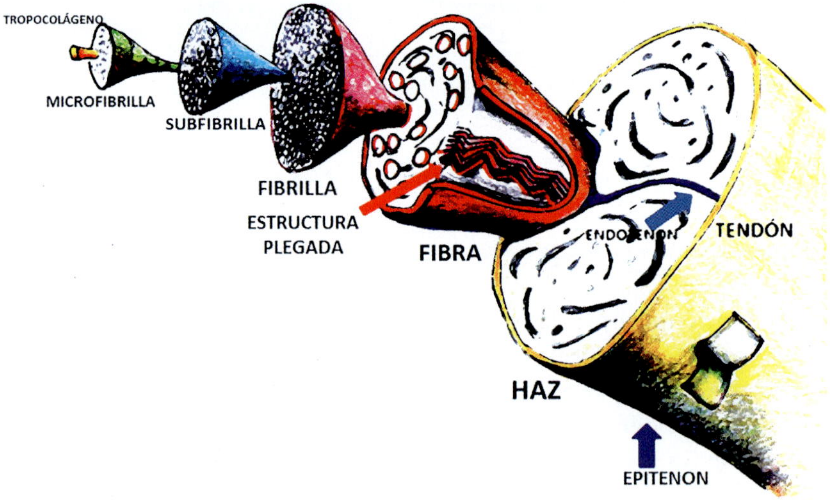

Figura 6.17. Disposición de las fibrillas en forma plegada o *crimp structure*.

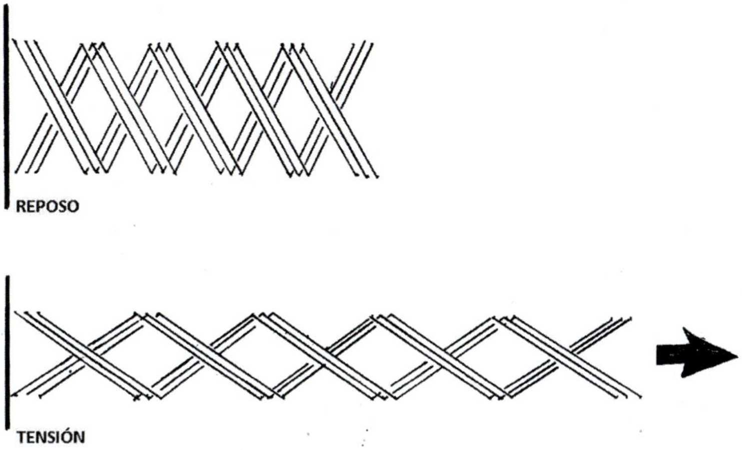

Figura 6.18. Tendón en estado de reposo y en estado de tensión. Referencia modificada de Bonnel Baldet (11).

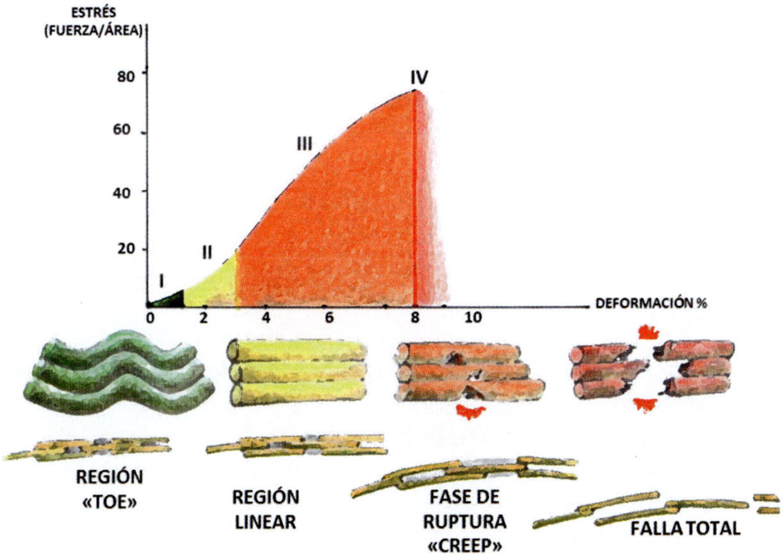

Figura 6.19. Curva de Esfuerzo/Deformación (stress/strain) de Curwin y Stanish.

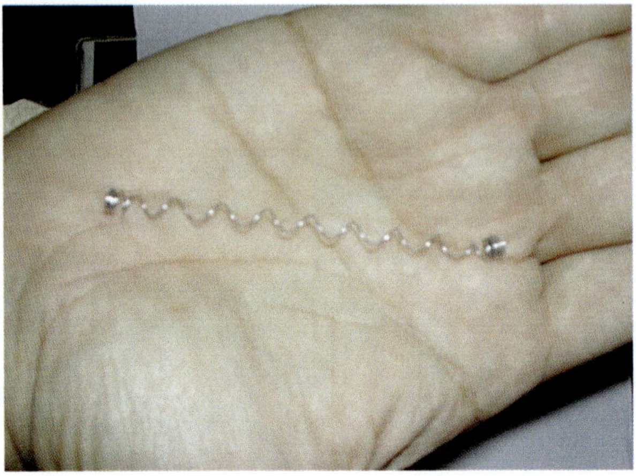

Figura 6.20. Deformación plástica de un resorte (fase III).

Es de anotar que mientras el colágeno tiene la capacidad de deformarse en un 4%, la elastina puede hacerlo en un 70%. La sustancia fundamental amorfa conforma un gel de alta viscosidad que ofrece un soporte estructural y un medio de difusión de nutrientes (5).

3.1. Factores que afectan las propiedades biomecánicas de los tendones y de los ligamentos

Adicionalmente al factor etiológico primario que inicie un proceso de lesión tendinosa o ligamentaria, debemos tener en cuenta otros factores considerados coadyuvantes, y también los efectos de la deprivación (reposo) y del aumento (ejercicio) del estrés.

3.1.1. Factores coadyuvantes en el proceso de la lesión tendinosa y ligamentaria

Según Barfred (13), la respuesta de los tendones y de los ligamentos al esfuerzo se puede ver influenciada por factores coadyuvantes al proceso de la lesión, a saber:

- Una tensión aplicada rápidamente.
- La aplicación de una carga oblicua.
- La aplicación de una carga constante por tiempo prolongado, lo cual elimina el tiempo de recuperación de la fibra y conduce a una pérdida acumulada de uniones moleculares.
- Una carga aplicada al tendón previamente tensionado, como ocurre en el mecanismo de producción de un dedo en martillo.

- La práctica de ejercicio excéntrico (alargamiento muscular durante la contracción del mismo).
- Músculos con máxima inervación.
- Tendones débiles en proporción al músculo del que provienen.

3.1.2. Efectos de la deprivación del estrés (reposo) sobre los ligamentos y sobre los tendones

Como respuesta a la solicitación mecánica, los tendones y los ligamentos se tornan menos fuertes y rígidos con el reposo y se disminuye su fuerza tensil (4), identificándose los siguientes cambios histoquímicos (5):

- Disminución en el número y tamaño de las fibras de colágeno.
- Pérdida de 20-40 % de la sustancia fundamental.
- Disminución del porcentaje de elastina.
- Adaptación enzimática de los fibroblastos a un estado catabólico.

3.1.3. Efectos del aumento del estrés (ejercicio) sobre los ligamentos y sobre los tendones

Por el contrario, la respuesta al aumento de la solicitación mecánica se traduce en mayor rigidez y mayor resistencia (4), y se aprecian también modificaciones histoquímicas (5):

- Aumento de la síntesis de colágeno.
- Aumento del número y del tamaño de las fibras.
- Aumento del área de sección.
- Aumento de la concentración de enzimas metabólicas.
- Aumento de la resistencia tensil.

4. PATOLOGÍA DE LOS PLANOS DE DESLIZAMIENTO

Como hallazgos transoperatorios, en los cuadros de atrapamientos tendinosos hemos encontrado cambios anatómicos en las estructuras que conforman los diferentes planos de deslizamiento. Estos planos, constituidos por tejido areolar laxo (7) o por tejido sinovial (4), sufren distintas modificaciones que en el primer caso las llamamos *fibrosis adherentes,* y en el segundo *sinovitis adhesivas* (figura 6.21). En ambos casos podemos identificar la formación de adherencias y, según el plano afectado, las podemos denominar como adherencias peritendinosas, intertendinosas, intersinoviales, interfasciales, intermusculares, intracompartimentales o subdérmicas. Esta diferenciación ha sido útil tanto para ordenar los pasos en los procedimientos quirúrgicos como para dar una orientación al manejo médico que diseñamos cuando decidimos aplicar un tratamiento conservador. De la misma manera, al iniciar un proceso de rehabilitación debemos considerar en su conjunto los planos de deslizamiento que estén en relación con el sitio afectado y orientar las medidas terapéuticas hacia el restablecimiento de estos múltiples planos interestructurales.

En cuanto a la etiología de los procesos adherentes, además de la que conllevan los procesos de cicatrización postraumática, debemos considerar aquellas que se asocian a la presencia de edema en los casos postraumáticos, a alteraciones sistémicas como en el hipotiroidismo o el embarazo, o a enfermedades inflamatorias sistémicas.

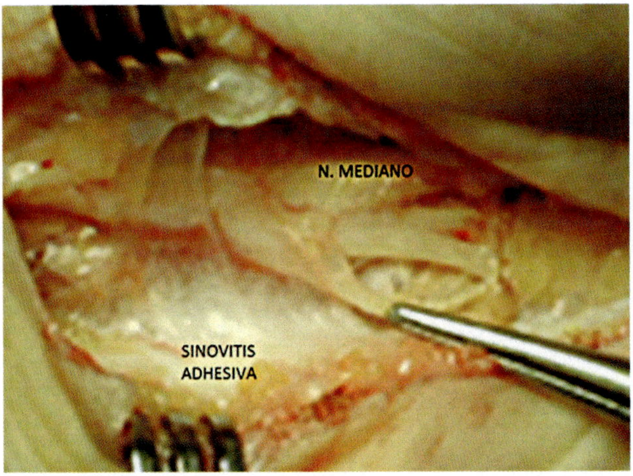

Figura 6.21. Sinovitis adhesiva en el canal del carpo.

5. APLICACIONES CLÍNICAS. EJERCICIOS DE ESTIRAMIENTO

Tal como lo hemos planteado a lo largo de los capítulos anteriores, recomendamos diversos tipos de ejercicios de estiramiento como herramientas útiles en el tratamiento de diversas patologías. En nuestra práctica clínica los hemos indicado durante años, y su enseñanza se ha transmitido de generación en generación en formas muy variadas. Sin embargo, queremos comentar algunas de las preguntas cotidianas que nos hacemos sobre su razón de ser: ¿por qué, para qué y cuánto? ¿Qué elongamos: el músculo, el tendón, la cápsula, el ligamento, la cicatriz? ¿Cuándo? ¿Cómo hacerlo?

5.1. Fundamentos

Ante todo queremos hacer énfasis en que el objetivo que perseguimos con los ejercicios que hemos mencionado es actuar sobre diversas estructuras de tejido conectivo. Con respecto al efecto de los estiramientos activos y pasivos sobre las masas musculares, siguiendo a Riley y van Dike (14), nos llama la atención su mención sobre que dichos ejercicios son ampliamente indicados en la clínica y en las actividades deportivas, pero que a pesar de que su valor es cuestionado, se los continúa utilizando. De acuerdo con los autores antes mencionados (14), la rigidez tisular es una propiedad de adaptación continua del músculo esquelético el cual se ajusta a las expectativas de movimiento cotidianas, y reportan que un estiramiento diario de 15 a 60 segundos reduce la rigidez muscular durante 24 horas. Recomiendan entonces que los ejercicios de estiramiento se realicen diariamente puesto que el efecto de disminución de la rigidez desaparece después de 24 horas.

5.2. Objetivos

El estiramiento pasivo reduce la rigidez muscular (14), pero debemos tener en cuenta que al realizar un ejercicio de estiramiento no es únicamente el músculo el que se somete a una fuerza de tensión sino que también lo están los diversos componentes de tejido conectivo, siendo este el elemento principal. El fibroblasto tiene la capacidad de responder al estímulo de la tensión y el tejido conectivo la de remodelarse mediante una actividad proteolítica; el primero modifica su citoesqueleto y el segundo disminuye su rigidez (15). En el tejido muscular los fibroblastos están presentes en el endomisio que recubre cada fibra, en el perimisio que recubre los fascículos y en el epimisio que recubre los haces (3); también lo están en los tendones, en las cápsulas y los ligamentos, y en el tejido areolar laxo, en la adventicia que recubre los vasos sanguíneos y en el epineuro y las otras capas que recubren a los nervios. Los ejercicios de estiramiento alargan todos los elementos constitutivos del segmento anatómico siendo el fibroblasto la célula común a todos ellos (15).

5.3. Indicaciones

En la práctica clínica aplicamos los conceptos expuestos anteriormente para el tratamiento de los diversos estados patológicos enunciados a continuación, teniendo en cuenta que en todos los casos uno de los objetivos es lograr el estiramiento de estructuras formadas por tejido conjuntivo.

- Tratamiento médico de tenosinovitis estenosantes.
- Corrección de adherencias peritendíneas secundarias a procesos inflamatorios.
- Tratamiento médico de tendinitis, de tendinosis y de tendinitis insercionales.
- Corrección de retracción de fascias y de unidades miotendíneas.
- Tratamiento médico de atrapamientos de nervios periféricos.
- Rehabilitación de suturas tendinosas.
- Corrección de contracturas articulares.
- Corrección de retracciones secundarias a mala postura y actitud corporal.
- Liberación de cicatrices adheridas.
- Prevención, ejercicios de preparación para el trabajo físico, estiramientos, calentamiento.

5.4. Ejercicios de estiramiento. Técnicas e indicaciones

En la práctica clínica cotidiana hemos definido cinco ejercicios de estiramiento básicos que describiremos a continuación y que podemos utilizar como instrumento para el tratamiento de la mayoría de los estados patológicos que hemos analizado en los capítulos anteriores.

5.4.1. Ejercicio 1

Descripción: con el codo en extensión y el antebrazo en supinación, se llevan la mano y los dedos a la posición de extensión forzada (figura 6.22).

Indicaciones:

- Síndrome doloroso medial del codo.
- Síndrome del pronador redondo.
- Síndrome del túnel carpiano.
- Tenosinovitis FCR.
- Tendinitis, tenosinovitis FCU.

5.4.2. Ejercicio 2

Descripción: con el codo en extensión y el antebrazo en pronación, se lleva la mano a la posición de flexión forzada dejando libres los dedos (figura 6.23).

Indicaciones:

- Síndrome del interóseo posterior.
- Síndrome doloroso lateral del codo.

- Síndrome de intersección.
- Tendinitis, tenosinovitis ECU, ECRL, ECRB.

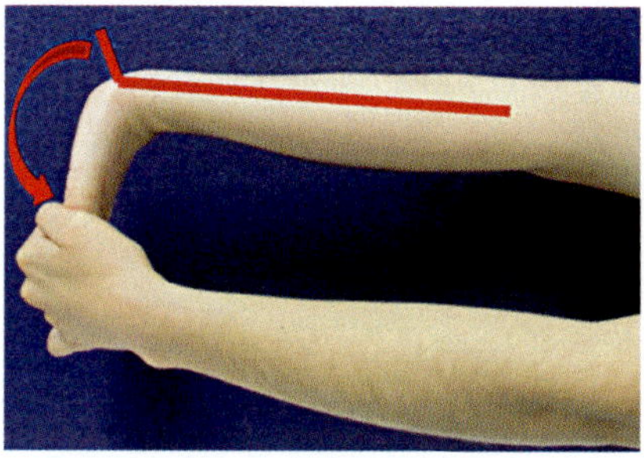

Figura 6.22. Unidades miotendíneas sometidas a estiramiento: bíceps, braquial anterior, PT, FCR, PL, FDS 2°3°4°5°, FDP 2°3°4°5°, FCU, FPL.

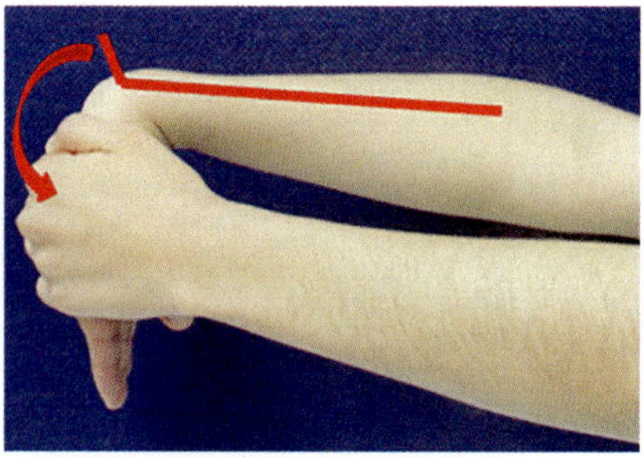

Figura 6.23. Unidades miotendíneas sometidas a estiramiento: BR, ECRL, ECRB, ECU, Supinator.

5.4.3. Ejercicio 3

Descripción: con el codo en extensión y el antebrazo en pronación se lleva la mano a la posición de flexión forzada manteniendo los dedos flejados (figura 6.24).

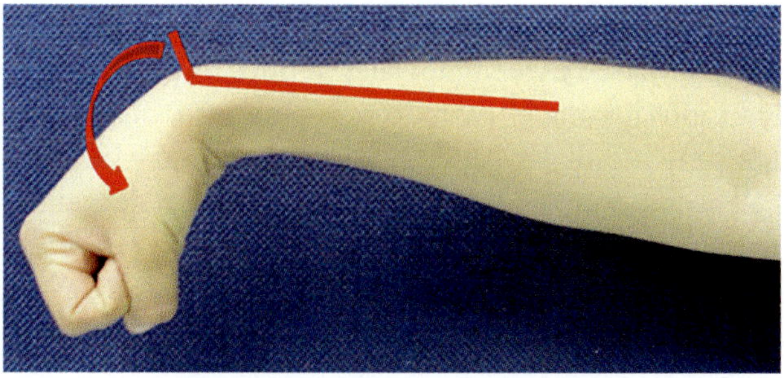

Figura 6.24. Unidades miotendíneas sometidas a estiramiento: EDC, EDQP, ECU, supinator.

Indicaciones:

- Síndrome del interóseo posterior.
- Síndrome doloroso lateral del codo.

5.4.4. Ejercicio 4

Descripción: con el puño cerrado y con la muñeca en posición neutra en el plano frontal, se realiza el arco de desviación cubital de la mano manteniendo el pulpejo del pulgar apoyado sobre la cara lateral del índice o dicho dedo por debajo del mismo (figura 6.25).

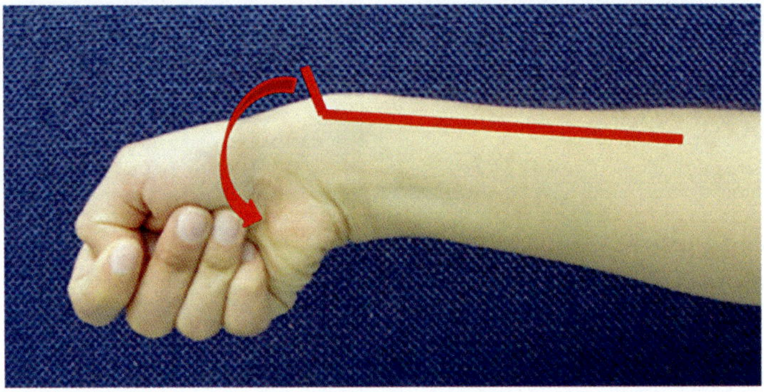

Figura 6.25. Unidades miotendíneas sometidas a estiramiento: APL, EPB.

Indicaciones:

- Enfermedad de De Quervain

Con este ejercicio buscamos restablecer los planos de deslizamiento peritendinosos, intertendinosos e intersinoviales dentro del primer compartimento extensor. Indicado durante el periodo posoperatorio, buscamos además un efecto de alargamiento de las adherencias que se forman en los mismos planos y en el plano subdérmico. Si la enfermedad ha sido de evolución crónica o ha llegado a un estado de engatillamiento lateral de la muñeca, buscamos además de lo anterior corregir la retracción de la cápsula y de los ligamentos radio-carpianos laterales.

5.4.5. Ejercicio 5

Descripción: de pie, con los pies separados y con toda la musculatura de los miembros inferiores contraída, se inicia el ejercicio partiendo de una posición de flexión del tronco y llevando las manos lo más cerca del piso. Se continúa extendiendo el tronco y los miembros superiores con las palmas de las manos enfrentadas y empujando hacia arriba. A continuación de descienden los miembros superiores hasta la línea horizontal con las muñecas en extensión, forzando la supinación del antebrazo y la extensión del codo, llevando los hombros en retropulsión y manteniendo el cuello extendido. A continuación se inicia el proceso inverso (figura 6.26).

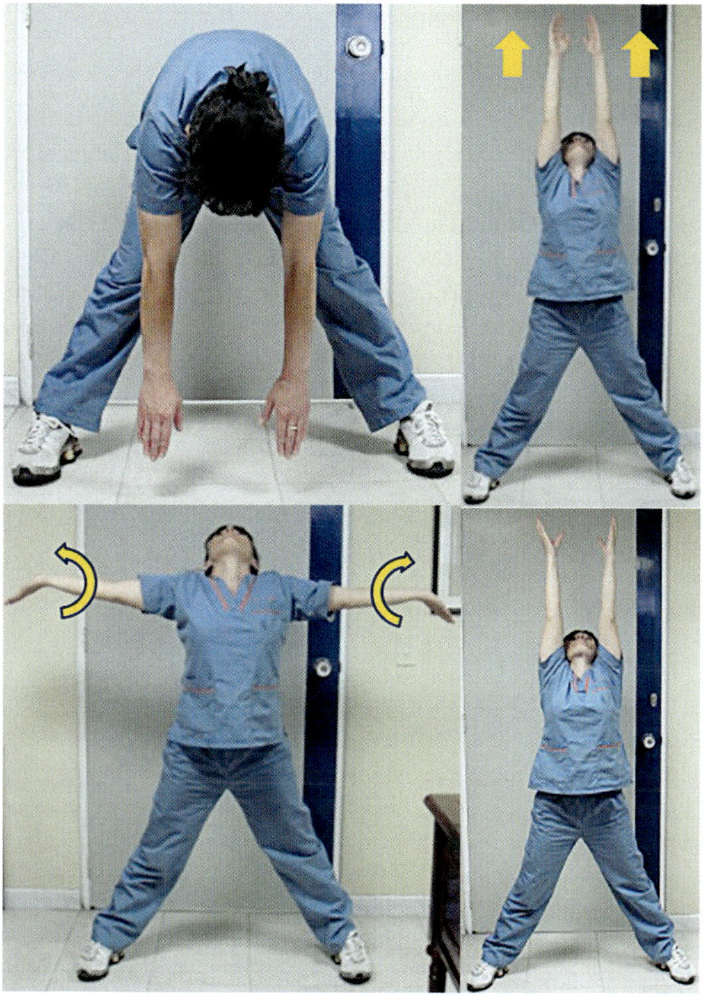

Figura 6.26. Unidades miotendíneas sometidas a estiramiento: todos los grupos flexores y pronadores.

Indicaciones:

- Síndrome del canal cubital
- Corrección de mala postura y actitud corporal.
- Fortalecimiento de extensores y supinadores.

- Estiramiento de flexores y pronadores.
- Retracción de fascias y de unidades miotendíneas flexopronadoras

5.5. Otros métodos de estiramiento

5.5.1. Tracción mecánica de ajuste progresivo

Para la corrección de las contracturas articulares en flexión de los dedos, de las cuales es muy frecuente la de la articulación interfalángica proximal, utilizamos el dispositivo denominado en inglés Joint Jack (16), formado por una lámina de material dúctil doblada sobre sí misma que se coloca en la cara palmar del dedo; este dispositivo está provisto de un tornillo que al ser girado separa las dos láminas (figura 6.27), y por una cinta que rodea a la lámina más palmar; esta cinta pasa alrededor de la articulación que presenta la contractura y a media que se separan las láminas se genera una fuerza de presión en el dorso de la articulación, la cual propicia su extensión (figura 6.28).

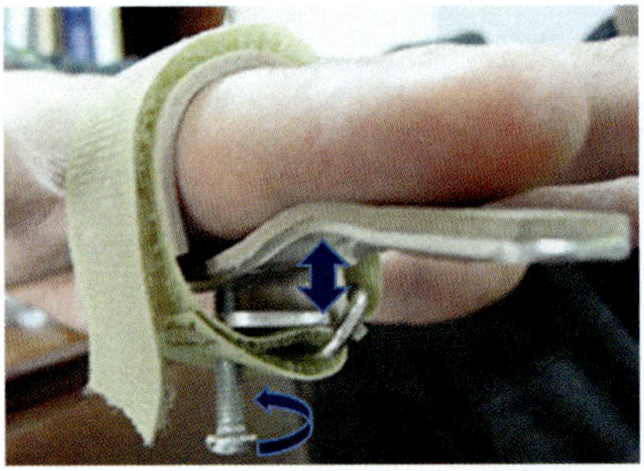

Figura 6.27. *Joint Jack.* Mediante el giro del tornillo se produce una separación de las dos láminas metálicas.

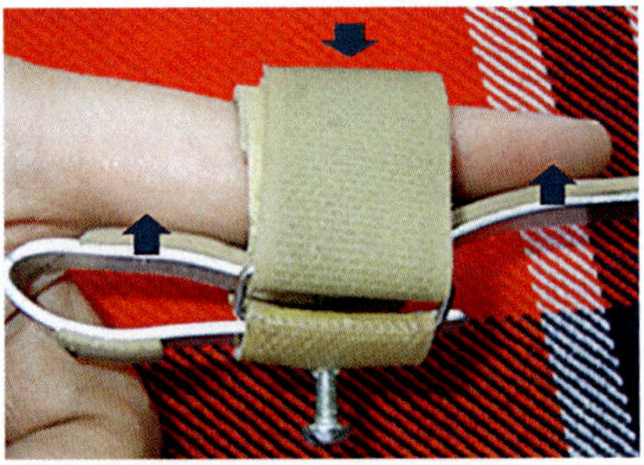

Figura 6.28. Fuerza correctora en el dorso de la articulación IFP y puntos de apoyo distal y proximal.

En las contracturas en flexión de las articulaciones interfalángicas proximales el problema esencial es la retracción de la placa palmar y de los ligamentos colaterales secundarios. Con este aparato lo que buscamos es aplicar una fuerza de tracción sobre dichas estructuras, progresiva y permanente, con el fin de producir un estiramiento de los tejidos conjuntivos retraídos. Es fundamental establecer un ritmo de corrección que no produzca, por exceso, la ruptura de los tejidos que buscamos únicamente elongar. En nuestra experiencia lo aplicamos inicialmente en horario de 24 horas continuas iniciando de preferencia al despertar en la mañana, momento en el que el paciente lo retira, descansa una o dos horas y lo reinstala llevando el tornillo a su posición cero; inicialmente indicamos que el ajuste del tornillo se haga en un cuarto de vuelta cada hora únicamente durante las horas diurnas, suspendiendo los ajustes tres horas antes del inicio del sueño para de esta forma garantizar que durante la noche no se presenta el dolor. La guía principal en la progresión del ajuste corrector del tornillo es para nosotros la aparición de dolor; si en el momento del ajuste o en las horas siguientes este aparece, indicamos retroceder en el proceso y continuarlo en forma más lenta. Una vez lograda la corrección total de la contractura planeamos una suspensión progresiva comenzando por una hora durante el día.

5.5.2. Tracción elástica de acción continua

Para la corrección de otros estados patológicos postraumáticos en los cuales buscamos elongar tejidos cicatriciales o estructuras retraídas, o en etapas posoperatorias, utilizamos diversos modelos de férulas con sistemas de tracción elástica de acción continua como la presentada en la figura 6.29, diseñada para la corrección de adherencias de tendones flexores, o como la de la figura 6.30 para contracturas articulares metacarpo-falángicas. Como ya lo hemos comentado, la medida de la tensión de las bandas elásticas la ajustamos según la aparición de dolor, y las férulas están provistas de mecanismos de ajuste.

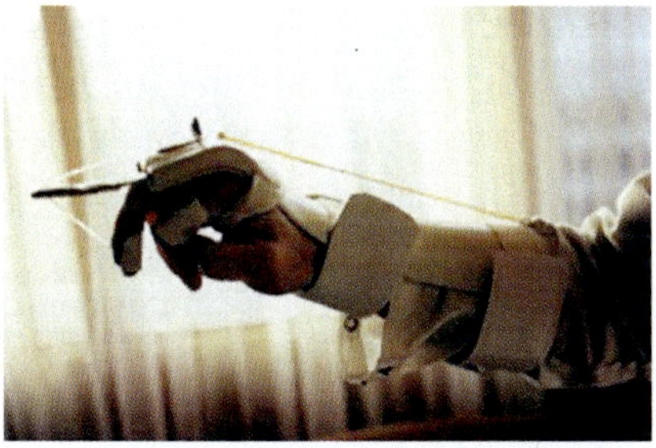

Figura 6.29. Férula dorsal para tracción elástica continua en extensión de los dedos, indicada para la corrección de adherencias de tendones flexores.

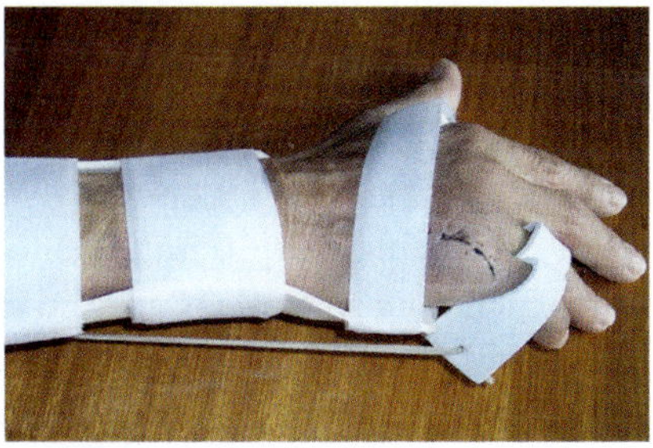

Figura 6.30. Férula palmar de tracción elástica para la corrección posoperatoria de contracturas articulares metacarpo-falángicas.

5.5.3. Condiciones de ejecución

Durante la aplicación de toda maniobra de estiramiento tisular, en nuestra práctica clínica observamos a manera de postulados las siguientes condiciones para su ejecución:

- *Toda elongación debe hacerse de tal manera que sea indolora y progresiva. No debe presentarse dolor ni durante la realización del ejercicio ni después de terminado.*
- *No se deben presentar fenómenos inflamatorios ni edema, ni durante ni después de realizadas las maniobras.*
- *No se deben presentar pérdidas de corrección sobre las ganancias obtenidas después de la realización de manipulaciones.*
- *Los ejercicios de estiramiento deben realizarse diariamente. De acuerdo con Riley y van Dyke (14) recomendamos que su duración sea de 15 a 60 segundos y una vez al día, de preferencia al comienzo de la mañana. Esta es nuestra indicación mínima en personas sanas y como prevención en personas cuyo trabajo sea de riesgo por ser repetitivo, manual o por otras circunstancias. Cuando perseguimos objetivos terapéuticos consideramos que el mínimo total no debe ser menor de 60 segundos. En la práctica diaria indicamos que cada estiramiento se mantenga durante 15 segundos (contar lentamente hasta 10) y que se realicen como mínimo 10 repeticiones (se completan 2 minutos y medio). Recomendamos además que esto se haga tres veces al día, al comienzo de la mañana, al medio día y al comienzo de la noche.*

5.5.4. Acerca de las "pausas activas"

Es de amplia difusión y aplicación el concepto de hacer "pausas activas" durante los trabajos de tipo repetitivo como medida preventiva para evitar los síndromes de sobreuso (17). Estas pausas se definen como "un cambio de actividad, utilización correcta del tiempo de descanso, la realización de ejercicios de estiramiento y de relajación" (17, 18), interrumpiendo el trabajo habitual durante 10 a 30 minutos (17); si bien pensamos que son algo muy conveniente y efectivo, en nuestro enfoque de prevención y de tratamiento consideramos que esencialmente se deben regular en forma prioritaria el **ritmo** y la **intensidad** en forma constante durante la ejecución del trabajo. Estos dos aspectos están relacionados con las diversas fuentes de estrés, de tal manera que al aumentar éste aumentan las fuerzas de carga en cada acción. Por lo tanto, de manera general les recomendamos a nuestros pacientes realizar su trabajo con ritmo pausado, sin afán y sin estrés, de la forma expuesta en el capítulo 5. Así mismo, consideramos que no es conveniente caer en generalizaciones; partimos del principio de la individualidad tanto en la fase de evaluación del problema como en la del establecimiento de un diagnóstico etiológico y, en consecuencia, diseñamos todo plan de prevención y de tratamiento teniendo en cuenta la interacción constante de múltiples factores y con sentido personal y holístico.

REFERENCIAS

1. Brand PW. Clinical Mechanics of The Hand. The C.V. Mosby Company; 1985.
2. Portales médicos. Diccionario médico. Disponible en: http://www.portalesmedicos.com/diccionario_medico/index.php/Biomecanica
3. Junqueira LC, Carneiro J. Histología básica. Salvat Editores; 1974.
4. Carlstedt CA, Nordin M. Biomechanics of Tendons and Ligaments. En Nordin M, Frankel VH. Basic Biomechanics of the Musculoskeletal System, 2 ed. Lea & Febiger; 1989.
5. O'Brian M. Functional Anatomy and Physiology of Tendons. Clinics in Sports Medicine. 1992;11(3).
6. Kannus P. Structure of the tendon connective tissue. Scand J Med Sci Sports. 2000;10:312-320.
7. Strauch B, De Moura W. Digital Flexor Tendon Sheath: An Anatomic Study. J. Hand Surg. 1985;10A(6):785-789.
8. Zbrodowski A, Gajisin S, Grodecki J. Mesotendons of Digital Flexor Muscles and their Vasculature. The Hand. 1981;13(3):231-238.
9. Verdan C. La vascularisation lymphatique des tendons. Traité de Chirurgie de la Main. Tubiana R. 1980;1:381.
10. Noonan TJ, Garret WE. Injuries at the Myotendinous Junction. Clinics in Sports Medicine. 1992;11(4).
11. Bonnel F, Baldet JP. Recherche sur les tendons. Traité de Chirurgie de la Main. Tubiana R. 1980;1:534.
12. Frankel VH, Burstein AH. Biomecánica Ortopédica. Barcelona: Editorial JIMS; 1973.
13. Barfred T. Experimental rupture of Achilles tendon. En: Herring SA, Nilson KL. Introduction to Overuse Injuries. Clinics in Sports Medecine. 1987;6(2).
14. Riley DA, van Dyke JM. The Effects of Active and Passive Stretching on Muscle Length. Phys Med Rehabil Clin N Am. 2012;23:51-57.
15. Langevin HM, Bouffard NA, Fox JR, et al. Fibroblast cytoskeletal remodeling contributes to connective tissue tension. En: Riley DA, van Dyke JM. The Effects of Active and Passive Stretching on Muscle Length. Phys Med Rehabil Clin N Am. 2012;23(55).
16. http://jointjackcompany.com/joint-jack
17. Castro E, Múnera JE, Sanmartín M, Valencia NA, Valencia ND, González EV. Efectos de un programa de pausas activas sobre la percepción de desórdenes músculo-esqueléticos en trabajadores de la Universidad de Antioquia. Revista Educación Física y Deporte. 2011;1(30):389-399.
18. Ministerio de la Protección Social. Guía de atención integral basada en la evidencia para desórdenes músculo-esqueléticos (DME) relacionados con movimientos repetitivos de miembros superiores (síndrome de túnel carpiano, epicondilitis y enfermedad de De Quervain) (GATI-DME). Bogotá: Imprenta Nacional; 2006.
19. Cárdenas Sandoval, R. P., Garzón-Alvarado, D. A., & Peinado Cortés, M. L. (2010). Mecanobiología de reparación del ligamento. Mechanobiology of ligament repair. Revista Cubana de Investigaciones Biomédicas, 29(1), 155–169. http://www.bvs.sld.cu/revistas/ibi/vol_29_1_10/ibi09110.htm

7

Glosario de términos básicos en biomecánica

Axis **- Eje**

En una articulación en movimiento, el punto o línea de un hueso que no se mueve en relación con el otro.

Compression stress. Pressure **- Estrés de compresión. Presión**

Estado reaccional de un cuerpo bajo la acción de una fuerza de compresión normal (perpendicular), por unidad de área.

Normal: perpendicular.

Presión: efecto causado por una fuerza normal a una superficie, por unidad de área.

Creep **- Estiramiento permanente**

Característica de un material biológico elástico: al ser este sometido a una tensión constante por un tiempo, cambia su estructura y adquiere un alargamiento permanente después de retirada la tensión (ruptura de uniones entre y dentro de las microfibrillas, deslizamiento interfibrilar, daño en los fibroblastos y lesión microvascular).

***Crimp* - Plegado**

Característica anatómica de algunas estructuras (p. ej., fibras colágenas) que permite un alargamiento por un mecanismo de desplegado reversible. Crimp structure – estructura plegada.

***Cross-link* – Puente**

Uniones (puentes, interconexiones) entre moléculas y entre fibrillas de colágeno.

***Elasticity* - Elasticidad**

Característica de un material que le permite recuperar su forma original después de haber sido deformado por la aplicación de una fuerza (acumula la energía deformante y la emplea para recuperar su forma).

***Force* - Fuerza**

Aquello que causa aceleración y/o deformación en un cuerpo. (huesos, articulaciones, tejidos blandos).

***Friction and shear stress* - Estrés de fricción y de cizalleo**

Estado reaccional de un cuerpo bajo la acción de fuerzas oblicuas o paralelas a una superficie.

***Hysteresis* - Histéresis**

Característica de un material elástico de recuperar su longitud al ser eliminada la tensión deformante, a un ritmo diferente al cual se deformó.

***Hysteresis Loop* - Anillo de histéresis**

Anillo diseñado por la curva de longitud/tensión durante la elongación de un material elástico seguido del proceso inverso al eliminar la tensión deformante.

Length-Tension Curve **- Curva de longitud-tensión**

Curva obtenida en un diagrama en el cual se coloca en la abscisa (horizontal) la escala de longitud, y en la ordenada (vertical) la tensión.

Lever **- Brazo, palanca**

Lever Arm or Leverage or Moment Arm **- Brazo de palanca o brazo de momento**

Distancia perpendicular de la línea de aplicación de una fuerza al centro de movimiento en una estructura rígida

Load **– Carga**

Mechanical advantage **- Ventaja Mecánica**

$$\text{Es la relación: } \frac{\text{Brazo de momento de la fuerza}}{\text{Brazo de momento de la fuerza opuesta (carga) } (\textit{load})}$$

Modulus **- Módulo**

Expresión numérica del grado en que un material posee una propiedad. Línea gráfica que se obtiene de la pendiente entre dos límites de deformación: la fuerza tensil y la densidad de la energía de deformación.

Modulus of elasticity **- Módulo de elasticidad**

Relación entre el cambio de esfuerzo (estrés) y el cambio de deformación (strain) en todos los puntos de la región elástica de una curva esfuerzo/deformación.

Modulus of stiffness **- Módulo de rigidez**

Relación entre el estrés de cizalleo y la deformación por cizalleo.

Plastic Change **- Deformidad plástica**

Deformidad permanente adquirida por un material elástico que ha sobrepasado su límite de elasticidad.

***Radian* - Radián**

Porción de la circunferencia cuyo arco mide 1 radio.

***Strain* - Deformación**

Cambio de configuración geométrica (deformación) que sufre un cuerpo en respuesta a la acción de una fuerza externa.

Deformación Longitudinal: mm x mm.
Deformación por cizalleo: radianes.

***Stress* - Estrés**

Esfuerzo. Estado reaccional (fuerza interna por unidad de área) de un cuerpo bajo la acción de una fuerza.

***Stress Relaxation* - Relajación del estrés**

Disminución del estrés de un material en el tiempo, bajo el efecto de una deformación constante (constant strain).

***Tension Stress* - Estrés de tensión**

Estado reaccional de un cuerpo bajo la acción de una fuerza de tensión.

***TOE* - Punto de transición**

Punto de transición entre la región cóncava a la región lineal de la curva. Punto de transición entre dos partes: entre la región cóncava y la región lineal de una articulación.

***Torque. Moment* - Torque. Momento**

Efecto de una fuerza en el movimiento circular o rotacional de un brazo (Momento de fuerza, torque).

Torque: fuerza x brazo de palanca.

Esto es igual a: Momento (kg/cm) = Tensión (kg) X Brazo de momento (cm).

Viscoelastic material - Material viscoelástico

Aquel que posee las dos cualidades anteriores.

Viscosity - Viscosidad

Es la cualidad de un cuerpo o tejido de absorber energía (shock absorbing quality) y aceptar la deformidad producida.

Yoke - Yugo

Aparato o brida que une a dos estructuras de tal manera que ambas son sometidas al efecto de una misma o de varias fuerzas.

REFERENCIAS

1. Junqueira C, Carneiro J. Histología básica. Barcelona: Salvat Editores; 1974.
2. Mow van C, Hayes WC. Basic Orthopaedic Biomechanics. Raven Press; 1991.
3. Brand PW. Clinical Mechanics of the Hand. The CV Mosby Company; 1985.
4. Frankel VH, Burstein AH. Biomecánica ortopédica. Barcelona: Editorial JIMS; 1973.
5. Nordin M, Frankel VH. Basic Biomechanics of the Musculoskeletal System. Second Edition. Malvern,PA, USA: Editorial Lea & Febiger; 1989
6. Pitner MA. Pathophysiology of overuse injuries in the hand and wrist. Hand Clinics. 1990;6(3).
7. Stern PJ. Tendinitis, Overuse Syndromes, and Tendon Injuries. Hand Clinics 1990;6(3).
8. O'Brian M. Functional Anatomy and Physiology of Tendons. Clin S Med. 1992;11(3).
9. Verdan C. La vascularisation lymphatique des tendons. Traité de Chirurgie de la Main. Tubiana R. vol. 1. Masson; 1980.
10. Noonan TJ, Garret WE. Injuries at the Myotendinous Junction. Clin S Med. 1992;11(4).
11. Micheli LJ, Fehlandt AF. Overuse Injuries to Tendons and Apophyses in the Children and Adolescents. Clin S Med. 1992;11(4).
12. Nirschl RP. Elbow Tendinosis/Tennis Elbow. Clin S Med. 1992;11(4).
13. Herring SA, Nilson K. Introduction to Overuse Injuries. Clin S Med. 1987;6(2).
14. Solomonow M, D'Ambrosia R. Biomechanics of Muscle Overuse Injuries. Clin S Med. 1987;6(2).
15. Cárdenas Sandoval RP, Garzón-Alvarado DA, Peinado Cortés ML. Mecanobiología de reparación del ligamento. Revista Cubana de Investigaciones Biomédicas. 2010;29(1):155-169. Disponible en http://www.bvs.sld.cu/revistas/ibi/vol_29_1_10/ibi09110.htm

8

Adendum
Terminología anatómica

La terminología anatómica en el campo de la cirugía de la mano se presenta en dos formas: la común o tradicional en los idiomas de cada país, y la internacional propuesta en latín por la Federación Internacional de Sociedades de Cirugía de la Mano desde 1986 con el fin de unificar el lenguaje. Presentamos a continuación un resumen de las equivalencias de los términos y las expresiones más utilizados a lo largo del libro.

TERMINOLOGÍA ANATÓMICA - *NOMINA ANATOMICA*

Nombre común	Denominación internacional	Abreviatura
Músculos de la región posterior del antebrazo		
Supinador largo	Brachioradialis	BR
Primer radial externo	Extensor carpi radialis longus	ECRL
Segundo radial externo	Extensor carpi radialis brevis	ECRB
Extensor común de los dedos	Extensor digitorum communis	EDC
Extensor propio del meñique	Extensor digiti minimi	EDQP
Cubital posterior	Extensor carpi ulnaris	ECU
Supinador corto	Supinator	
Abductor largo del pulgar	Abductor pollicis longus	APL
Extensor corto del pulgar	Extensor pollicis brevis	EPB
Extensor largo del pulgar	Extensor pollicis longus	EPL
Extensor propio del índice	Extensor indicis	EIP

Nombre común	Denominación internacional	Abreviatura
Músculos de la región anterior del antebrazo		
Pronador redondo	Pronator teres	PT
Palmar mayor	Flexor carpi radialis	FCR
Palmar menor	Palmaris longus	PL
Flexor superficial de los dedos	Flexor digitorum superficialis	FDS
Flexor profundo de los dedos	Flexor digitorum profundus	FDP
Cubital anterior	Flexor carpi ulnaris	FCU
Flexor largo del pulgar	Flexor pollicis longus	FPL
Pronador cuadrado	Pronator quadratus	PQ
Músculos de la mano		
Abductor corto del pulgar	Abductor pollicis brevis	APB
Oponente del pulgar	Opponens pollicis	
Flexor corto del pulgar	Flexor pollicis brevis	FPB
Aductor del pulgar	Adductor pollicis	
Abductor del meñique	Abductor digiti minimi	
Oponente del meñique	Opponens digiti minimi	
Flexor corto del meñique	Flexor digiti minimi brevis	
Lumbricales	Lumbricales	
Interóseos dorsales	Interossei dorsales	
Interóseos palmares	Interossei palmares	
Palmar cutáneo	Palmaris brevis	
Huesos del antebrazo		
Cúbito	Ulna	
Radio	Radius	

Nombre común	Denominación internacional	Abreviatura
Huesos del carpo		
Escafoides	Scaphoideum	
Semilunar	Lunatum	
Piramidal	Triquetrum	
Pisiforme	Pisiforme	
Trapecio	Trapezium	
Trapezoide	Trapezoideum	
Grande	Capitate	
Ganchoso	Hamatum	

REFERENCIAS

1. International Federation of Societies for Surgery of the Hand. Terminology for Hand Surgery; 1986.

Chi va piano va sano e va lontano.

Del afán no queda sino el cansancio.

Le désir est là, mais pas fatigué.

No por más madrugar amanece más temprano.

Qui va loin protège sa monture.

More haste, less speed.

El que menos corre vuela.

A paso de camionero: lento pero seguro.